任之堂跟诊日记2

修订版

审 阅　余　浩
编 著　曾培杰　陈创涛

中国中医药出版社
·北京·

图书在版编目（CIP）数据

任之堂跟诊日记.2/曾培杰，陈创涛编著.—修订本.—北京：中国中医药出版社，2021.10

ISBN 978-7-5132-6004-6

Ⅰ.①任… Ⅱ.①曾… ②陈… Ⅲ.①医案—汇编—中国—现代

Ⅳ.①R249.7

中国版本图书馆CIP数据核字（2019）第289478号

中国中医药出版社出版

北京经济技术开发区科创十三街31号院二区8号楼

邮政编码 100176

传真 010-64405721

河北省武强县画业有限责任公司印刷

各地新华书店经销

开本710×1000 1/16 印张15.5 字数278千字

2021年10月第1版 2021年10月第1次印刷

书号 ISBN 978-7-5132-6004-6

定价 68.00元

网址 www.cptcm.com

服 务 热 线 010-64405720

购 书 热 线 010-89535836

维 权 打 假 010-64405753

微信服务号 zgzyycbs

微商城网址 https://kdt.im/LIdUGr

官方微博 http://e.weibo.com/cptcm

天猫旗舰店网址 https://zgzyycbs.tmall.com

如有印装质量问题请与本社出版部联系（010-64405510）

春天的脚步匆匆而过，即将进入炎炎的夏日。我们经过将近两个月的正式的师承学习生活，中医的思路渐渐打开，视野也随着开阔起来。

任之堂也开始渐渐热闹了起来，在学习钻研中医之余，从不缺乏欢声笑语。天南地北的中医学子们共聚一堂，交流学习起来更加其乐融融。

老师一直有心把任之堂打造成为既能帮病人诊病治疗的场所，又能够成为很多中医人士共同学习交流的乐园，所以也一直在不断地摸索与总结。

在短短的三四个月里，任之堂像铁打的营盘，来学习的人像流水的兵，随着一批又一批人的去留，任之堂开始像陀螺一样转动起来了。

任之堂送走了陆西、秀梅，还有宏姐等人，又迎来了一批人，有沉静的杨晴，外向的陆东，幽默的连刚，单纯的林枫，睿智的郭雅……还有广东医师小钟姐，年轻有为的山西中医杜铭泉，给老师拍摄脉法的福建记者林宇，他们迅速融入任之堂的学习生活之中，成为这个大家庭中的一员。

老师说，大家相聚是缘，要惜缘，这样相聚时欢喜，离别时更无遗憾。我们对前来学习交流的人，来而不迎，去而不留，平淡交往，滋味长久。

王蒋、阿发也开始从中医基础学起，正式步入中医之门……

随着跟师时间的增加，我们对于中医的思路越发清晰。第一阶段的跟师，让我们真正对中医充满信心；而这第二阶段的跟师，却让我们对自己将来学好中医、用好中医充满了信心。

一个好的中医老师，不是传给你多少偏方秘方，而是让你能够成为一名合格的中医大夫，走好中医这条路，并且乐此不疲。

在老师这里，我们感受到了这种氛围。老师临证擅用升降的学术特点就像明灯一样照亮我们前行的医路，老师《医间道》里"脏腑阴阳气血循环图（两个轮子）"就像指南针一样，让我们在医海中能够自由地航行。

天行健，君子以自强不息。老师便是这样的一个人，他不单只是明传给我们医学，更是暗传给我们自强不息的精神。

不轻易接受别人的馈赠。要有石上坐三年的勇气。

即使在垃圾站旁开药房，也要影响到全国。

睡梦中一旦有感悟，也会立马起床笔录下来。

爬山采药，身先士卒。

要让药房转起来，不要闲聊说是非，这才是真正的一气周流。

中医人的脊梁骨一定要够硬，要自信，不要跪着学医。

……

即使多年以后，我们回到广东，在山里，在乡下讲学义诊时，依然会记得老师那沉稳的身影，铿锵有力的声音，炯炯有神的眼睛，以及对任何困境都面带微笑的从容，对患者发自内心的关怀。每每想到这些，我们就会充满力量与感动，继续投入到传统中医的普及事业中去。

我们真心地感谢老师！感谢任之堂！

愿大家在学习中医的时候也能够坚定信心，找准方向，照亮前路！

曾培杰　陈创涛
2021 年 6 月

目录

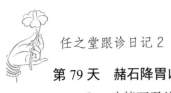

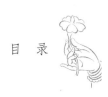

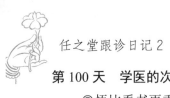

引子　做人要知足，做学问要不知足

老师说，做人要知足，做事要知不足，做学问要不知足。

老师依然在不断地学习知识。我们来老师这儿两个月左右，经常看到老师从网上购了一批又一批的书回来。老师一出手，往往就是几本十几本。

关于买书，学习知识，老师是从不吝啬的。只要是好书，跟老师说一下，他就会从网上购回来，给我们大家一起看。

譬如，老师给我们每个人都购买了《药性赋白话解》《中医基础理论》《中医经典要文便读》《中医临证备要》，还有老师的朋友介绍的《石恩骏临床方药经验集》《杏林集叶》等，这样我们每天都有读不完的书，每天都在接受各家学说。

老师说以前他总是舍不得花钱买书，毕竟经济能力有限。但自从老师写的书出版后，得到了相应的稿酬，虽然不多，但买一屋子书是绰绰有余的。

老师说写书不是为了赚钱，也不是为了出名，而是为了传播知识，回馈社会。写的是知识，换回来的也应该是知识，而不是钱。我写书是为了传播知识，回报的也是知识。你们写跟诊日记也是一样，付出的是知识，收获的也是知识……

那天，老师看完病人，难得放松地脱掉鞋子，盘起腿来。王蒋第一个发现，老师穿的袜子居然是破了大洞的。秀梅跟郑姐照相，郑姐穿的外衣居然是90年代的。老师给她买的衣服，她一穿就是几年，郑姐节约也是源于一份环保之心。

老师住的房子还是旧式老楼，老师并没有想拥有多么豪华的住房，他时常保持一颗平静自然的心。良田万亩，日食三餐，家宅千间，日宿一床。《庄子》里说，鸟宿深林，不过一枝，偃鼠饮河，不过满腹。老师这份知足的心是由里到外的。

老师也常以这份知足的心态，把脉劝患者。

比如，一中年男性患者，肝郁脾滞，中焦关部瘀堵，胆胃不降，清阳不升，老师常开加强版逍遥散。这不单是女人常见的病，在男人中也是挺多见的。

患者问老师他是怎么得的病？老师说，你肝郁脾滞，脉象就像小女人一样，就是跳不起，又沉不下。反馈到你身上是拿不起，放不下，优柔寡断。胆主决断功能下降，所以胆胃之气不能正常通降。

患者急问，那该怎么办？老师说，拿得起，放得下，果断一点。

那患者又问，如果这样还不行呢？老师说，实在不行的话，有两个办法，一

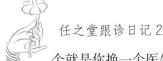

个就是你换一个医生看，另外一个就是你换一种心态生活。因为你这病，不是艾滋病、传染病，不是别人传给你的，这是你自己把你自己五脏搞失调的，是自己得的，你如果想通后，就好得快。

是啊！医生能帮病人的，也只能到这里了。

原来把脉也可把出人生百态！人生的众多问题，能不能很好地解决，就看自己能不能够果断地拿得起，放得下。

拿得起，你的脉象舒张就有力；放得下，你的脉象收缩就够劲。

拿得起，你的清阳就能往上升；放得下，你的浊阴就能往下降。

第 50 天 引火下行的跺脚法

4月13日

◎ 人体自发性动作暗含养生大道

今天第 5 个病人，男，23 岁，是从广州来复诊的，是个电脑设计师。

他高兴地跟老师说，跺脚比吃药还管用。原来他头晕、牙痛，小便比较黄臭，老师教他回去跺脚。老师说，浊气要往下降，降不了，它就在上面发热。

跺脚有两个好处，一是能引火热之气下行；二是把注意力集中在脚部，心神就往下沉，这样就不再打妄想了。妄想伤人最重。人能少打妄想，把心静下来，病也会好了几成。所以跺脚这一法门是形神相合的。既能把形体上的气血往下引，使牙火、眼胀、鼻塞、头晕等火热之气顺降下来，又能把心神往下沉，少打妄想，人心就清静了。

老师说，跺脚要跺到脚部发麻、发热、发胀，效果才好。这样跺完后，身体就很轻松舒坦。这病人脸上原来长了很多痘痘，老师说是虚火上冲。后来，他每天都坚持跺脚。这次跟老师说，他的痘痘消了很多，小便也好多了，虚火没那么重。只是跺脚后，会觉得气还不够用。

老师说，你这是以前腰部有湿气，现在把它跺开后，浊气往下排，一时会觉得有些虚，肾主纳气，所以会觉得气不太够用。等身体恢复后，将会更健康。

老师又教他搓脚心，这样可以帮助肾气恢复。

病人又问，他容易着急、发脾气怎么办？老师说，回去跺脚吧！

跺脚是人体的自救行为，可以平衡上下阴阳。你看，很多人一烦躁着急，自发性的动作就是气得直跺脚。为什么呢？就是为了防止气血攻心、攻脑。人生气时，内环境压力是很大的，像吹气球一样，跺脚就能把这种压力消弭于足下。

原来人平常的一举一动里面都蕴含着深刻的养生道理啊！

据说，太极拳本来就没有固定的招式，而是人在静坐入定的时候，进入状态时情不自禁地舞动起来，这就是太极拳的原型。其实，太极拳也是一种自我气机疏导的行为，是自然而然，任运自在，毫无形迹功夫的。

◎ 心胸内关摩，头脑涌泉搓

这是一个女性近视患者，38 岁，年不过四十，但手掌的纹路却烦乱而苍老。

老师把脉后说，脉涩。然后让我们也把把脉。涩脉是往来艰涩，如轻刀刮竹。我们摸涩脉时，最大的体会就是那种通而不畅之感。

老师说，这脉象走得不流利，是血脉瘀堵。有这种脉象，月经也会偏黑、量少。她点头称是，便问，为什么会血脉瘀堵呢？

老师问她是什么职业？她说是坐办公室，搞财务管理的，最近还老头晕。

老师说，你这头脑供血不足，也是因为血脉瘀堵。血脉瘀堵是因为你想得太多。想要身体好，就要多让身体劳，养身体要劳其筋骨，要劳其肌肉，养心要静其心灵，静其神志。身动心静，逸其心，劳其身，才是养生之道。

之后，老师给她开了宽胸活血的药。在中医看来，办公室疲劳综合征，视物模糊，头晕，月经量少、色黑，还有心烦，失眠，只要摸到是涩脉的，都是一个共同问题，气滞血瘀，血脉不流畅。所以老师常用枳壳、桔梗、木香、丹参、川芎、葛根、黄芪、当归、鸡血藤，这些行气活血的药一用上，病人很容易就气顺神清了。然后老师又叫我们帮她拍打按摩内关穴。像这样的病人，拍打的效果都是比较好的。

老师把《四总穴歌》用到拍打按摩上，还另外加了两句话。

《四总穴歌》是：头项寻列缺，面口合谷收，肚腹三里留，腰背委中求。

另外老师加了两句是：心胸内关摩，头脑涌泉搓。心胸部的疾病，烦躁生气，往往在内关穴上用力拍打或按摩。而头脑虚火上冲，或眼胀，或鼻塞，或咽喉炎，或头痛，可以搓足底涌泉穴，或者跺脚，都有良效。

◎ 治三焦的三通汤法

第 6 个病人，男，32 岁，中等身材，东风汽车厂员工，工作性质需要经常对着电脑，面色暗暗的。老师摸脉后说，你思虑太多了，阳气都郁在里面了。

他说，我近视，准备去做手术，怎么样？老师说，我之前是三百多度近视，过度用眼导致的。现在没事了，纠正过来了。他又问，怎么纠正的？老师说，多向远处看，多看绿色的东西，少待在电脑旁。清代医家吴尚说过，七情之病，看花解闷，听曲消愁，有胜于服药者。青禾绿草可以养目。

他说，我是搞设计的，每天面对电脑在所难免。老师说，从你脉象、性格来看，偏于弦细，你太在意细节的东西。针尖大的事儿，别老惦记放在心上，这对你的身体不好。这年轻人点了点头，想通了一些症结所在，眉头也舒展了不少。

他又问老师，我这鼻炎怎么老好不了？老师说，你肺脉浮取不足，很难摸到。整个寸脉都偏弱，说明大小肠不好。你只要腑气一通，鼻子就通气顺畅了。

他说，是啊！我大便不是很顺畅，大夫，我这么弱，要不要吃些补药呢？老师说，你不能随便吃补药，喝些顺气的药就好了。

说完老师就念方子，还是调气与肠的药。老师用火麻仁、猪蹄甲、艾叶、苦参（肠四味），一润一通，一辛开一苦降，让肠道以通降为顺；再用枳壳、桔梗、木香三味药解除中焦脉郁；然后用黄芪、葛根、通草，把清阳之气往上引导。这十味药从下面胃肠，到中间胸腔，再到上面头颈、鼻子，一路都治上了。

老师说，治下焦要去浊，此火麻仁、猪蹄甲、艾叶、苦参之类药也；治中焦要活，此枳壳、桔梗、木香之类药也；治上焦要清升，此黄芪、葛根、通草之类药也。我们把治三焦的这十味药称之为"三通汤"法，并编了首方歌曰：

上焦芪葛通草清，中焦枳桔木香活。

下焦麻甲艾参浊，三通汤法治病多。

由于这病人久视伤血，又心思细腻，肝血暗耗，所以血虚不能养目而见视力减退，肝急扰心而见睡眠不安。老师便随症加入白芍、酸枣仁柔肝缓急养肝血，合欢皮、首乌藤（夜交藤）安神助眠以生心血。这个三通汤法是老师常用的。

方药为：火麻仁 30 克，猪蹄甲 15 克，艾叶 6 克，苦参 6 克，枳壳 15 克，桔梗 15 克，木香 15 克，通草 8 克，黄芪 25 克，葛根 30 克，酸枣仁 20 克，白芍 20 克，合欢皮 30 克，首乌藤 30 克。3 付。

这病人后来复诊的时候说，吃了药大便排了很多，也放了很多屁，特别是第一天服药，鼻子也没有以前那么堵塞了，睡觉也好多了。

《内经》说："有者求之，无者求之。"就是指病人有病没病、大病小病，都要从周身上下气血流通来调理。所以《内经》又说："疏其血气，令其条达，而至和平。"千般疾病都越不过这个理，百病皆生于气，气血能够调和，百病不治而自愈。

这三通汤的思路颇合天地之道。盘古开天辟地，清阳上升为天，浊阴下降为地，人为万物灵长而居中。所以在人体，肠道的浊气要下降为地，清阳要上升到头顶为天，中间脾胃气机要斡旋起来，像一个枢纽一样灵活，脾胃作为最灵活的中焦枢纽，运转上下气机，永不停息。

第 51 天　取法于拳经的六和汤法

4 月 14 日

◎ 太极拳里的一句话

医武同源，真正的武术家，不是用武来伤人，而是用武来救人。

太极拳中有这么一句话："前后是本能，左右是技巧，上下是奥秘。"前后可以理解为前面的任脉和后面的督脉，也可以理解为前面的肠腹（腑）与后面的腰肾。左右可以理解为气和血，阴和阳，男和女。上下可以理解为人的上焦与下焦，也可以理解为清气往上升，浊阴往下降。

太极拳是非常重视腰马的，腰部是一个枢纽。《内经》说："腰者肾之府，转摇不能，肾将惫矣。"这是说，腰肾功能出了障碍，疲惫了，气血不能正常升清降浊，左右对流，那该怎么办？

老师治疗各种腰腿病，临床效果都比较明显。今天看的第 3 个病人，男，中年人，身体虚胖，腰椎间盘突出症。他喝完 5 付药后从西安来复诊，高兴地说，大夫，你的药真好，喝了 5 付，几个月的腰痛好了一半，这次再来，希望把病根除了。

方药为：杜仲 25 克，桑寄生 20 克，川续断 30 克，五加皮 15 克，火麻仁 20 克，鸡矢藤 40 克，金荞麦 30 克，红藤 15 克，黄芪 30 克，当归尾 20 克，桂枝 15 克，白芍 20 克，生姜 15 克，大枣 5 枚，炙甘草 10 克，葛根 30 克，牡蛎 20 克，猪鞭 3 条。5 付。

我们都相视而笑。因为到老师这里来治疗腰痛好转或彻底痊愈的病人，一抓一大把。几付药下去，把腰部经脉打通，症状好转是意料中的事。

老师随后就给他把脉，守方调整。老师治疗腰痛的思路，就如上面太极拳那三句口诀一样。那三句口诀也是用药的理法。老师用杜仲、桑寄生、川续断、五加皮补后面腰府肾精，再用火麻仁、鸡矢藤、金荞麦、红藤通前面肠腑。凡治疗腰肾问题，都必须兼顾这个前后思路。这前后是一个杠杆，前面的肠腑向下通畅，后面的肾精就能向上荣养，形成圆圈循环。所以说"治肾不忘治肠，治肠不忘治肾"。老师说，红藤能把肠积通开，鸡矢藤能把肠积化开，保持大肠通畅无滞，这个病人好得就快。

《内经》曰："左右者，阴阳之道路也。"一般偏瘫、痹证、腰痛的病人，都有左右气血不通，往往需要重用黄芪、当归这两味药，补左右路气血。比如《医林改错》里的补阳还五汤，正是重用黄芪配当归，使正常与瘫痪的左右两边能够气血对流，这组药对意境深远啊！

腰痛的病人也离不开让左右气血流通起来。老师同样常用黄芪、当归这两味药，流通左右路气血。用当归尾为主，补血之中带流通。

"上下是奥秘。"从大处看，天在上，地在下。从人身看，头在上，脚在下。

人为顶天立地之灵长，腰府就是上下的枢纽，需要上下气机升降无滞。这时老师用桂枝汤加葛根，作为向上升清阳之用，再用牡蛎作为向下降浊阴之用。

老师说，用升药如葛根、桂枝，如果不适，当用些降浊药，如牡蛎、牛膝等，免得病人的气往上飘，收不住啊！这又是一个用药心法。用药要符合人体气机，不能一味过亢。《内经》说："亢则害，承乃制。"

人体的气机向上生长，如同大地之气升而为云。这些云气又要反过来下降到地而为雨。所以在人身上，向上的气机也要下降来滋润身体。这正是老师用桂枝、葛根往上发的同时，常用牡蛎往下收的道理。

但凡人体只要气机能对流起来，就能产生让人意想不到的"能量"，这些"能量"可以用来治病养身。正如大自然中，高山的水下降到平原，会产生大量的势能一样，可以用于发电。

人体会生病，老觉得疲惫，其中重要的一个原因，"能量"不够，就是上下气机不能很好地对流，在中间郁住了，所以不能源源不断地提供"能量"。这时老师用桂枝加葛根汤，或者加点红参来升上，再用牡蛎降下。气机一开通对流起来，病人立马觉得精神不少。

这样，十几味药就把人体气机的前后左右上下都照顾到了。病人哪方面病重一些，哪方面气机堵得厉害一些，老师就在这个理法的基础上加减调配，每获良效。

我们把这前后、左右、上下六个对应关系的调和，称为"六和"，把这个六和的用药思想称为"六和汤法"，这是取法于拳经，也合乎阴阳的道理。老师的用药思路也在这里面体现，这个很重要，所以我们编了一首方歌如下：

六和汤法妙无穷，前后相随左右通。

升降上下是奥秘，调和阴阳百病终。

这首方歌为何不写具体药物，因为病是多变的，药物也是多变的，而道法则是万变不离其宗。所以说，这个六和汤是治百病的"无药之方"。

张景岳说："药不执方，合宜而用，此方之不必有也；方以立法，法以制宜，此方之不可无也"，但"必善于知方者，斯可以执方，亦可以不执方"。

最后，老师治疗腰椎间盘突出引起的腰腿疼痛，往往都会加入一味民间良药，这也是草医郎中传给老师的，叫作猪鞭。

老师这个方子也是用道家的思想开出来的，所以跟武学中太极拳的心法不谋而合。古人常说医武同源，这同源原来就是在道上相通的。

给病人抓好药后，又交代病人要节房事。凡是治疗筋骨疾病，都要节制房事。因为中医认为"伤筋动骨一百天"，要想筋骨长得快，恢复得好，没有后遗症，一百天内是不能同房、手淫的。这也是药力起效的一大关键啊！

◎治病求本——对证

中医有种说法，叫作"药不对证满船装，药若对证一碗汤"。

老师今天晚上就在小黑板上，专门给我们讲这个证的概念。

老师说，中医把脉治病，把的是什么？治的是什么？把的是脉势，治的是证。不是治病名，也不是治症状。现在，有不少中医师不重视把脉了，诊断都靠西医检查报告单，开中药也是对号入座，有了效果，也不知道是怎么治好的。这是他们诊脉没能提纲挈领地把握脉势，所以，要么就以为脉学精深难学而不深究，要么就以为脉学无稽而弃之不顾。

要想弄清楚中医的诊断以及药性，就必须对病、证、症三者了解清楚。症是症状，是疾病发展过程中个别的表面现象，如怕冷、咳嗽、鼻塞、口苦等。而证则是证候，是疾病在某一阶段出现的一组症状的病理概括，如脾肾阳虚、心肾不交、中气不足等。老师说，我们看病是识证，不是识症，也不是对病用药。因为病和症都是疾病的表面资料，只有证才是疾病的本质。中医辨证论治，就是辨这个疾病的本质。知道疾病的本质，就不会头痛医头，脚痛医脚，头痛是什么导致的要弄明白，脚痛是什么引起的也要抓住它的本质。即《内经》所说，治病必求于本。

随后老师谈到证、症、病三者的区别。譬如，给一个腰痛的病人下一个诊断，这个病人说他的腰酸痛，脚冰凉，晚上睡觉容易抽筋，尿频尿急，这样我们给他下的病名就叫腰痛，而脚凉、抽筋、尿频尿急则是病症。由于肾主腰脚，病人命门火衰，阳气不足，才会出现脚凉、尿急等现象，故这个病人的病证就是肾阳虚。

把疾病的本质肾阳虚辨证出来，然后就可以确立治法，温补肾阳，再遣方用药，如桂附地黄丸。这就是一个简单的中医辨证用方思路。

老师说，中医是执简驭繁的，西医有成千上万个病名，但很多都难以医治。而中医的证，常见的就那么几十种，只要搞清楚这几十种证型，大病小病疑难病都好治。所以会下病名的医生，不一定会看病，而会看病的医生，也不一定知道是啥病。

◎补中益气汤对的证是中气下陷

老师又谈到同病异治与异病同治的思想。

很多疾病用一个方不一定就能终结，能够一个偏方包打的，非常少见。大部分疾病治疗都是一个过程，就是说一个疾病可以分为多个阶段治疗。

比如，老师常治的痤疮，病人正气足时，可以用宣发透出来，也可以用泻肺热，从肠腑排出来，这是痤疮初起的治法。可如果顽固的痤疮，或者是痤疮治疗后期的收尾工作，往往就不是以祛邪为主，而是因为病人气血亏虚，选用健脾和胃、调和营卫的方法，来扶正以托邪外出。可见一个疾病的变化过程可出现好几种证型，而对应的治法也是不同的。治疗痤疮就是运用了同病异治思想。

疾病初起时，病人表里交攻，阳热炽盛，老师通常选用防风通圣散的思路。痤疮后期，由于病人过食冷饮、凉药等寒凉之物，损伤了脾胃，生化之力不足，无力托邪外出，这时老师往往会选用黄芪建中汤的思路。可见，同一疾病，不同的病变阶段，用药也不同。而异病同治完全可以解释为何很多老中医一辈子就常用那几个非常有心得的方剂加减变化，可以治愈很多疾病。

比如，有位四川的老中医，专用麻黄附子细辛汤法；有位北京的老中医专用小柴胡汤法；有南方广州的老中医专用补中益气汤法等。为何他们一辈子行医都有良好的疗效呢？因为他们懂得识证，懂得对证用方。贤者云，用药易，而识证难。

比如，有人说补中益气汤可以治疗上百种疾病，这是事实。因为补中益气汤不是针对某一特殊的疾病，而是治疗的疾病发展到最后一个共同结果，就是中气下陷。这时，胃下垂、子宫脱垂、脱肛、疝气、腰痛，甚至久咳不愈，但凡是中气亏虚，不能升举者，用上这补中益气汤，立马见效。

老师跟我们说，有位老中医，水平相当高，他说自己摸索了 30 年，才得到补中益气汤治疗胃下垂这个用途。现在中医学生太幸福了，一本教材里面有多少前辈的毕生心血呀！不要以为方子平常而忽视它，你要把它当成宝而珍视之，才能活用。就像《西游记》里唐僧取经一样，没有经历过那些磨难，怎么能显出经书的稀有难得呢？所以，能否学好中医，在一定程度上就看你对中医的珍视程度。莫为古籍容易得，便作等闲平常观啊！

　　所以懂辨证论治的医家，偏方秘方的思路就变淡泊了。古代一位大医家说，未议药，先议病。就是说要先把疾病的病证搞清楚，然后再立法来统方用药。这样才能使病无遁形，药不虚发。

第 52 天　温胆汤体现的和法

4月15日

◎ 治痤疮为何忌食水果鸡蛋

　　今天有从武汉过来的患者，女，28 岁，身材高挑，听说老师治痤疮效果不错，故特来求医问药。她舌苔白腻，舌下络脉曲张，寸脉上越，明显是个心急性躁之人。果然，她一开口就问老师，这痤疮多久能治好，要吃多少药，她这病严不严重，怎么以前到处吃药都没能治好？

　　老师说，一个人能长痤疮，说明她的病好治，只要调一下饮食、生活起居以及药物就好了。而一个人如果不能长痤疮的话，如七老八十的人，邪毒都不能往外排，都往脏腑里面走，这样治起来就不妙了。

　　老师又说，我可以告诉你，三五付药治好你的痤疮是不可能的，你必须配合戒掉一切水果以及一切凉饮，这样吃药就能不断改善。

　　她又重复着无数病人重复的疑惑，说水果不是美容的吗？香蕉不是通大便吗？我经常要吃香蕉、苹果啊。老师摸摸她的手说，你的手冰凉，一点温和之气都没有，还吃水果。老师又指着她手指甲说，你的指甲都看不到月牙了，说明你体内寒气重啊！你还吃香蕉、水果。

　　老师又说，你看这苹果，今年秋天卖的，可能是去年秋天摘的，再看看香蕉，乃大寒之物，水果在树上还是青色的，都是寒凉为主，只有在树上彻底熟透后，才会略带些温热，但现在的市场上，哪里能够买得着在树上就变黄了的香蕉，全部都是青绿色的香蕉从树上砍下来，然后用催熟剂把它们催熟。所以你吃了会消化不良，胃也不好。她听后终于明白为什么不能吃水果了。

老师又说，你不单脸上长痘，胃不好，胆囊也不好。你要看到病根，不要只看到表面的痤疮。把水果和鸡蛋停了。你现在身体寒湿重，不单水果不能吃，连绿茶、冰冻饮料都不能沾嘴。

患者有所触动，又问老师说，我少吃水果了，那我该多吃些什么才能补够营养呢？老师说，你就不要想多吃啥，少吃啥才对。五谷杂粮都可以吃，但不要吃饱吃撑。把三餐吃好就行了，一日三餐，一生平安。人因为三餐吃乱了，吃得过多了，才会把人体阴阳平衡破坏了。要退耕还林，休养生息啊！

她又不解为何鸡蛋不能吃，她天天都吃鸡蛋。老师说你胆囊有问题，鸡蛋乃大发之物，黏滞生痰湿，会让血脉走动不利，不利于痤疮治疗。

原来胆囊有问题的人，大寒大热的东西都吃不了。反过来也可以这样说，人之所以会得胆囊炎，主要的原因有两个，一个就是不按时吃饭，第二个就是时常吃大寒大热之物，当然还有长期熬夜的原因。

◎温胆汤是谦谦君子

以前，我们还没来老师这儿学医时，不知道为何温胆汤在"胆"的前面要加一个"温"字，现在有些想通了，原来胆为少阳春生之气，春天为温和生发的季节。所以冬天的大寒，以及夏天的大热，都不利于胆气的疏泄通畅。故水果、冰冻、冷饮、凉茶，这些寒冷的食物都是伤胆的。反过来，鸡蛋、鸡肉、肥肉、西餐、烧烤，这些燥热黏腻的食物也是伤胆的。

寒热两个极端对身体都不好。这个时代为何这么多人得胆囊炎？如果他们稍微反省一下自己的过去，原来是走了寒热这两个极端，不是冰冻水果，就是鸡蛋烧烤，从来也没有真正回归温和的食物中去。这样把身体当成战场，正邪互相交攻，身体怎么能安定下来呢？

《内经》说："胆者，中正之官，决断出焉。"我们现在终于明白了，那么多人犹豫寡断，小事计较，原来是胆主决断功能减退了，长期的大寒大热，令他的胆不能中正了。所以要养好胆，增强个人果断能力，就需要注重这个"温"字。正如古人所说，谦谦君子，温润如玉。这个温就是不寒不热、不急不躁、不愠不火，正符合胆的春生之气，生化万物而不息。

为什么这些人不适合吃水果与鸡蛋？因为，这些人阳虚寒湿为底，血脉瘀堵，胆胃上逆之气为标，想要标本并治，就需要从两个极端的寒热中走到温和的饮食与行为方式中来。

◎ 百病皆生于气

上午还拍打了三个病人，用原始点按摩了一个头痛的病人，效果都非常明显。

比如，这一位辽宁的病人，四十多岁，留着艺术家的头发，身高近一米九，一边经商，一边搞艺术。

老师诊视他舌脉后说，你思虑过度，中焦郁滞得厉害，以前是搞啥行业的？他说，是经商的，商场如战场。

我们也摸摸他的脉象，关部郁得打团，必有不能释怀之事。

老师说，这个病人需要拍拍。心胸内关摩，手上整条心包经都需要拍拍。

"肺心有邪，其气留于两肘。"我们边帮他拍两肘窝、心包经，边跟他聊。才拍了不到十下，紫红色的痧点便开始大块大块出来。

我们也奇怪这痧气、邪气出得这么快。接下来更是奇怪，每拍一下，手就冒出很多痧豆，一粒一粒地突出来，由小变大，一直拍到内关穴都还有。从他出痧的情况来看，痧出而无突起状，一般以血瘀为主，而痧出突起如豆，则是气滞为主。

果然，疾病的起因往往都在一些小事中。他说，有一次他与朋友在外面喝酒，酒席上与人大吵一架，大动肝火，怒火中烧，从此以后便怪病连连，吃东西也不香，后来手脚也开始干燥，膝关节也疼，常生闷气，心中堵得慌。

百病皆生于气啊！我们劝他要把这句话牢记在心里，把气消掉身体才能彻底好。

这病是心病，起源于肝火，肝火犯脾土，脾胃大伤，所以食不知味。脾主肌肉能力下降，所以手脚干燥，肌肉无力。肝主筋，膝为筋之府，怒伤肝，同时也伤膝关节。我们用了很大的力，由轻到重帮他拍，拍完后，再把他的脉，通畅了不少。

我们跟他说，你这次拍打后，今晚睡觉肯定会很香的。

老师给他开的方子也是以调气为主。在加强版逍遥散的思路上，还特别加入延胡索、川楝子、栀子、淡豆豉这些宽胸顺气的药。

方药为：柴胡 10 克，白芍 20 克，当归尾 15 克，白术 20 克，茯苓 20 克，炙甘草 10 克，生姜 15 克，薄荷 10 克，枳壳 15 克，桔梗 15 克，木香 20 克，延胡索 15 克，川楝子 10 克，栀子 10 克，淡豆豉 30 克。2 付。

第三天，病人回来复诊说，睡眠好多了。以前后半夜总容易心悸，吃药后好了。但由于工作的原因，他又必须坐车回去，老师让他带药。

第二个拍打的病人，老师说拍他右脚的足三里。

原来这病人右关部郁，胃胀，牙也痛。这是胃气不能顺下，导致胃火上冲而牙痛的。拍足三里，可引胃火下行。

我们拍打得比较用力，一下子就进入状态，因为这个病人比较年轻，且脉象有力，所以效果很快就出来了。足三里处居然被拍出一个包块来，这病人也不觉得有多痛，反倒越拍越舒服。其间，他打了两个嗝。

我们拍完后问他觉得怎么样？很明显，他呼吸深沉有力了，他说，胃不胀了，牙也不痛了。我们也越发领悟到拍打的妙处，拍打不是盲目地拍打，拍打在中医升降理论的指导下，完全可以让人体一气周流，大气转圈，气血所过之处，疾病或减轻或消除，这也算是无药之方。

我们想到同病异治，这个异不局限于用不同的方药，它应该升华到用不同的方法，可以按摩导引，可以拍打点穴……

第 53 天　吃喝病酒肉病找紫苏

4 月 16 日

◎乳头归肝管，乳房归胃管

今天有一例复诊的病人，中年妇女，身材偏瘦，是乳腺囊肿。老师摸脉后说她肝胃还有湿浊，但肺脉比上次来时已经顺了很多了。

这病人说，心里不那么烦了。老师查看上次的处方说，苏梗这味药很好，既能行气宽中，也可以降胃浊。病人肝胃不和，肝气不疏，胃逆不降，用上这药很好。

苏梗就是紫苏的梗，紫苏的叶子偏于发散风寒，而苏梗则偏于宽中下气，即《药性赋》所说的，下气散寒以紫苏。

中药有种说法，叫"花升子降，梗通叶散"。花是往上开放的，它能活血养颜，走头面。子主下垂，故其性降。苏子降气汤就是以苏子为君药。而梗居于中央，要调和上下，能升能降，故曰通。如苏梗、藿梗。而枝叶在旁边，主的是宣发，故其性散，所以苏叶是散风寒的。

乳腺有囊肿，按中医辨证来说，主要在肝、胃二经上。乳头归肝经管，乳房归胃经管。肝胃不和，容易出现乳房胀痛、乳腺增生，而苏梗这味药，可以并调肝胃，还能宽胸降气。

老师对既可以理气又可降气的药都非常重视。因为这个时代的很多病源于情志，如斗气，容易与人较劲，气结在胸中，或者是上亢犯脑窍。这时单用理气的药还不够，还要把上亢的逆气降顺下来，所以要用到降气的思路。

像这类既能降气又能理气的药有哪些呢？比如降香、沉香、川楝子、苏梗等。

老师说，记药物功效，既要记住药物的普遍功效，还要记住它的偏性。

比如苏叶，人们普遍知道它发散风寒、行气宽中，却少有人用它解鱼蟹毒这一功效。老师曾经碰到一例鳝鱼中毒的病人，开始脚肿，在医院输液治疗，医院以为是过敏，治了一周都没效果。患者就来找老师，老师想到苏叶有解鱼蟹毒之功，就抱着试试看的心理，给他开了两包50克的苏叶，吩咐他药熬好后，喝一半，外洗一半。当天只用了一包苏叶，煮成两碗，病人喝了一碗，用另一碗洗脚。第二天，脚上的水肿就消了，人也不烦了。

老师说，这就是记住药物偏性的好处。往往在治疗特殊的疾病时，它能给人灵感，然后剑取偏锋，直中病所。

◎吃喝病酒肉病找紫苏

老师说，小时候在农村经常见到吃鱼蟹中毒过敏的人，有的一拖半年都没有好，打针输液也不管用，这时用苏叶就好了。譬如，拇指感染中毒，吃消炎药、输液都好不了，用苏叶就好了。老师还提出苏叶可能有解河豚毒的功用，但没有去验证，一般认为橄榄汁或芦根能解河豚毒。

老师说，行气宽中降气用苏梗，苏梗的下气降气作用更强于苏叶，因为苏梗是空心通透的，故苏梗在降气的同时还能通气，令人心中不烦不闷，肠胃也和顺。

老师说，碰到打呃，胸闷堵得慌，舌苔白腻或有白痰的患者，用苏梗宽中下气，比用枳实、竹茹还要好，因为苏梗性温能辛开苦降。痰气郁阻在中焦，需要温性的药，又要能够降下的药，而苏梗正是两者兼而能之。

以前，我们在学校跟一位老中医抄方，他善治消化类疾病。他有一个经验方，就是变通四逆散，即柴胡、枳实、白芍、苏梗，在这四味药基础上加减变化，用得非常多，效果也好。当时我们不明白，他为什么要去甘草而用苏梗呢？因为现在的消化道疾病患者，绝大部分是由于过度吃喝造成。上不能嗳气，下不能放屁，食物都积在中焦，肠胃血脉都走不动了。这是遵《内经》"中满者不食甘"的训诫，因为甘者令人中满，所以去掉甘草之甘壅。而选用苏梗之辛温宽中降气，并且解除病人长期过度饮食造成的鱼肉毒，这些中毒往往是隐性看不见的。所以这位老中医用意深远，每每用苏梗30～50克大剂量而见效。因为苏梗在南方属于菜食之物，可作调料，比较平和，所以往往要重用才能取效。

很多人大鱼大肉惯了，身体进入一种亚健康状态，非常不舒服，但到医院检查又查不出啥毛病，这里面的问题往往出现在饮食上。就是长期吃太多鱼虾蟹肉，还有各类调料味精，造成隐性的鱼蟹中毒，但又没有特别强烈的过敏反应，这时我们称它为"吃喝病""酒肉病"，这类病正符合紫苏、苏梗的药性。

◎黑木耳食疗小方，功用不小

晚上，在陆东家里吃饭，都是素菜，非常丰盛淡雅。这里面有两个菜很有特色，一个是当地应季的甜笋，笋是素菜里面的极品，非常爽口脆嫩，令人回味无穷。再一个就是木耳，这木耳也很好吃，一问才知道这是神农架出产的，怪不得一入口就感觉不同，原来是原汁原味的自然产物。其实，黑木耳是药食同源的，可以降低血黏度，保护血管，能补肾，又可通血管。

一位台湾企业家得了冠心病，经检查三条冠状血管都堵了，到美国准备做心脏搭桥手术。美国医生说：现在还不行，搭桥手术日程排得满满的，你要等一个半月后。一个半月后，这位企业家又到医院去检查，准备做手术。医生惊奇地告诉他，三根堵塞的血管全通了，没有病，根本不用做搭桥手术。又问他是怎么治好的？这位企业家说，他只用了一个食疗小方，就是每次用10克左右的黑木耳，加上3片姜与5枚大枣，再用六碗水，文火煲成两碗水，放点盐调味，不要过咸，每天吃一次。这样一个半月的时间，居然使堵塞的血管再通了。

黑木耳不但对心脑血管有帮助，而且对五脏都有补益。黑木耳色黑补肾，质柔软能软化血管养心。又因为它是从腐烂的木头上长出来的，为阴中之阳，故又有润肺补肺的作用。由于木耳是从木头上生长出来的，其禀木性甚厚，故可养肝木，助肝排毒降浊。加上生姜与大枣，就可以调和营卫，补益脾胃。如果是年老体弱之人，还可在木耳中适当加点无肉猪骨，或10克左右的北黄芪。

还有一个偏方是治疗矽肺的，也用到木耳，是一位民间游医传出来的。他有一次来武当山，经过十堰，就到任之堂来跟老师谈医论药。他说，我有个治矽肺的验方，这方子可以传出去，很多劳苦人得了矽肺，你们治好了，也不能收他们的钱，要把这个方子公开出去。

我们问是啥方子？他说，食疗方。有好处没坏处，用木耳打成细粉，然后用来炒鸡蛋。木耳能消，鸡蛋能黏，一消一黏，就把肺上那些脏东西弄下来了。不管矽肺是刚得的，还是得了好多年，这个小方吃了都有好处没坏处。

第 54 天　白术治疗顽固青春痘

4月17日

◎抓住一点，不计其余

人禀天地之气生，呼吸不好会造成许多疾病。

这个病人就是这样，老觉得自己疲劳，气不够用。人长得很肥满，属于好吃懒动型的。这次他来找老师是因为经常嗓子痒痛，痰多，腰部凉飕飕的。

老师说，你不单有慢性咽炎，还有食管炎、胃炎，以后别喝绿茶、吃水果了。

他说，为啥？天天喝绿茶可以降火啊，可以排毒。老师说，绿茶不适合你，除非喝点红茶，偏温的。你身体痰湿很重，晚上打呼噜吧？

他说，是啊，家人都有意见。老师说，你这打呼噜是那些痰油堵在呼吸管上。这些痰油怎么清掉呢？这些痰油，就像吃完饭后碗盘的油垢一样，你用凉水肯定洗不掉。用什么可以洗得掉？用温水，这是小孩和老太婆都知道的。所以打呼噜痰湿重的人，决不能碰水果、绿茶，寒凉之物只会让痰湿更加难清除。

老师给这位患者开了 1 付理痰汤。痰清呼噜止，抓住一点，不计其余。中医就是这样，抓住一个主症，就像打鱼抓网眼一样。能调好病人的呼吸，把痰气顺下去，病人的腰部酸冷、嗓子痒痛等这些症状都可以解除。如果一味地给病人清嗓子，那就会伤到腰肾，或者一味地给他补肾精，则会助长痰湿。

鼻子的问题看起来是个小毛病，其实一身气机升降出入循环吞吐都在这里，它无时无刻都关系到人的生命健康。那些修行者、练气者，极为重视鼻子的通气状态。

◎熬夜熬的是人的肝血肾精

第 17 个病人也是来复诊的，脸色好多了。她说，我得了三年的疑难杂病，问题很多，嗓子痒，干痛，眼睛也花了，经常掉头发，今年才 33 岁。

老师说，经常熬夜吗？她点点头。老师又问，经常上网、看电视吗？她又点了点头。她说，我想要头发变得乌黑一点，不要那么老掉头发。

老师说，你要少熬夜，少上网，赶在 10 点前睡觉。你这脉都上冲到鱼际上面来了，这是肺火严重上冲啊！熬夜本来就伤肾，还经常上网，用眼过度，伤肝血，又盗用肾精。你看你眼睛都充血了，那些气血怎么能上达头皮，濡养毛发呢？过度用眼，肝血肾精都被电脑"吸干"了。

她又问，有什么办法呢？老师说，你现在气是往上逆的，思虑过度，用眼过度啊！你要少想问题，多跺脚，多去运动运动。

她又说，每星期我都运动啊！老师说，运动要心静，你心不静去运动也没用。运动就是一个阳升阴降的过程，你动起来，阳气往上升，然后心静下去，浊邪就往下降。这样一升一降，人就健康了。可你心静不下来，去运动了，非但不能把浊邪降下去，反而心浮气躁，把身体下半部分的浊气浊水带上来，反倒不好。

她若有所悟，原来运动也有这么多讲究。有些人虽然听医生的话去运动，但却不能得到运动健身的效果。问题出在哪里呢？就是因为心没有静下来。

她问老师这是什么病？老师说，你肝血不足，肾虚，虚火上炎。要少想事儿，多跺脚，跺到脚底发热，把虚火引下去，眼睛就没那么模糊了。

◎ 非牛膝不过膝

老师随后就叫我为上述女患者开四物汤，加些补肾的杜仲、制何首乌、五加皮、鹿角胶。四物汤是养肝血为主的，能养肝血以明目。对于肝血亏虚的病人来说，除了要补她的肝血外，还要注重肾的生髓能力。西医认为骨髓是造血的，中医认为肾主骨生髓，所以强壮腰肾骨髓是补血的根源，在源头上补血。这是治疗气血亏虚往往要肝肾并补的道理所在。

补药一般偏滞腻，容易生火发炎，所以老师加入几味药，一是羌活、防风，二是陈皮、牛膝。羌活，是一味仙灵之药，以其气味轻灵，善于宣通游走，而为医家赏识。它在方中虽然用量不多，但却是灵犀一点。它可以在补肾补血的方中鼓舞气化，引动脾胃清气上达，既使补药不呆滞，又能使外寒内湿宣化。所以说羌活这味药是灵药，它能拨动人体的灵气。一般用 5～10 克，取它的流动通达之力。

羌活配上防风，治病人掉头发，这是中医风药的独特用法。中医认为，高巅之上，惟风药可达。头顶脱发，用药时一般都会配上一些祛风药，这是道法自然，自然界的风能够吹到最高的山顶上去。风药在人体，也能走到最高的头顶上去。

《药性赋》说陈皮开胃去痰，导壅滞之逆气。胃中有痰堵气壅，或者补药偏于滋腻，脾胃运化不过来，这时往往要考虑少加点陈皮，量大了容易耗损阳气。

用牛膝能引气、火、血下行。老师常说，非牛膝不过膝。牛膝补肝肾，引药下行。凡上半身风火实热、瘀痰，牛膝皆可引之下行。

牛膝除了专门治疗腰腿下半身疾病外，还可以上病下取。比如，虚火上炎引起的眼目胀痛、咽喉肿，老师往往用牛膝，把浮火亢热从上引下来。现在的许多病人，头重脚轻根底浅，就是因为思虑过度，用眼过度，严重抽用肾水，造成上实下虚、上热下寒的体质，这时用川牛膝就是把上面火热之气引到膝脚下面来。

这味药也是老师的用药心得，每每治疗慢性咽炎、眼目胀痛都少不了它。

掉头发的人，你去问，一般睡觉好不到哪里去。心主血脉，肝藏血，发为血之余。心肝血少，血燥，所以发落而焦。《病因赋》里说："不寐者，痰火旺而血少。"火旺血少，睡觉不好，头发就容易掉。所以老师还加入酸枣仁、首乌藤，养心肝之血以安神。

方药为：熟地黄 15 克，白芍 15 克，当归 15 克，川芎 10 克，制何首乌 25 克，杜仲 20 克，五加皮 15 克，鹿角胶 15 克，羌活 10 克，防风 10 克，陈皮 10 克，川牛膝 10 克，酸枣仁 20 克，首乌藤 40 克，炙甘草 8 克。5 付。

后来这个病人再来复诊时，头晕眼花的症状就解决了，睡觉也好多了，这是心肝之血得到四物汤滋养的缘故。

老师说，太极者，动则生阳，静则生阴。白天运动补阳气，晚上睡觉补阴血。人能够睡得好，身体自然会生化足够的阴血，不需要依赖外在药物来养血生发。只要她能够坚持不熬夜，睡个好觉，现在还年轻，头发迟早会长回来的。

世人总容易纠结于掉头发这样的小事，没有看到脏腑亏耗阴血这里面的大事。我们中医思外揣内，不要见脱发治脱发，要透过疾病的外象，直指五脏的本质。

◎ 多用途的白术

这两天大药房里有好多事儿。比如，捡白术。老师出高价收购白术，药材商送来了杭州上好的白术，老师不是太满意，因为里面夹杂了好多白术的皮碎，还有一些白术存放太久，呈灰黄色。如果不加挑拣地用，会影响疗效。所以老师就把药材商送来的几百斤白术，一一倒在地板上，我们、周师傅、陆东，还有一些热心的病患们，在老师的带领下，纷纷挑拣起白术来。

老师把上好白术的标本拿给我们看，说这种横断面肥厚，中间孔隙偏多，带光泽的白术便是上好的杭白术。再用些黄土，把白术一炒，那味道香得很。

三四百斤的白术，我们一共才挑拣出一百斤左右上好的杭白术。白术以杭州产的为道地。可见药材质量参差不齐。

《神农本草经》里说，白术主风寒湿痹、死肌。老师经常用这句话，一个是治疗各类风湿病，身体为风寒湿邪所困，疲倦无力，大肠缺乏蠕动之力。这时，必重用白术以健胃行气机，助脾胃以主肌肉。一般用 30～60 克。

而治疗死肌也常用白术，什么叫死肌呢？就是肌肉气血循环变差后，出现的各种疮脓，如面部痤疮、腰部死血。所以老师治疗顽固的痤疮时，必到脾中去找原因，用白术推陈生新，使坏死肌肉去，而新鲜肌肉生。中药书里说白术有健脾除湿之功，健脾就是助脾生新血，除湿就是助脾吞噬扫荡坏死组织。

顽固性腰痛，久不愈，也可理解为腰间有死血死肌，阻碍气血不能流通。这时老师一般是苍术、白术联用，且重用。《医学实在易》说："白术能利腰脐之死血，凡腰痛诸药罔效者，用白术两许，少佐他药，一服如神。"

常年习惯性便秘的病人，服用很多导下的药，导致胃肠动力更差，造成顽固性的耐药体质。这时往往重用生白术，既治标也治本。

还有治疗许多慢性疾病，觉得难于痊愈时，可以扶土健脾为主。因为土能生化万物，用甘温的白术，正是培补后天脾胃气血生化之源。正如周慎斋所说："诸病不愈，必寻到脾胃之中，方无一失。何以言之？脾胃一伤，四脏皆无生气，故疾病日多矣。万物从土而生，亦从土而归，补肾不若补脾，此之谓也。治病不愈，寻到脾胃而愈者甚多。"

这白术就是入脾胃、助健运的正药，一切周身上下虚损，都要从中焦脾胃中去调，白术健运脾气，脾土旺盛，则清气上升，浊气下降，以中焦升降的小循环，带动周身气血运转的大循环。

晚上跟老师去车厢宾馆看病人，风湿顽痹，因为呕吐而找老师。老师说，吐吐泻泻，不要害怕。人如果不拉不泻，病邪关在里面出不来，那才难治。然后，老师就叫她家人去买藿香正气口服液，再加上老师的平胃散，病人吃后就没事了。

老师还帮她拍打内关穴，针灸歌诀里说，内关胃心胸，凡脾胃吐血、心胸胀满、晕车、食物中毒，都可以拍打、针灸双手内关穴。

这病人比较脆弱，非常怕痛，老师边拍她就边哭。老师说，拍打虽然身体痛，但却对你健康有好处，你要接受，不要抗拒，就像别人批评你一样，你要接受听进去，这样才有用。

是啊！良药苦口，忠言逆耳。拍打，正是一种吃苦了苦的办法。它可以把人体正气鼓动起来，将邪气托出，西医则称之为加速新陈代谢。

拍打后，病人明显舒服多了，脉象也不那么亢盛了。

老师说，这要靠她自己长期锻炼，医生只能帮她度过一个坎，不能帮她一辈子。

第55天　小儿病要问四个为什么

4月18日

古代说小儿病一般都离不开麻、痘、惊、疳这四种，麻是麻疹，痘是水痘，惊是惊风或受惊，疳是疳积或食积。确实，太多小儿食积感冒的了。

第1个就是小儿病，这小孩不爱吃饭，只爱吃糖果，连大人都拗不过这孩子。

老师看了他舌头后说，这么水滑的舌苔，你们又给他吃水果了。大人有些无奈地说，他想要吃啊，我们也拿他没办法。

老师叫我开黄芪建中汤，加些消食的药。方药为：黄芪15克，桂枝10克，白芍15克，生姜10克，大枣3枚，炙甘草8克，白术10克，白扁豆15克，陈皮5克，山楂15克，炒麦芽15克，神曲10克。2付。

孩子的家人又问，这小孩老是感冒咳嗽，能不能治根啊？老师说，任何疾病治根都要连问四个为什么，问了四个为什么后，基本上也就可以找到病根了。

比如小儿食积咳嗽，表面的现象就是咳嗽，这是第一层，用抗生素、止咳药水，把咳嗽镇下去，不但不能解决问题，还会制造新的疾病。中医叫作"见咳莫治咳"。

那要治哪里？治疗引起咳嗽背后的原因。比如这小孩老是吃水果，不吃正餐，把胃肠都吃寒了，肠道不能排出这些寒气，就通过肺部来报信往外咳。

这是提醒家长，小孩的胃肠在抗议了。所以消食化积，治疗脾胃，把脾胃中气补养起来，使土能生金。这就是第二个为什么。

那第三个为什么呢？就是想一下为啥这孩子肠道那么多寒积呢？就是不忌嘴，乱吃东西。病从口入，小孩容易吃坏肚子，尤其是当今时代，物质丰富，要吃什么就有什么，他们没有足够的自制力，一吃就吃撑了，吃坏了。所以杜绝疾病的根源，要从忌嘴开始，忌不了嘴，永远好不了病。

那第四个为什么又在哪里呢？这个太重要了，谁能够反省到这个环节上，一个家庭的健康，绝对有保障。这就是家风家教。为什么小孩不能忌嘴？因为对小孩娇生惯养。那些家长在抱怨医院不行，医生没用，却很少把问题引到自己身上来反省。这是第四个层次的为什么，能反思到这个环节上，基本上就把病的根本揪出来了。

医生一般只能从第一个、第二个层面上给病人调。医生不是孩子的父母，不能时常与孩子在一起，更不能管好孩子的行为习惯。所以老师的医嘱也只能吩咐到这个层面上。

关于小孩家教方面的书籍，有一套是蔡礼旭老师讲的《弟子规》，有四十集，是非常不错的精神食粮，能够在精神层面上防病治病。

老师常对家长说，小孩带不好，不外乎两个方面，一个是饮食，一个是教育。饮食上要吃主食，不要吃零食，教育上要多看一些国学片，少看那些动画片。

第56天　香薷速退白腻舌苔

4月19日

◎ 血水互换原则

这几天做丸药的病人挺多的。为何要做丸药呢？丸者，缓也，方便携带也。

这也是由病人的不同情况决定的。比如老腰痛的病人，喝了十几付药，说好了七八成，还想继续吃药，巩固疗效，这时便以丸药巩固为妙。还有经常跑来跑去的病人，熬药极不方便，又想要维持治疗效果，这时往往也选用丸药。更有肿瘤病人后期，想要药力能持久发挥，往往选择汤丸并进，既服汤药，也服丸药。

今天第1个病人是来复诊的。她说舌苔好多了，伸舌看不到白腻苔了，很干净，很高兴。这个病人刚来看病时，咳嗽痰多，腿脚没劲。现在她说基本不咳了，腿脚上楼也有劲了。舌象反映的是整条消化道的情况，乃至整个人体的健康状态。

老师说，像这种舌苔白腻且厚的病人，用香薷就可化掉。

《药性赋》里说，香薷发汗行水，非寒郁之暑热勿用。香薷又有"夏月麻黄"的美称，病人舌苔白腻且厚，是寒湿困阻于外，内有壅滞之郁气，所以既要表汗赶走外寒，又要行气理顺内湿，这时选香薷发汗行水，就相当到位。

这样的病人往往用平胃散加香薷，白腻舌苔便退得很快，湿浊之气一往下走，舌苔也退了，也不咳了，腿脚也有劲了。

谈到舌象，老师还提到他从舌象论治的一个心得，那就是车前子的妙用。

经常有患者，一伸出舌头，就可以发现舌体非常胖大。再问大便，是发黏的。老师说，这时直接用车前子30克，把水湿、大便一通利，胖大的舌体就会缩小正常了，而肠道黏滞也变得干爽了。

老师说，车前子小剂量利小便祛湿，而大剂量却可以润肠通便排浊。车前子因为有油脂，所以又有通利之性。中医认为"凡仁皆润"，所以它润滑肠道的作用非常明显。

　　凡物有一利必有一弊。车前子滑利可以排浊，但过度滑利往往可以伤心阴。老师说，把车前子与丹参一配，就把心脏给照顾到了，也不怕伤到心阴了。老师一般是车前子 30 克、丹参 20 克这样用。这组药对能活血利水，能把血管乃至周身上下血脉所到之处的浊水引到下面膀胱排出。既治血瘀，也治水停，两方面都照顾到了。

　　正符合《伤寒论》中说的"血不利则为水"，就是血脉不通利，它会在身体上下停聚水饮。舌头的血脉不通利，就会形成胖大水湿舌。肝胆血脉不通利，就会形成囊肿、血管瘤。肠道血脉不通利，大便就会黏腻，水湿排不干净。从上到下，一切由于血脉不通利引起的水湿、水停，都可以用丹参配车前子。这也是常说的"血水互换原则"。

◎关脉独大为中焦瘀堵

　　第 38 个病人是个失眠的病人，十堰当地人，才 30 岁，失眠好几年了。

　　老师说他中焦瘀堵得厉害。关脉主中焦，关脉独大独小，都说明中焦有问题。

　　老师问，喝完药后放屁了吗？他说，放了很多屁，人很舒服。以前好长时间都不能睡好觉，现在气顺了，老想睡觉。

　　老师说，这病人刚来时口苦、反酸、失眠。我们没有用一味安神制酸的药，却可以治好他的失眠、反酸，因为把他的气理顺了。

　　原来老师治疗这个病人，还是通过理中焦气机降胆胃的思想。理中焦气机，用枳壳、桔梗、木香，加黄芪、当归，理气而不耗气。降肝胆之气，用柴胡、黄芩、龙胆草，并解决口苦的问题。降胃肠之气，用火麻仁、鸡矢藤这对常用药组。这样中气调好了，胆胃之气也下降了。

　　病人还说他容易感冒，背心发凉。老师加入桂枝加葛根汤，把心背的阳气振奋振奋。这个药喝下去，病人肠腑败浊之气会往下降，而腰背的清气则会往上升。浊气往下降，大便会通利，会打屁，中焦郁滞现象就会慢慢改观。清气往上升，病人头颈就会变得灵活些，神态亦会清爽，不容易感冒。所以老师称这例病案没有用一味安神药，治好了失眠，用的还是中医的升降思路。

　　方药为：枳壳 15 克，桔梗 15 克，木香 20 克，黄芪 30 克，当归 15 克，柴胡 10 克，黄芩 15 克，龙胆草 5 克，火麻仁 30 克，鸡矢藤 40 克，桂枝 15 克，白芍 20 克，生姜 15 克，大枣 5 枚，炙甘草 8 克，葛根 40 克。5 付。

第 57 天　附子使人"善逐"

4月20日

◎好吃和懒动的"尊荣人"

第11个病人，男，40岁，老师也是凭脉用方的。

老师说，病人右寸肺脉上亢，左关肝脉与寸脉郁住，这是典型的金克木。

病人说他这几天老咳嗽，身上痒，好像有刺在皮肤一样，窜来窜去。老师说，你这是虚火上冲，又受凉了。诸痛痒疮，皆属于心。你心气不好，脾气太刚。

他笑着点点头。老师又叫他伸舌头，苔水滑，舌质紫暗。又问他两腿走得动吗？他说特容易累，不想干活。老师说，干活能治病，干活能活得更好。你越不想干活，越要去干活。干活不累人，越干活越精神。

确实，这个时代，物质丰富，生活便利，"好吃"和"懒动"这四个字，就足以让平常人小病加重，大病难治。这样的病人在《伤寒论》里称之为"尊荣人"，就是经常养尊处优的，特容易受凉感冒，虚火上冲。

老师就开始念方了，思路非常清晰，从这三方面入手。

附子、龙骨、牡蛎、川牛膝，这四味药能引上冲的虚火下行，针对治疗的是右寸肺脉上越。由于虚火上冲，病人腿脚没力，不能走远。老师说，用附子很好。附子，《神农本草经》说它主风寒咳逆邪气，膝痛，不能行步，所以吃了附子，人是"善逐"的，就是善于奔走的意思。老师用小量的附子，取少火生气的道理，让病人的腿脚能利索起来。

然后再用羌活、防风、荆芥、僵蚕、凤凰衣，把受凉的寒邪散掉，同时解除咽喉咳痒的问题。羌活、防风两个都是"祛风圣药"，九味羌活汤中以它们二者为尊。羌活、防风一配，能通行周身上下内外，振奋人体气化之力，调动人体气血流通起来。它们不单治四时风寒湿邪感冒，对于内伤，阳气郁滞，不能宣通，乃至元神之府受伤，用它们都有效。

僵蚕配荆芥是老师的经验。老师说，咽痒，不论是慢性咽炎，还是急性风热引起的，只要在天突穴周围都管用。慢性咽炎，或哮喘，咽喉有息肉，甚至扁桃体肿大，这些喉科的病症用于治标都少不了僵蚕。《药性赋》里说，僵蚕治诸风之喉痹。可见僵蚕是喉科圣药。中药书里说它祛风化痰、散结止痛，对于那些风热痰火结在咽喉处的病人一般以僵蚕作引导。

凤凰衣就是鸡蛋壳的内衣，是小鸡刚孵出来时收集的。以前也介绍过。这味药非常平和，不论老人小孩，外感内伤引起的咳嗽咽痒，凤凰衣都是上品，它能利咽开音。为什么呢？这也是中药取象比类的道理。肺主皮毛，鸡蛋壳就是鸡蛋的肺，它能开合呼吸，以维持鸡蛋内部的元气，所以对应在人身上，它就能助肺吐纳开合，肺主咽喉，有利于喉管的伸张收缩。

病人还说他皮肤刺痛，痒得难受。老师加入丹参、桂枝、菖蒲这三味药，从心论治。这三味药能去心经之风邪，诸痛痒疮皆属于心，心主周身血脉，心经的风热祛除，周身的皮肤血脉就安和。

方药为：附子 25 克，龙骨 30 克，牡蛎 20 克，川牛膝 15 克，羌活 8 克，防风 8 克，荆芥 18 克，僵蚕 10 克，凤凰衣 15 克，丹参 20 克，桂枝 15 克，菖蒲 15 克，炙甘草 10 克。3 付。

◎没有精神，浊降清升

这个病人，年纪大了，打不起精神，经常乏力，还经常做阴梦（梦到死人），吃饭没胃口。老师把脉后说他脉无神。心主神明，脉无神意味着心脉动力不够，同时也意味着小肠排空能力下降。所以病人老觉得容易累，而且排便困难。

老人家问，经常打不起精神怎么办？可不可以吃些补药？老师说，你心和小肠脉堵了，有痰湿，必须先通开心脉与小肠，不能随便补，先把痰湿去掉再说。

老师对我们说，没有精神，浊降清升，开排肠浊的药。我就把火麻仁、鸡矢藤、艾叶、苦参、猪蹄甲、红藤、金荞麦这七味老师常用的排肠浊的药用上去了。

浊降了，清气该怎么升呢？老师说，用桂枝汤加葛根、红参，这是补心神的。老年人心神不足，阴气容易来犯，特别爱梦见死人，用了这组药就不会了。

老师还用七味白术散的思路，加入白术和木香两味药。补气药因为有木香而不壅滞，使心主血脉的能力加强。降浊药因为有白术而能升清，使脾主四肢的能力加强。老师说，这病人单服补药不行，把红参加入汤药中去，补气的药中有理气的药在里面，这补药就活了，而不会呆补死补。

方药为：火麻仁 30 克，猪蹄甲 15 克，艾叶 8 克，苦参 6 克，红藤 20 克，金荞麦 30 克，鸡矢藤 40 克，山楂 30 克，桂枝 10 克，白芍 20 克，生姜 15 克，大枣 5 枚，红参 15 克，葛根 30 克，木香 25 克，白术 15 克。3 付。

服药后，病人之力明显缓解，阴梦也减少了。

第58天　通肠排浊的猪蹄甲

4月21日

◎中国的六大发明

今天早上，空气非常清新。因为昨天是谷雨，这里下了雨，中国的二十四节气真是博大精深。据说中医就有一派是专门查老黄历看病的，他们懂得人体风寒暑湿燥火不同偏重引起身体的不同疾病。著名文化学者余秋雨在一次讲座中提到，中国有六大发明，其中四大发明已经作古了，第五大发明与第六大发明却一直延用到今天，并且惠益人民。那么这两大发明是什么呢？就是中医中药与天文历法。

下了场雨，天气凉多了，这两天受凉的病人也增多了，这就是节气的变化带动的疾病变化。

第4个是个复诊的病人，在外地打工，经常吃不好，睡不香。他说吃药后胃口好多了，就是睡觉还有些心烦。

老师叫他张开嘴巴，舌尖红，再看他舌下静脉曲张，有瘀血点。老师说，原方不变，加上一味丹参凉血活血。《药性赋》里说，丹参活血调经，血瘀腹痛可治。加一味丹参，重用40克，睡眠就明显改善了。对于血热或血脉不通引起的失眠烦躁，丹参是一味良药，它能凉血活血，安神。由于它是参类，还有带补之功。

◎牛皮癣为什么春天发作，秋冬缓解

第5个也是个复诊病人，脸上有痤疮，现在少了一半。老师说，肺气明显没那么亢盛了，肺气顺下去了，肺与大肠相表里，肺热疮毒都会由大肠排出体外。

这时，老师叫我把黄芩换为百部，原来这病人还有一点咳嗽。《药性赋》里说，百部治肺热，咳嗽可止。肺热上炎，除了会引起咳嗽外，还会加重脸上的痘斑。老师用百部一味，既治咳嗽，也治痘斑，抓住的是这个肺热上越的病机。

这肺热上越的脉象特明显，一按在指上，就会感到寸脉往鱼际方向冲。明显的病人还可以看到跳动，甚至在鱼际肌上都可以摸到脉动。

这时不能单纯用清热解毒的药，老师往往选用降肺气药，重用枇杷叶30克。

身体有热不能随便清掉，最上等的方法，不是杀灭敌人，而是把敌人变为朋友。所以肺经有热上亢，不能轻易用苦寒泻肺之品，最好能用降肺气的枇杷叶，令肺气下行，使上下交通，金水相生。

第 10 位病人，是从浙江过来复诊的，她说她吃完药后，大便很正常。

她的牛皮癣经常是春天发作，秋冬缓解，问老师这是为什么？

老师说，你看外面春天的树木长得最旺盛，大自然一片生发之气，细菌病邪这个时候也从腠理发出来。秋天冬天，万物萧条，都收敛封藏进去，所以这给我们用药的启发就是要用收藏的药，把水湿往下收。

病人准备带丸药回去吃，做药丸一般需要一周的时间，病人问这期间如果断了药怎么办？老师说，你回去买同仁堂的季德胜蛇药片，没药丸的时候，吃这也管用。

病人又问，夏天牛皮癣发作得厉害怎么办？老师说，你这牛皮癣主要是从肌肉里发出来的，你容易口苦、口干、口臭，这时把生石膏用上去，清阳明胃热，加火麻仁、猪蹄甲，通导大肠，这样肌肉里的热毒就能排出来了。

◎要如龟寿长，生命在动缓

第 12 个病人，男，40 岁，个头矮小，常年头发油腻，口臭，睡眠不好。

老师摸脉后说，你胆囊有问题，胆胃之火比较重，胆胃之火扰心，睡眠就不好。胃火上逆，就会口臭。胆火上蒸，头发就会油腻，也容易掉头发。

病人说，是啊！我检查有胆囊息肉，有黄豆粒那么大。

老师没有直接治他的皮肤问题，而是用黄连温胆汤的思路，加上枇杷叶、乌梅、生牡蛎这些降胆胃之火的药，随后又叫病人把鸡蛋、肥肉、糯米给戒了。老师说，胆囊不好的病人，要少吃肉，多吃素。如果吃肉多，会吃得头发油腻，背心痛。

黄连温胆汤治疗胃气上逆的口臭、泛酸、失眠也有奇效。

第 19 个病人，女，37 岁，穿着一身运动服，从石家庄过来复诊。她说一运动，下半身就湿热难耐，吃了老师的药后，颈椎比以前舒服多了。

老师说，剧烈运动会消耗人的阳气，而缓慢运动则可以补益一个人的元气。所以病后体虚或亚健康的人群不适合剧烈运动。《内经》提到，少火会生发元气，而壮火只会消耗元气。这就是说，微微运动，不愠不火，能够不断生出元气来。而剧烈的运动，身体的火气燃烧得很厉害，就会以消耗人体元气为代价。

所以，运动究竟有没有好处，就要看这个标准了，就是运动后有没有觉得轻松愉快，如果没有的话，就需要把你的火调小一点，把运动放缓和从容些，别那么剧烈。要如龟寿长，生命在动缓。要如牛马健，营养在吃草。乌龟就是以它缓慢运动而长寿闻名的，牛马虽然吃草而干活不累或日行千里。

这病人运动后就觉得湿浊弥漫在下焦，这是什么道理呢？原来剧烈的运动消耗了她的阳气，阳气不能向上升举，湿浊就郁积在下半身。因为病人的关部脉象偏郁，寸部不足，老师便给她用了加强版逍遥散，并加入黄芪、葛根，疏肝解郁的同时，把阳气往上升举。同时交代病人，平时可买些铁棍山药蒸着吃。

◎ 引热下行的搓脚

第25个病人，男，65岁，个头矮胖，咳嗽两个月了，不断根。

老师叫他伸出舌头，舌头抖动不定。老师给他按止嗽散的思路，在里面加入枳壳、桔梗、木香，把胸中大气理一理，其中还重用了炙甘草20克。

我以为听错了，问老师是不是20克？老师说，没错，炙甘草重用，本身就能够止咳。病人还有虚火上炎，炙甘草可以补土伏火。病人舌头抖动，乃土虚木摇之象，炙甘草补土能固木。原来甘草一味药也意蕴深远。

天气变化，感冒咳嗽的病人还真不少，正应了《内经》所说的，人禀天地之气而生长，应四时之法而成。

第26个病人，咽喉痒，干咳3天。

老师摸脉后说，没啥事，去买一瓶雪梨膏，慢慢喝下去就有效了。

第29个病人，是位老阿婆，多年高血压，长期吃降压药，腰酸背痛。

老师把脉后说，你干活多，脾气比较躁，平时要温和点，没事常搓搓脚底板。说完，老师就给她示范怎么搓。

她问老师，眼睛胀痛怎么办？老师说，你这是肾虚虚火上亢，你不能吃那么咸了，更不能吃凉水果，越吃身体两极分化越严重，下面越冰凉，上面越火热。

这样的病人，老师往往建议他们去买明目地黄丸，因为明目地黄丸组方思路把肾精亏虚和肝火上亢两大病机都照顾到了。明目地黄丸是在杞菊地黄丸的基础上，又加了白芍、当归养肝血，石决明、白蒺藜镇肝平肝。

老师说，道医会上，华医生献宝，提到治疗眼睛，说别人都在挑灯火，而我独在添灯油。眼睛明亮是上面烧着灯心，下面养着灯油，灯油不够，自然晦暗，所以治眼要注重下面的肝血与肾精。看电视、上网，伤得最厉害的不是眼睛，而是肝血与肾精。

◎ 治病根要多问为什么

第31个病人，是个白领，42岁，工作离不开电脑。顽固头痛，久治不愈。

病人问，大夫，我这头痛怎样才能治根呢？老师边摸脉边说，你这头痛要连问四个为什么就能够治根。

这病人不单头痛，嗓子还干哑，眼睛发胀，有黑眼圈，头发干枯，颈椎僵硬。

哪四个为什么呢？第一个就是头痛。西医往往在这个层面上，研究更先进的止痛药。而中医则在这个基础上刨根问底，往更深层去找原因。老师说，少待在电脑旁，你颈椎有问题。颈椎问题引起头痛是第二个为什么。老师又说，你不单过用眼睛，而且还想得太多。肝主谋虑，太计较，想得太多，伤肝血。你是一个聪明人，只要稍微调整一下想法，你会很长寿的。这是第三个为什么。

老师接着说，谋虑太多直接是伤肝血，间接是盗用肾气。坐在电脑旁，心思不停地转，是在猛抽肾精啊！你如果不改过来，肾会出问题的。你看这黑眼圈，就是肾水上泛。想得太多了，把肾水都调上来了。这是第四个为什么。

一个头痛，连问四个为什么，问到肾中去了。这样治疗方法也就出来了。

病人颈椎有问题，应该少待在电脑旁。眼睛发胀，乃肝气上亢，应该少生气，少谋虑想事。想得太多，盗用肾精太过，就需要把肾精往下封藏。老师从根本上治疗，直接开常用的六味药，即附子、龙骨、牡蛎、杜仲、桑寄生、川续断。龙骨、牡蛎能把附子、杜仲、桑寄生、川续断这些助阳气补精血的药力封藏到肾中去。

病人是个聪明人，聪明人往往思虑过度。老师用香附、郁金、白芍柔肝解郁。思虑过度，必伴随心火上亢，老师再用降香、丹参、牛膝引心经之火下行。颈椎不利索，老师随症加入葛根。

病人脉象整体不够有神，老师加入红参、五加皮，这是补神的。特别是五加皮，老师说，五加皮有五样功效，既能管睡觉，也能管风湿。原来五加皮能补肝肾，强筋骨，祛风湿，又能安神志，利水湿。在古代来说，这五加皮堪称修仙的药。用得好，能让自己身体轻灵起来，从而延年益寿。难怪南方人常说："宁要五加一把，不要金玉满堂。"

方药为：附子15克，龙骨20克，牡蛎20克，杜仲30克，桑寄生20克，川续断20克，香附12克，郁金15克，白芍20克，丹参15克，降香12克，牛膝12克，红参15克，五加皮20克，炙甘草10克，葛根30克。7付。

这个时代，像这种病人非常常见，他们普遍尺脉沉弱，代表下焦生发精血之力不足。而寸脉上越，关脉郁住，却代表上面心肝消耗气血太过厉害。这是典型的"入不敷出"脉象，说白了，就是上焦的孙子在盗用中焦的儿子，甚至下焦老子的储蓄。即心盗肝，肝盗肾。所以这样的病人要从上面的头颈部病变，问四个为什么，把病因找到下面去，从上焦降心火，到中焦解肝郁，一直治到下焦填补肾精中去，使气不上逆，病人很快就调整过来了。

◎六腑以通为顺

第 36 个病人，是个大叔，身体看起来挺壮实，特痴迷中医。患慢性浅表性胃炎，胃酸过多，经常胃胀。我们问他以前用了什么药？他是久病成良医，说用了海螵蛸这些制酸的药。

这回他来复诊，说胃酸现象没了，既不反酸也不胀，现在就是腰腿有些沉重。我们就翻了一下上次开的方子，看看是什么方子这么快就把胃胀、胃酸给治好了。

原来上次的方中没有一味制酸的药，都是一些平常的顺气降气的药，比如苏梗、牛膝、赭石、火麻仁等。老师说这赭石把胃气往下一降，那些酸水就上不来了。治酸是要治理胃气，胃气一顺降，酸水就下去了。同时，胃气一降，这个病人也不胃胀了。真是六腑以通降为顺啊！

老师又说，治上要察下，即《内经》"凡治病必察其下"。从上面的反酸要能想到通下面的肠道，反酸只是消化道的一个局部点，我们中医治病，既要看到这个点，更要看到整条肠道这条线。不管是治口腔溃疡，还是糜烂性胃炎，或者消化道溃疡，眼睛不要只盯在一个点上，要能看到整条消化道的通降，这样思路才能打开。

第 39 个病人，男，41 岁，是个高中老师。现在慢性咽炎都快成为老师的职业病了。他声音有些干哑，问老师嗓子不舒服怎么办，平时可不可以泡些菊花茶喝？

老师说，菊花茶不能喝了，要想泡茶可泡些木蝴蝶来喝。菊花茶偏凉，上热下寒的人不能随便喝。

木蝴蝶是老师治疗咽喉肿痛、声音嘶哑、外感咳嗽的要药，往往与凤凰衣配合成药对。木蝴蝶能利咽开音、疏肝和胃、润肺，既治咽喉不利的标，也治咽喉不利的本。又称千层纸，像纸一样能飘起来，符合中医"治上焦如羽"的原则。

◎橘叶泡茶治乳腺增生

第 42 个病人，女，48 岁。乳腺增生。这种疾病基本跟生气脱离不了关系。

老师说，你去摘些橘叶，一次三两片，不需要多，拿来泡茶喝。这样喝了会通气，以前的郁气会排出来一些。乳腺增生，就像气球一样鼓在那里，需要一个排气的通道，中医认为疏肝解郁行气就是在排气。

橘子浑身是宝，肉可以食用；橘皮可加工为陈皮，能理气和中、燥湿化痰；橘核是橘子的果核，以核通核，能散结止痛，五核丸里有它，用来治睾丸肿痛；橘络是橘子果皮内的网状经络，专治肺经络的痰浊、胸胁痛；橘叶能疏肝行气、消肿散结，还有破气之力，为治疗胁肋痛、乳房结块的要药。

老师说，就拿这橘子来看中药的一些规律，凡药物的根部，主上升，故其性多升，如升麻、葛根、黄芪，它们的根深入土中，吸引水气上达。而药物的种子果实，大都是向下垂的，故其性降，如苏子、莱菔子、橘核、荔枝核，这些果核生在上面，降到下面来。又因为质地比较沉重，所以善于走下焦，降下之力比较迅速。

中医又有取象比类之说，荔枝核、橘核，这些核类以形状似睾丸而入肾，故用橘核、山楂核、荔枝核等五核丸治疗睾丸痛就是这个道理。

而药物的梗茎，在中间能通上彻下，性多宽胸和气，如苏梗，能升能降，能上能下。药的枝叶，在旁边，主宣发，性散，能开散郁结、发散表邪。如橘叶，善治肝气郁结、乳腺增生。苏叶，善治风寒束表、饮食停中。

还有药物的皮肤外层，善通皮毛水气；药物的花朵，善走颜面五官；药物的藤茎，善通经络血脉；药物的仁类，善润肠道；药物的果肉，善补中健脾……

◎膏粱之变，足生大疔

第48个病人，男，18岁，他父亲陪他过来看病。他才读高中，长期口舌爱生疮，经常嗳气，老治不好。老师说，年轻人的病，长期好不了，这里面肯定有原因，不是别人传给他的，而是他自己的饮食行为习惯出了问题。

老师跟他说，你要多吃青菜少吃肉，鱼生痰，肉生火。《病因赋》里说："嗳气多由于痰火""口疮者，脾火之游行。"这小伙子不注意戒口，嗳气、口疮好不了。

他父亲便说，这孩子只爱吃肉，不吃青菜，最爱吃青椒炒肉丝。

老师说，把花椒、辣椒都戒了，你看你整个气火都往上冲，脸上很浑浊，一点都不透亮，大便也拉不干净，没有年轻人应有的朝气。这吃肉并不能增加你的健康，相反，你多吃青菜，清清爽爽，气色透亮。

他问嘴巴老爱长疮是怎么回事？老师说，多吃肉现在是嘴巴长疮，以后屁股肛门啊都会长疮。"膏粱之变，足生大疔"，这是《内经》里说的。意思是人的营养吃得太富足，太精细，太肥美，足以让身体长出许多疔疮来。

我们原以为"足生大疔"是足上长疔疮，后来才知道这个"足"字在这里不

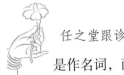

是作名词，而是作副词用，是足够、很可能的意思。明白了这八个字，也就明白了糖尿病到后期最厉害的并发症"脱疽"的道理。

这个病人，老师以车前子、丹参、降香、枇杷叶这四味药为主，把上越的气血水往下降。车前子降水，丹参降血，降香降气，枇杷叶能降十二经上越之逆气，还可以降手太阴肺经上越的脉势。这病人治疗效果很好。

后来他父亲带他来复诊，说他儿子以前老爱嗳气，现在不嗳气了。嗳气是吃撑了，下面堵住，气往上发，不能下顺。老师说，只要他能打屁，理顺他的气，就不嗳气了。这也正是老师常用的降气的思路，而不是一见到疮毒就清热解毒。

下午来了一批猪蹄甲，我们跟老师一起修剪，然后炒干。这猪蹄甲不单可以通肠，还可以排浊解毒。有些不法药商，把猪蹄甲用来替代穿山甲，卖高价。而他们另用大量的羊蹄甲来替代猪蹄甲。

这猪蹄甲臭秽无比，大家边剪边打屁。老师说，这股臭秽的气味，就是专门下行排浊的。《神农本草经》说，悬蹄（猪蹄甲）"主五痔、伏热在肠、肠痈内蚀"。就是说猪蹄甲能把整条消化道的浊气，一直往肛门处排。

中医非常重视药物的四气五味。猪生长在猪圈里，猪蹄踏污浊而不腐，故有解毒之功，猪蹄尖细，像钻一样，承受身体几百斤的重量，有向下穿透之势。那些民间有经验的人，常用这猪蹄熬花生，助妇人通乳，这就是猪蹄甲具有穿透之性的道理。它这种穿透跟穿山甲不同，穿山甲的穿透是上下左右无处不到的，而猪蹄甲的穿透是偏于向下的，以降浊排浊为主。

第59天　夜间磨牙很好治

4月22日

◎竹沥化痰热的妙用

第1个病人，是个老人家，身体肥胖，呼吸都有点困难，老头痛，爱做梦，他问老师这是为什么？

老师说，胆火扰心，少吃鸡蛋。他说，天天吃，鸡蛋有营养啊？

老师摇头说，你只看到它的好处，没看到它不好的一面，病人多，我就不跟你多说了，这鸡蛋越吃脾气越大，胆囊壁越毛糙，心越烦。

这病人舌苔黄厚，舌质红。老师给他开了黄连温胆汤，加龙骨、牡蛎为主。

第 3 个病人，男，55 岁，是个商人，身材胖大，问老师为啥老夜间磨牙？

老师说，排除虫积外，一般都是痰热上攻于齿。如果病人舌苔黄腻，痰多，容易打呼噜，这种就是明显的痰热上攻。这时往往用鲜竹沥水，加些生姜汁进去，把痰浊化开，不单不磨牙了，连口臭、打呼噜都可以得到缓解。

竹沥是竹子烧出来的水，老师曾单用竹沥治好了一个病人。这个病人中风，痰多，声音不清。老师叫病人家属砍了竹子，烧竹沥水给病人喝，把痰热除掉，身体也就慢慢恢复过来了。

老师在他博客上详谈了竹沥的形态功效，大概是这样的：竹的形态，乃翠绿而中空，劲直而不弯，从头至尾，看似节节受阻，实则百节贯通，里外气机圆融。这好似人体有上焦之胸肺腔，中焦之腹腔，下焦之腰盆腔。这上、中、下三焦被筋膜重重阻隔，正如竹之三节，看似不通，而实则三焦气机上下流通，内外相连，气机时刻运行不止。所以竹沥乃竹上下贯通的精汁，贯通竹之全身。若借用到人身上，则能贯通人身之三焦气机。故竹沥，不单清热滑痰，而且还能令痰自三焦水道而出，也可令痰从肠腑谷道中而排走。

心与小肠相表里，心包与三焦又互为表里，竹沥导热从小肠、膀胱、三焦而出。故凡心与心包因痰热所困而癫狂中风、语涩难言、心神不安者，用竹沥效捷。所以，凡热痰阻隔在三焦、六腑，皆可用竹沥。竹沥既能导热从三焦、膀胱而出，亦可导痰从六腑肠道而走。

朱震亨说："竹沥滑痰，非助以姜汁不能行。"姜汁偏温，降逆止呕；竹沥性凉，化痰下行。这竹沥跟姜汁一配，一凉一温，不至于伤人，又能够引上逆之痰热下行。凡痰浊化火化热上攻的病症，抓住这个病机，都可以这样用。

第 6 个病人，上海过来的，是来复诊的，说他以前身体针刺样疼痛，吃药后好多了。现在晚上睡觉不是很好，排便不是很干净。

老师说，你的气色比以前清爽多了，但你体内寒湿还很重，气色还是浑浊了些，还不够透亮。要少吃浑浊的肉类，多吃清爽的蔬菜。

他问，寒湿要怎么去掉，我可不可以用薏苡仁熬粥喝啊？

老师说，薏苡仁要炒过的，因为你身体寒湿重，单利湿而不温阳，不能治根本。你是上面的心火不够，所以排寒才无动力，寒湿缠绵难去。

老师叫我开桂枝汤，加入三妙散的思路。由于病人心和小肠脉都比较弱，肠道向下排浊能力减弱后，就会循着心与小肠相表里的路线向上扰心神，故睡不好觉。老师又加入火麻仁、鸡矢藤、艾叶、苦参四味药排肠浊，釜底抽薪，心神自安。

方药为：桂枝 15 克，白芍 20 克，生姜 15 克，大枣 5 枚，苍术 15 克，炒薏苡仁 30 克，艾叶 6 克，苦参 8 克，火麻仁 20 克，鸡矢藤 30 克，炙甘草 8 克。3 付。

◎ 大肠问题要看到肺

第 11 个病人，男，57 岁，在国企上班，人显得很消瘦。他说大便不成形，一下子就拉完了，肠道不好。

老师把脉后问他，肺脉这么弱，以前得过什么病吗？他说，高中时得过肺结核，从那时起肠胃就一直不好。这句话很重要，正印证了《内经》所说的"肺与大肠相表里"。许多看似肠道的问题，如便秘、泄泻、肠息肉、急慢性肠炎等病症，大都在肺上出了问题，治疗时往往需要把肺与大肠统一起来。现在城市里空气污染比较厉害，许多经常拉肚子的病人，病根也在这里。他们一回到农村去，空气好的地方，就不闹肚子了。所以给我们的启示是，治大肠要注意清肺肃肺。

老师重用黄芪、葛根，以升胃中清阳而补肺；再用车前子、扁豆、丹参，渗利小便，以达到利小便实大便的目的；还加入直接排肠浊的几味药，如艾叶、苦参、火麻仁。这样上下前后都照顾到了。后来这病人来复诊，大便明显改善。

第 21 个病人，非常有趣。他说他得了慢性鼻炎很长时间了，肚子也经常跟着痛。这在西医看来，完全是两个病，八竿子打不着。但《内经》里说，上面九窍如眼、耳、鼻、舌出了问题，跟下面的胃肠道是分不开的。其实这从养生吐纳的角度来看，就很容易理解了，这病人是体内气的循环出现了障碍。上面的鼻子为肺所主，下面的肠道也是肺与大肠相表里。肺气相通，所以鼻炎和肠炎往往一起出现。

我们再观察正常人的呼吸，用的是鼻子，而胸腹不也随着鼻子一起起伏吗？所以腹式呼吸的人，纳气于丹田，不容易得鼻炎。即养生家常说的"息必归田"。往往肠道不很通畅的人，挺着大肚子，以胸式呼吸为主，就容易患鼻炎鼻塞，也容易感冒，所以《内经》就说："九窍不利，肠胃之所生也。"

病机一明，用药思路就非常清晰。老师给他开了通肠六药，即艾叶、苦参、火麻仁、鸡矢藤、金荞麦、红藤；再加上通鼻窍四药，即苍耳子、辛夷花、白芷、通草，这样鼻子和肠道都照顾到了。可病人由于长期慢性鼻炎，晕晕沉沉，血脉流动也不够利索，就像人到了高原缺氧一样。单靠通鼻窍还不够，还必须加强心主血脉的功能，让心脏强悍起来，这样吐纳就更有劲了。《内经》曰："心肺有病，而鼻为之不利。"老师又加入通心四药，菖蒲、丹参、银杏叶、红景天。这四味药中有一味是藏药，即红景天。它们联合使用，能治疗身体长期缺氧，心脉不足。

病人患病日久，脉没神，不通开鼻窍、肠道，浊气就排不出来。可通开了又怕他底气不足，镇不住。于是又加了参附龙骨牡蛎汤，补补神，镇镇气。

第 24 个病人，是个大学生，经常玩电脑游戏，精神很亢奋。他来复诊，说现在肩关节不痛了，刚来的时候，痛得抬都抬不起来。

老师摸脉后说，你现在肺脉已经往下收了，气往下顺，所以上面不痛了。

病人又问，我这病会不会反复啊？会不会变成风湿？老师说，年轻人有什么风湿，别碰凉水，不喝冷饮，不手淫，就不反复。你现在身体像豆芽菜一样，缺乏运动，一阵风来就摇摆，风吹草动。你要多到外面运动，运动也别那么剧烈。

病人说他爬山也很累。老师说，边爬山边说话当然累了，上面伤你的阳气，下面还耗你的脚力。爬山要背着手，悠着走，不说话，这样才能达到锻炼的效果。

"人神好清"，你悠着走，不急不躁，心神自然就慢慢起来了。不说话，就是养气，就是补气。

第 27 个病人，男，28 岁，业务员，经常失眠，睡不好觉，眼睛也有些胀。

老师问他平时喝绿茶吧？他说是啊，经常喝，清火啊！

老师说，别喝绿茶了。病人问，为啥呢？

老师说，你看你手指甲都没月牙了，身体寒得长不出来，这寒气多重啊！越喝你下面越没有火气，越没有火气你就越累，越睡不好，眼就越胀。

他又问，那我该吃什么好呢？老师说，吃啥都可以，不是最重要的，最重要的是要多运动，少想事。好吃懒动，思虑过度，病永远难好起来。

随后，老师用温胆汤加降香、丹参、牛膝等药，把病人上面的血热引到下面去。老师用的是引热下行，使寒热对流的方法，而不是用清热解毒的方法，见热治热。

◎一味胡颓子叶治哮喘特效

第 43 个病人，问老师哮喘有没有一些偏方，即使不能根治，能缓解也好。

老师说，首先要戒掉凉性水果与凉水，这点不戒掉，哮喘永远也好不了。

老师接着说，一味胡颓子叶治哮喘特效。病人问，该怎么吃呢？

老师说，磨成粉，每次吃一小勺，可以用米汤调服。

《本草纲目》说，胡颓子叶酸、涩、平，单味治疗"肺虚短气"有奇效。为何有奇效？为何对咳嗽、哮喘、慢性支气管炎都有帮助？这味胡颓子叶之所以能治一切厉害的肺喘，"大抵皆取其酸涩，收敛肺气耗散之功耳。"如果哮喘到了后期，虚不纳气的，《本草纲目》说，加入人参，名为清肺散。

第60天　《四圣心源》的一气周流

4月23日

◎膝筋三药

这几天早上常喝小米和大米煮的粥，人非常清爽。我们这几天炒菜盐都放得少点了。若要身体安，淡食胜灵丹。如果素食搞得香美可口，那还不够素。普通人食盐量，每天都远远超标，这非常伤血管。当一个人觉得这菜有咸味时，其实就已经超标了。当他觉得这菜不够味时，这就刚刚好。

第5个病人，是个小伙子，深圳过来的，后腿弯膝盖处痛，好久都治不好。

老师摸脉后，就说用专病专药的三草，即伸筋草、透骨草、鹿衔草。这三味药是老师专门治疗膝盖筋骨痛的专病专药，我们称之为"膝筋三药"，在这基础上随证加减变化。

第6个病人，男，27岁，脸色较白，一坐下就有些紧张。

老师跟他说，放松，放松有利于医生看病，有利于病人康复。

他说，他白天不出汗，手脚冰凉，一到晚上就出汗，出得厉害的时候像洗澡一样，经常睡不着觉。这病人是从四川过来的，我们问他有没有去找过火神派，他说去了，吃了几个月的药，有好转，但还不彻底，问老师这个病该怎么办呢？

老师说，你小肠有寒，四肢冰凉。用药光把外面皮肤的汗制住，不把肠腑中的寒气排开，就难治好。你肠道通畅了，盗汗就容易好。

老师就叫我开通肠的六味药。这病人下焦的脉堵得比较厉害，肠道壅堵，暖气供不到四肢，所以小肠有寒，四肢冰凉。

通肠的六味药是火麻仁、鸡矢藤、艾叶、苦参、金荞麦、红藤，前面已经提到过。再加入桂枝汤，调和营卫。然后对病治疗，老师重用浮小麦、首乌藤各50克。浮小麦能敛汗以养心，以助睡眠；首乌藤交通阴阳。

后来，这个病人复诊反映效果非常好。治了多年的汗症，不是用收敛，就是用补气，要么用扶阳、健脾，走了那么多年的弯路，找对了医生，终于走对路了。

这个病人，我们很深刻，以后碰到汗症，就不会教条地想到教科书里说的自

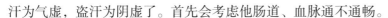

汗为气虚，盗汗为阴虚了。首先会考虑他肠道、血脉通不通畅。

老师随后说，我们已经验证了很多例子，用通肠法治疗盗汗是一个很好的思路，晚上睡觉时，肠道、血脉不通畅时，身体便会逼汗外出。

◎飞蚊症是用尽则废

第 25 个病人，男，34 岁，是云南过来的，有飞蚊症，眼睛看东西，老有黑点。

老师说，你如果能每天静坐一小时，磨练磨练你的心性，你的眼睛很快就会好的。他问为什么？老师说，这样的病大都是气血往外飘了，老爱看电影、电视，上网玩手机，心性静不下来，气血不能往下走。气血长期不能往下走，女的子宫不能通气，容易长肌瘤，男的前列腺容易增生。这叫"用尽则废"。过度用眼，抽用肝血肾精。多到户外活动，气血能往下顺就好了。

随后，老师用明目地黄丸的思路，还加了火麻仁、艾叶、苦参这些排肠浊的药物。浊气去，清气升。特别是阳明胃肠道，是身体排浊降气最大的管道。

老师说，这药吃了会打屁，或者大便会顺解，气血往下走，身体就好了。

第 27 个病人，是当地人，便秘。吃了药后，有一段时间不便秘了，但现在又便秘了。他问有没有治根的药？

老师说，有吃了保你一辈子不感冒不生病的药吗？你便秘吃药吃好了，又便秘了，是你的生活习惯出了问题，起码你生活习惯都有一半都是错的。爱生闷气，不爱运动，肠子都跟你生气、不肯动了，这样的便秘咋治呢？

老师还是给他开了药，用的是通补的思路。病人久秘必虚，精血不足，加上便秘，这时既要养精血，也要通秘结，所以用方都是补脾肾的平和之药，如杜仲、桑寄生、川续断、红参、白术、黄芪、当归，再加上通肠六药。

第 33 个病人，是个小孩，也很有趣，耳朵两旁长满了包块。

老师问，平时给孩子吃啥？孩子的母亲说，牛奶、香蕉、苹果。

老师说，有没有给他吃鸡蛋？孩子的母亲说，天天吃啊！

老师说，所有长包块的病，在生病期间都不能吃鸡蛋、鱼肉。越吃越补，就把包块越补越大。到时这孩子头上包块长得跟鸡蛋那么大，你咋办？

老师说，这包块长在胆经上，是胆经不畅，胆火重。再乱吃那些东西，把胆经堵住了，问题就大了。

小孩不方便服中药，老师就给他开了四味外洗的药，即苦参、艾叶、龙胆草、青黛各 30 克。这四味药，前面两味是清肠道湿热的，后面两味是利肝胆湿热的。

小孩实证无非是肝胆、肠胃堵住了。这时，要忌口配合治疗，才是最好的办法。

◎一气周流就是一股土气

下午，老师从家里托运了一批穿破石过来。这穿破石是老师的父亲动员家乡的亲朋好友采挖的。老师说都是根茎，力量特别不同。

这批穿破石质量特好，一拿到手上，闻一闻有股清香味。一般辨别药材，不是说看药个头越大越好，药物的质量好坏跟它的大小没有直接的正比关系，主要还是要看药物的色和味。这批穿破石都是根，皮色金黄，有皇者的气度，根金黄色，有亮泽，这是得到了大地土色的精华。

《四圣心源》里讲人体是一气周流的，而这一气周流就是一股土气。土生万物，脾土主四肢。各类肿瘤包块，都是身体多余的赘肉，为脾土所管，是土气壅滞、不能流通的产物。夫土气金黄，穿破石金黄之色能穿破土中的石头，性子又不烈，所以它能够使人体内一气周流的那股土气动起来。

穿破石以其穿石透土、无坚不摧的穿透力，具有壮筋骨、治跌打、破血通经、祛陈年瘀积和结石的功效。它最擅长于走肝胆系统，对急慢性肝炎、胆结石有良好的疗效。由于它是植物，和穿山甲不一样，它的作用缓和而后劲十足，不会伤人。

人体一气周流出现郁滞，穿破石能让这郁滞的土气疏通活动起来，因为它金黄色、善穿通的缘故。我们尝了尝，非常平淡，可见穿破石的作用是缓慢而稳妥的，正符合土气濡缓、不紧不慢的特性。

浙江金华一带的老百姓喜欢砍穿破石树来治疗劳伤积损，当保健品服用，能令周身血脉畅通，还带有补益作用。对于那些平时干重体力活，身体有风湿、腰疼、关节痹痛的人来说，有非常好的保健治疗作用。

晚上我们又尝到一味十堰市的特产，就是荆芥，是郑姐送给我们的，我们就用这荆芥来煮汤。荆芥芳香清透，清淡可口。《药性赋》里说，荆芥穗清头目便血，疏风散疮。难怪第二天我们走路时腿脚都轻松了很多，原来是吃了荆芥，荆芥能把体表的湿气发出去，所以腿脚就觉得轻快了不少。

杨晴也说她特别爱闻药房里那股荆芥穗的味道，抓药就喜欢抓它，神清气爽。

这大概是大自然的恩赐吧，春天多雨湿，就用荆芥来散体表的风湿，清上焦头目。当然还有蒲公英、薄荷、茵陈等，这些在山上随处可采，都是春天应季之物。对于肝郁化热，用眼过度，或外感风热，体内有湿，它们都是随手可得的良药。

◎ 又见好书——《临证辨象》

晚上，老师拿给我们一本新书，是北京李玉宾老师写的《破解中医治病密码——临证辨象》。上次老师给我们看《扶阳论坛》第二部时，我们就开始对《四圣心源》感兴趣。因为《扶阳论坛》里有这样一句话："学理论要学黄元御，学用药要学郑钦安。"而李玉宾老师这本书极好地解说和实践了《四圣心源》里的理论。

李玉宾老师认为中医人的理论高度决定了其中医水平，而《临证辨象》正是讲黄元御一气周流理论的，里面有很多精辟的解说，如左路木火升发，右路金水敛降。土居中焦，旋转以成四象。人体五行是一行，六气归一气。人体在有形的脏器上是相互独立的，而在无形的脏气上是浑然一体的。中气如轴，四维如轮，轴运轮行，轮滞轴停，轴则旋转乎内，轮则升降于外……

比如治疗小儿单纯性心肌炎，他提到一老和尚的偏方，单味黄芪治疗。有个小孩心肌炎发高烧，西医也没办法治，消炎降火都没办法，老和尚就叫孩子的家长买了 500 克的黄芪，连发三天汗就好了。

大量的黄芪可以发汗，是因为黄芪这味药温和升达，升已而降，能升能降，符合心气的周流特点。这个思路也可以广泛运用于风湿性心脏病。

又比如，肺与大肠一气相通，有个民间大夫治小儿哮喘有绝活，也是单方一味巴豆。《药性赋》里说，巴豆利痰水，能破积冷。这巴豆可是一味比较厉害的泻下药，但它却是辛温的，泻下的同时能够把肺的寒气郁结温通开来。这老中医就用巴豆少量内服，对许多小孩顽固哮喘，三天之内就有很好的疗效。这是肺与大肠一气周流的效果。

又比如用浮小麦治疗前列腺增生、小便无力，重用 100 克以上效果很好。这也是身体的一气周流。浮小麦是止汗敛汗的，把肺表之气往下收，这股气一收下去，就可以通利小便。所以说，单纯的敛汗止汗只是浮小麦的一个作用，而通过敛汗止汗达到通利小便的效果，就是一气周流治好前列腺增生的另一个作用。

李老师也是偏重于用道悟去理解中医，他认为脉有脉象，药有药象，病有病象，而辨证论治则更偏重于理论的推导，临证辨象更接近于中医的直观道悟。李老师谈到脉学时比较重视心静。他说如果我们心境比较清静，身体比较清透的时候，就能够感觉到细微的脉象变化，心境越清静，指头上的感觉会越灵敏。里面还有很多心得用药和组方，比如刚柔四逆散、山楂、桑寄生、龙胆草、鳖甲、鸡内金、三七、五灵脂等，这些论述都非常有特色，更多偏向于直观的道悟来用药……

第 61 天　轻身、耐老、延年

4月24日

◎通瘀煎治各种瘀血怪病

今天第 1 个病人，男，年轻人，他说他是个快递员，最近老是头痛。

老师一搭他脉，然后一看他掌心，就说，这手心红得很，是心中有郁热，烦躁得很，心和小肠脉都不通。病人说，吃东西老觉得烧心，头还痛。

老师用了两组药对，一是栀子、淡豆豉，二是火麻仁、猪蹄甲，把胸腔之热与肠腑之积往下撤。还特别用了大黄、附子两味药，这几天老师用这组药对用得很频繁。老师说，这组药对可以治疗很多疑难杂病，特别是上热下寒的。人体上面肺胃有热，而大小肠中又有寒，这大黄和附子一配，寒温并用，从上到下，平衡调理。

第 8 个病人，是个中年男子，身体黑壮，是个体育老师。

老师说，他水滑苔，瘀血舌。苔水滑就要戒水果，舌头紫暗有瘀血，更不能吃寒凉的东西。病人说，他心里很烦躁，睡不好，小便也排不干净。

老师用"血水互换"的原则，开了两组药对，一是龙胆草、泽泻，二是当归尾、丹参。龙胆草的根须细长，味苦，对于气郁血瘀化火非常管用；加上泽泻，就把火热从膀胱中渗利而出。而当归尾和丹参主要是活血通血脉。舌象有瘀血，紫暗，舌下络脉有出血点，丹参是非常好用的，老师一般一用就是 30 克，取它凉血活血的作用。这两组药对主要是针对水滑苔、瘀血舌又有点化热的。

第 10 个病人，是个六十多岁的妇人，顽固风湿肿痛，肿消了，但夜里还发热，关节屈伸不利，血小板偏高，血脉运行偏涩，黏腻难行。老师跟她说，一定要以清爽的素菜为主，不能吃黏腻的食物，如鸡蛋、糯米、肥肉。

今天老师给她换方了，用的是通瘀煎。老师说，以前他常用通瘀煎治疗各类瘀血怪病，效果不比血府逐瘀汤差。这通瘀煎只有九味药，把它们打成药粉煎，可以提高疗效。通瘀煎是徐灵胎《医略六书》中治疗瘀血胀满的一个方子。

老师说，有个叫"医道自然"的人，善于化裁这个通瘀煎，用 17 年的临证体会，把这个不传的秘方写成了一本书，用得非常好。

通瘀煎由以下九味药组成：蒲黄、五灵脂、郁金；枳实、白术、泽泻；桃仁、赤芍、琥珀。这张方子主要是健脾利水、活血化瘀的。不单治疗各种肝胆脾胃消化道疾病，还有很多瘀血怪病，甚至莫名其妙的疾患，都能治疗。打成粉煎，一是避免浪费药材，二是有利于药效成分的析出。

徐灵胎是清朝医林高手，与叶天士齐名。有句话叫：灵胎目诵医书万卷，天士师从良医十七。两位医林大德，一个理论功底高深，一个临床实践丰富。也给我们后学的医子表法，学医有两条大道，一是钻古籍研理论，二是拜师临证。

老师说，学医要学验俱丰，就是说理论知识和临床实践经验两方面都要足，这就叫学验俱丰，也是学医的不二法门。

◎ 三分治七分养的胃病

又有慢性胃炎的病人来要老师的胃炎散，说上次服了觉得非常好，不反酸，不打嗝。胃病的治疗要遵循"三分治，七分养"，不能全靠药剂，特别是老年人胃不好的，更要把饮食减下来。

老年人养生有个诀窍，就是好吃不多吃，吃饭不过饱，留些饥饿感。老年人气血不足，消化吸收食物也需要消耗能量。老年人的肠胃就像一辆破旧的老车一样，动力与灵敏度都不如当初，载物重些，就有车坏轮破之忧。所以古人说，疾病以减食为汤药，养生以少食为第一。

胃炎散中有一味金果榄。老师说，金果榄这味药，你们要好好研究，不单对胃好，就是整个咽喉、食管、胃肠，乃至肛门，消化道有炎症，都有好处。

这金果榄是归肺、大肠经的，肺在上，开窍于鼻，管咽喉、食管。大肠在下，连到肛门。金果榄从肺、咽一直能治到大肠、肛门，难怪老师对此药情有独钟。

金果榄能清热解毒、利咽止痛、排脓消肿，对于咽喉肿痛、壅积疔毒、脘腹结块都有好处。

我们下午专门去药房，想要瞧瞧金果榄。杨晴把金果榄拿给我们说，这东西特别硬，不容易捣碎，有一股奇异的怪味。正好药房的金果榄碎末基本用完了，我们就拿出一包来捣。金果榄抓在手里很沉，就像三七一样，捣起来更能感受到它的坚硬。像三七或金果榄等刚硬之物，它们往往具有一股刚硬的力量，可以破开体内的各种郁滞瘀结。中医是利用四气五味来治病的，利用这股顽强的刚劲来疏通郁结。

◎ 一封病人反馈的邮件

下午，我们在药房捣药的时候，老师说，这里有封病人反馈的邮件，你们可以看看。我们就把这封邮件拷贝下来，可以做成一个有启发的医案。邮件如下：

余老师：您好！

我是 2012 年 4 月 4 日上午到任之堂大药房门诊的朋友杜某某。同我一起找您调理身体的还有我的姐姐。此月之行，主要是因为带我姐姐调理巧克力囊肿。我因热爱中医，您所有著作都认真阅读过，对您仰慕已久，故此长途跋涉向您求医问药！此次给你写信，一来是感谢您，我姐吃了您开的中药，效果非常喜人，她电话告诉我说整个人很轻松，特别是颈椎没有过去发紧的感觉，脸色也开始有光泽，皮肤有细嫩感，总之感激中医医病之快！从 4 号到现在为止总共服方药 21 付（其中 14 付是在当地同仁堂购买的中药）。

中医爱好者　杜某某

这病人来的时候，颈椎不利索，整体感觉比较沉重。右手关脉、尺脉郁涩缓慢，提示下焦湿重，左手关部郁结，肝胆气不利。老师用的还是调肝脾的思路。

我们查了下方子，如下：白术 20 克，苍术 15 克，茯苓 20 克，炒薏苡仁 30 克，柴胡 10 克，黄芩 15 克，白芍 15 克，当归尾 15 克，虎杖 15 克，郁金 15 克，鸡血藤 20 克，穿破石 40 克，黄芪 30 克，葛根 30 克，黑豆 20 克，川续断 20 克，三棱 15 克，莪术 15 克。

这付药看起来药味有十八种之多，但理法却非常清晰，就是解决左手肝脉郁结化热，以及右手关尺脾肾中下焦湿重的问题。

老师说，重用炒薏苡仁是因为右手尺脉郁缓，解决下焦湿性重浊的问题。而用柴胡、当归尾是引药入肝。病人肝血不足，胆火又偏重，所以用白芍、黄芩、虎杖、郁金。至于三棱、莪术、穿破石、鸡血藤，主要是治疗囊肿。葛根、黑豆是升清降浊的一组药对。黄芪、川续断照顾好脾肾，防止通利太过，引起气虚。

这病人服药后，觉得整个人轻松了，特别是脸色有光泽，皮肤细嫩多了。

很多人以为西医才有检验治疗效果的标准，认为中医没什么标准。其实中医不是没标准，而是高标准。怎么说呢？病人服药后，觉得身体轻松，容光焕发，心情舒畅，二便通调，这就是最高的标准。所以《神农本草经》经常会这样形容良药的功效，即"轻身，耐老，延年"，这六个字是中医最高的标准，既是治病的标准，更是养生的标准。

什么叫轻身？就是像上面病人反馈所说的那样，服药后，不管她是什么病，什么囊肿，整个人都觉得轻松起来，颈椎也利索多了。

什么叫耐老？耐老就是一个人的容貌看起来远远小于她的年纪，没有用那些护肤品，而身体的皮肤却细嫩无比，脸色光泽滋润。

什么叫延年？就是符合天年，延长寿命。如果治病用的是毒药，伤了身体，那是在减短寿命。

◎马钱子的故事

我们又谈到了风湿这种疑难杂病。今晚老师就说了一个单方，这单方是以前民间郎中走江湖用的，简验便廉。即便是难治的风湿，用上它也有效果。当所有药物都难取效时，就必须想到它。这味药必须有经验的医师才可以使用，不能轻易用，因为它有大毒。这味药就是马钱子。

老师从认识马钱子的疗效到自己临床运用有一个过程。老师说，以前有走江湖的郎中，专卖风湿药丸，十块钱一丸，治疗风湿痹证，3～5丸绝对见效，3丸下去，不好也差不多了，最多服用5丸。

老师的一位朋友叫老张，就碰到了这样一位江湖郎中。这江湖郎中很洒脱，就像《串雅》里面的游医一样，背着一袋药，愿意买就买，不愿意买也不推销。老张买了一次，吃了以后，多年的风湿就这样治好了。

老师说，马钱子的用量要控制得非常好，炮制更要严格讲究，特别是散剂。这马钱子连最难治的痹证都能治好，别的药不行时就找它。

马钱子除了制成丸散外，泡药酒外用，点一点在皮肤上就有效。有江湖郎中卖的药酒，老师说那种药酒特别灵验，关节炎，有风湿的，抹上去立马就好了。哪里有痛有瘀血就点哪里，痛处有瘀血，朝患处点上药水，痛就止住了。

这是什么神药呢？我们以前在广州的老城区也曾看到过卖风湿药酒的江湖郎中，药瓶子下面有一大堆钱币样的药材，之前我们不知道，现在立马知道了。原来这神效风湿酒，说穿了就是马钱子泡出来的。

老师说，那些江湖郎中能凭这些吃饭，有他们的道理。他们的药酒缸里放了半缸的马钱子，然后再放几条蛇，药效是奇特，但绝对只能外用，不能内服。

老师又说，以前这药他不敢用，后来遇见一患肩周炎的老太太，拔火罐、小针刀、针灸、药酒，通通都试过，效果都不好。来找老师，老师说你这病我试试吧，用上点药粉可能就好了。老师就给她一天一小勺，这老太太回去吃，一吃就好了。从此老师对马钱子的体会更深了。

随后又有老爷子过来问老师肩周炎怎么治，老师就把常规的拔罐、针刺、用药跟老爷子说。这位老爷子也很有意思，有一技之长，他跟老师说，你这些方法只能说是有些效果。小伙子，我告诉你一个方法，就用这几味药，你记着，麻黄、

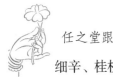

细辛、桂枝、桑枝、乳香、没药、当归、丹参、马钱子。你可不要怕马钱子中毒，用点白糖就解了，一物降一物。老师后来用这个配方治疗肩周炎，真的非常管用。

比如一位长途车司机，长期肩膀受风，得了肩周炎，老师给他配了这料药，药还没吃完，肩周炎就好了。

老师说，马钱子入散剂，一般不过克，由于汤剂不溶于水，用量可稍大一些。

有位老阿婆，多年脚痛、腰重，服药后反反复复，连买菜都不敢多买，买得多一点，重了，腰腿受不了。老师就给她开了3付药，每付药用了3个马钱子。这老阿婆喝完药后又回来复诊，高兴地说，好了大半，还想再抓药，怕以后又反复。

老师效不更方，又给她开了药，但最后熬药的时候忘了放马钱子，老师便放了几个马钱子进去，3付药重新熬了一下。这老阿婆回去吃药后反应剧烈，那腿抖得像高抬腿一样，老师模仿出来，我们都大笑。

这是一个很严肃的问题。老师说，为何腿抖而不是手抖，因为用了牛膝引药下行，引到哪哪抖。如果用桑枝引到上肢，上肢也会抖。

3付药，老阿婆只喝了一半就好了。老阿婆回来跟老师说，小伙子，你的药力猛得很啊！老师说，这也证明了牛膝引药下行的效果。当然也说明马钱子这味药药力凶猛，大毒之药必有大用。

老师说，我后来不轻易用马钱子了，不到万不得已，比如重症肌无力、肝癌，都不轻用。用这味药，既要能用出去，还要收回来，如果没把握收回来，就不能用。

马钱子轻微中毒能兴奋神经，许多顽疾的治疗效果往往都在半中毒状态，诚如《尚书》所说："药不瞑眩，厥疾不瘳。"

碰到马钱子中毒，可以用白砂糖解，吃几勺白砂糖就解了。正如生半夏、天南星中毒要用生姜解一样，而附子用的则是蜂蜜或甘草。真是卤水点豆腐，一物降一物啊！

最后附上马钱子的炮制方法。马钱子的炮制至关重要，诚如张锡纯所说："制之有法，则有毒者，可至无毒。"这里列举张锡纯和朱良春炮制马钱子的方法。

张锡纯法：将马钱子先去净毛，水煮两三沸后捞出，用刀将外皮刮净，浸热汤中，日、暮各换汤一次，浸足三昼夜取出，再用香油煎至纯黑色，掰开视其中心微有黄意，火候即到。将马钱子捞出，用温水洗数次，以油气尽净为度。

朱良春法：马钱子水浸去毛，晒干，置麻油中炸。火小则中心呈白色，服后易引起呕吐等中毒反应；火大则发黑而炭化，以致失效。在炮制过程中，可取一枚用刀切开，以里面呈紫红色最为合度。

第 62 天　治疗膝关节积水的膝四药

4月25日

◎女用旱莲草，男用桑椹子

第 1 个是来复诊的。老师问他 3 付药下去，打呼噜好些没有？

这病人的妻子在旁边回答说，好些了，以前他打呼噜憋一口气半天出不来，好像没气一样，我听了都害怕，现在好些了。病人说，我前天拉了肚子。

老师说，给你加了大黄、附子，还有木香、山楂，就是要你打屁拉肚子。

《内经》说："去菀陈莝。"身体的浊气不从肠道排出，就会往消化道、鼻腔上冒。按中医来说，打呼噜就是痰湿上攻，阻碍经络。所以老师用的是张锡纯理痰汤的思路，还加了海浮石以化顽痰。病人肠腑一通，晚上睡觉就好多了。

方药为：半夏 15 克，芡实 15 克，白芍 20 克，茯苓 20 克，黑芝麻 20 克，柏子仁 15 克，陈皮 10 克，木香 15 克，山楂 15 克，大黄 15 克，附子 15 克，海浮石 15 克，鸡矢藤 30 克。3 付。

第 4 个病人，肝血不足，视物昏花。

老师说，养肝肾之阴，女用旱莲草，男用桑椹子。

刚开始我们有些想不明白，后来想到《药性赋》里说，旱莲草有止血之功。旱莲草既能够补肝血肾精，又能够凉血止血。这跟女子的生理结构功能是非常相似的，女性每个月有按时子宫生血以及子宫排血止血的过程，这旱莲草既能够生血也能够止血。而桑椹子是以滋阴补血、润肠通便为主。

我们前面提到的二至丸，就是女贞子和旱莲草两味药。这两味药配伍，专治肝肾阴血不足引起的各种疾病。二至丸是因为这两味药特殊的采药期而定名的。女贞子采集时以农历十月为佳，这时正逢冬至；而旱莲草采集时则以农历五月为佳，正逢夏至，故取名为二至丸。这两味药合起来可以交通心肾，因为心为夏，肾为冬。北京名医焦树德老先生就常用二至丸配合枸杞子，制成药丸，治疗各种肝肾阴虚、视物过度引起的身体劳损，还可治慢性肝炎，以及早期白内障。

◎膝四药

第 12 个病人，虽然是个学生，但却显得苍老，脸色灰白，没什么光泽，水滑苔非常明显，舌尖红。

老师说，你还上学读书，为何就把身体搞成这样？不要手淫了。他说，比较少，但经常有春梦，病了一年多，咽喉里老有痰，排不干净，手心里老出汗，为什么呢？

老师说，你这是手淫后动了凉水，或吹了凉风，这样阴寒伏在里面出不来，所以病就好不了。在农村这叫阴病，不太好治。

病人又问，老师，我这头痛怎么回事，老反反复复治不好？老师说，你这个头痛容易治，反复是因为下面的湿邪难以祛除，腰肾的湿邪去不了，头痛就不能根除，清阳就升不到脑窍上来，容易感受风邪。

病人又问，那我该注意些什么，什么不能吃？老师说，你苔那么水滑，以前肯定经常吃水果，你与冰箱无缘，水果只会加重你的病情，以后都不要吃。

那鱼我可以吃吗？老师说，鱼生痰，也要少吃。最好别想多吃什么，想着怎么少吃，吃太饱，吃太足，首先就是伤到肝胃，间接的就是因为营养过剩，而引起性冲动，有春梦、手淫之举。所以无论吃啥最好只吃六七成饱，疾病以减食为汤药。

这病人寸脉不足，是肾精无力上供，所以头部容易为风邪所乘，关尺濡缓，湿浊比较重。所以治疗起来老师也是两个方向，一用羌活、防风、白芷、葛根，表风寒之邪于上焦，解除头痛之标。

再用苍术、白术、茯苓、干姜，这是肾着汤的底方，把湿浊之邪从腰间温化而去。下焦的湿邪温化了，还得有个出路，老师加上炒薏苡仁、龙胆草、滑石这几味药，能让湿邪从小便渗利而出。

方药为：羌活 10 克，防风 10 克，白芷 10 克，葛根 30 克，苍术 12 克，白术 15 克，茯苓 30 克，干姜 10 克，炒薏苡仁 30 克，龙胆草 5 克，滑石 20 克，炙甘草 8 克。2 付。病人服药后，头痛就减轻了。

第 18 个病人，男，51 岁，经常运动锻炼，但却因运动过度而得了膝关节积水。病人说他整天腿脚疼，这次来复诊说，比起上次，腿脚轻松多了。

老师说，这几天看了好几个膝关节积水的，基本都在一步步改善。老师治疗膝关节积水，有四味药是非常有效的，我们称之为"膝四药"：炒薏苡仁 50 克，牛膝 15 克，木瓜 15 克，甘草 8 克。

这病人就主要以这四味药为底方加减。我们问他吃了药后怎么样？病人说，疼痛的地方感觉在缩小，腿脚也轻松了。

我们再看了一下方子，原来老师在这四味药的基础上还加了几味药，即威灵仙、五加皮、松节、千年健。

老师说，重用炒薏苡仁，就是要把身体的水湿渗利出来，水湿消退后，不肿痛了，疾病就好了一大半。

《药性赋》说，薏苡仁理脚气而除风湿。对于下肢腿脚有风湿肿痛的病人来说，薏苡仁最妙。胃寒的病人，薏苡仁一定要炒过再用。

◎男用阳起石，女用紫石英

第 22 个病人是十堰当地的，现在是更年期，身体经常不舒服，无名火也多。

她问老师，子宫肌瘤要多久才能治好？老师说，这病不是一天两天形成的，治疗起来也不是一天两天的问题，一要看肌瘤的大小，二要看配合的程度。

病人又问，究竟能不能治好呢？老师说，连恶性肿瘤都有治愈的，更何况子宫肌瘤这良性肿瘤。

病人又问，我嘴唇干，老容易上火，怎么办？老师说，你嘴唇干，谁跟你说是上火的，你再吃下火药或水果，吃到手脚冰冷，吃到死都不知道是怎么死的！

病人疑惑了，嘴唇干燥不是上火吗？老师说，冬天地面干燥，裂开缝隙，是因为阳气不够啊！夏天地面湿润，草木容易生长，是阳气充足啊！你是体内阳气不足，绝不是上火！

病人又问，那我这嘴唇脱皮怎么治呢？老师说，皮肤脱皮不关生命，没什么要紧，别把芝麻小事放在心上，真正的大事却没有考虑到。病人若有所思。

老师说，真正的大事就是你的生活习惯，不戒掉冷饮水果，喝了中药也白喝。再吃那么多寒凉的冷饮，子宫的垃圾更加排不出去，到时良性肿瘤都会恶变。

老师给病人开了暖子宫、壮元阳的药。一般暖下元，男用阳起石，女用紫石英。这样的嘴唇脱皮的病人，老师治过很多，大部分都是中下焦元阳不能向上蒸腾温化，导致皮肤坏死。说白了，就是脾肾阳不能气化上蒸于嘴唇，而致唇皮干燥坏死。

老师常用的是这六味药，即附子、龙骨、牡蛎、杜仲、桑寄生、川续断。龙骨、牡蛎能够把附子的阳火和杜仲、桑寄生、川续断的精华，往肾中封藏起来。肾藏精足，身体气色就润泽。

除此之外，还要照顾到脾。老师说，嘴唇干燥是脾阳不足，脾开窍于口，脾不能把水湿运化到口腔。不能单从滋阴论，滋阴的药会加重脾虚。

所以治疗皮肤干燥，我们会重用苍术与白术两味药。这也是古人说的，用健脾燥脾之药来治疗干燥，因为燥脾之药治之，水液上升，即不干不燥不渴矣！

第 63 天 紫石英治宫寒

4 月 26 日

◎暖子宫的紫石英

昨天下午，老师又把一个病人反馈的邮件拿给我们看。我们找出病人的药方，然后老师点评了一番。

这病人的邮件说：

余医生：您好！我因月经量少推迟，于 4 月 9 日到任之堂求诊，服了你开的药后，胃口好转，饭量增大。4 月 22 日来月经后，多年严重的痛经好转了很多。以前后腰和小腹容易发凉作冷的现象也好多了，虽然月经量增加，但我已经感到很开心。因为我痛经整整有十多年之久，再次叩谢！

吴某某

老师给她开的是艾附暖宫丸的思路。《万病从根治》里提到，妇女月经病大多是小腹受寒引起的，特别是痛经。但许多痛经的病人，大夫开的药方大都以桃红四物汤加减，有些效果，但桃红四物汤重于活血化瘀，血脉是通了，可寒邪不能散尽，下次月经来时又会疼痛。而且子宫内长期因为冷饮、水果这些内寒，加上凉水、凉风这些外寒作用，容易长子宫肌瘤。所以治疗痛经最好的药物，往往不是活血化瘀的药物，而是温经散寒的药物。温性药物把子宫寒邪去掉，痛经自然就好了。

艾附暖宫丸，有艾叶、香附、吴茱萸、肉桂、续断，暖宫祛寒调经为主。当归、川芎、白芍、熟地黄、黄芪，是四物汤加黄芪，以补气血、调气血为主。对于月经量少、痛经、月经推迟、有血块、腰膝酸软这些妇科病症，用艾附暖宫丸加减变化，都能得到很好的调理。艾附暖宫丸市面上也有中成药。

老师碰到宫寒重疾病久的病人，往往会加入紫石英 30 克，紫石英是暖子宫的一味良药。万物生长靠太阳，紫石英性温味甘，如同一团阳火，直接沉入子宫，能暖子宫，化沉寒。《神农本草经》盛赞紫石英"治女子风寒在子宫，绝孕十年无子"。

紫石英这味药，张锡纯的温冲汤中就用它来治疗妇人子宫血海虚寒不孕。一般温热的药都偏于上浮外散，但紫石英是矿物药，能把温热的能量重镇下纳，使命门那团温火凝聚于子宫，可以为治疗宫寒众药的先导。

第 12 个病人，三十左右，曾经上过夜班，形体瘦弱，长期失眠。失眠也是个难缠的病症，这个病人失眠了大半年。

他说，医生啊！我什么时候才能有困的感觉呢？我是欲求一困而不可得啊！

我们听了就笑，每天我们抄完方，抓完药，下午又写跟诊日记，忙得不可开交，头一沾床就睡着了，哪里有时间失眠啊！这失眠大概都是"闲人"的专利吧。

老师摸脉后说，你可以买些谷维素，一块多钱一瓶，睡前服服，让神经放松放松。老师用酸枣仁汤，并重用合欢皮、首乌藤，加入朱砂、丹参，以调其心神。

心与小肠相表里，病人长期失眠，吃药不少，这些药治疗失眠的同时，还会大量困积在肠内，形成垢积，加重失眠。所以老师还加了通肠六药，因为失眠虽在心，但心与小肠相表里，心经有热要从小肠下泄排出体外。

酸枣仁汤治的失眠，就是那些太过纠结于小事，引起心肝血虚的失眠。

这病人吃了两天药，来复诊说，睡觉好多了，大便也拉得很多。老师认为陈年垢积不是拉几泡屎就能拉干净的，遂在原方加大黄、附子各 20 克，加强大肠涤荡污秽的能力。

◎重用延胡索治失眠

第 13 个病人，是个教师，50 岁，也是一天到晚睡不着觉，一躺下想睡觉，浑身就发热，失眠了将近十年，非常苦恼。

老师摸脉后说，你这是气滞血瘀，血脉走不动，手脚都冰冷。

老师给他开了血府逐瘀汤，加延胡索 40 克。老师说，延胡索重用可以治失眠，特别是醋制延胡索，能通过行气来安眠。大凡血瘀的疾病，都先有气滞的病因，气为血之帅，气滞是因，血瘀是果。所以治疗血瘀发热、失眠的病人，不单要看到血瘀，要活血，更要看到他背后的气机不通，需要理气。

病人由于元气亏虚，长期失眠，消耗太过，六脉无神，老师加入 20 克红参。

病人问，医生啊，我老是胃胀，这是怎么回事呢？是胃有问题吗？老师说，你这是肠道不工作，罢工了。不是胃的问题，就像你家里下水道堵住了，马桶的水堵在那里下不去，这不是马桶的问题，而是下水道的问题。

随后，老师又加了金荞麦、红藤两味药，各 20 克，这两味药连肠道息肉、肿瘤都可以治疗，是专通"下水道"的。

还有，医生啊，平时老头痛头胀是怎么回事？老师说，思虑过度，你把大肠的浊气抽到大脑来用，把膀胱的浊水抽到心来用，这样头能不胀、心能不烦吗？故老师又加入炒薏苡仁 30 克，降浊气、浊水往下淡渗。

第64天 小孩子爱喝的酸甜汤

4月27日

◎白毛夏枯草治肝炎、顽癣

第6个是肝病的病人，老师说，你要注重生活调理，比吃药更重要。

病人问，该注意什么呢？老师说，一不能熬夜，二不能太累，三不能吃凉，四不能生闷气，五不能喝闷酒。

老师说，喝完药后放屁没有？病人说放了。

老师说，长期生闷气，要通过肠道下行排出来，恶浊去，新血才能生。

老师还是以疏肝理气、健脾祛湿的思路，加入白毛夏枯草一味药专治肝。《本草纲目拾遗》说，白毛夏枯草一味专清肝火。老师说，白毛夏枯草与穿破石相配，治疗肝经不通、热毒内扰是一流的。穿破石打通肝经，白毛夏枯草清热解毒，散结消肿。民间也有用白毛夏枯草治顽癣的，白毛夏枯草又名筋骨草、金疮小草，皮肤有疮脓、瘙痒、癣疾皆可用之。

这里有个贵州名医石恩骏的家传方，用白毛夏枯草50克，川椒10克，加入适量的麻油和精盐，捣烂后外擦瘙痒、癣疾即可，非常实用。

老师说，你皮肉细嫩，肌肉不够强健，要多锻炼。老师在原方的基础上加入五加皮。《药性赋》里说，五加皮坚筋骨以利行。五加皮这味药看似壮腰膝、坚筋骨的，跟治肝病挂不上钩，其实这正是中医整体观的体现，治肝不忘治肾，虚则补其母，肝木亏虚要通过补养肾水来滋润，肝血不足可通过强健筋骨来滋生。况且五加皮这味药是扶正与祛邪为一体的，既能补精髓，还能祛风湿浊血。老人服用后，腿脚会坚固强健。所以那些骨质疏松、肝血不足的病人，用了可以坚固补足。

老师说，病人只要能在服药期间配合运动锻炼、爬山，效果肯定不错。本来他肝脉郁，力不够，几次运动后，都宣发出来了，气血也流畅多了。这是药物与运动两方面结合的功效啊！

◎形形色色的刷牙出血

第29个病人，三十多岁，满脸愁容。她说，刷牙时容易出血，吃药后就没事了。老师说，这是阳明经胃热，单用竹茹20克煎水、泡水服用都有效。

如果是女的也可以用墨旱莲，《药性赋》里说，旱莲草有凉血止血之功。

如果是久用电脑、用眼过度引起的牙出血，可以用枸杞子、女贞子泡水喝。《药性赋》里说，杞子女贞，并补肝肾。久用电脑，先是伤眼，后来抽用肝血，再后来盗用肾精，肝血肾精一亏，血液就容易溢出脉外。

如果是长期思虑过度，心脾两伤，睡不好觉，可以用归脾丸。脾主统血，脾气一统，血就止住了。

还有一些肠道发炎、便血或肿瘤病人，刷牙时容易牙龈出血，这时可用仙鹤草，仙鹤草也是沾了"仙"字的良药。《药性赋》里说，仙鹤草敛诸血之溢。仙鹤草收敛止血，不论寒热虚实都有效。因为它既可以强壮补虚，也可以解毒凉血，这也是正邪两道都吃得开的药。

如果出血鲜红，火热的，那就用大小蓟，效果最好。《药性赋》里说，大小蓟除诸血之鲜。当然用萝卜汁也能达到这个效果。

那天陆东刷牙时有点出血，老师叫她用两团竹茹煎水服用，肺胃之气降下去，血就止住了。

◎山楂、罗汉果开胃消积

第 32 个病人，是个小孩，他母亲带他来的，边看病边吃饼干，他母亲拿饼干哄他来看病。他母亲说，大夫，最近我孩子老吃不下饭是怎么回事？

老师说，他不饿怎么吃得下饭，你经常给他吃这些零食，他怎么有胃口？原来这小孩老不吃饭，就吃饼干。随后老师开了药，都是常见的小孩健胃消食药。

老师说，山楂、罗汉果两味药很好，它们一搭配酸酸甜甜的，既开胃也消积，煮出来的汤药，小孩都爱喝。

第 65 天　药房学习总结

4 月 28 日

◎九窍不利，肠胃所生

第 7 个病人是腰腿疼痛的，吃了两天药就不痛了。这次来复诊，老师主要跟他讲一些饮食上的注意。老师说，你以前爱吃鱼，不要再吃鱼了，鱼生痰，痰堵在心里，让人心烦啊！你腰腿不好，也不要吃那么咸了，咸味伤血管，血脉走不动。新鲜的血液，滴上几粒盐，血液就凝固了，可见老年人吃得太咸，是将自己

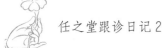

血管硬化掉了。《内经》说："鱼者使人热中，盐者胜血。"那些痰多、心烦、失眠的人，都要少吃鱼，而有血管疾病的人，如风湿痹痛、血脉不通，更要少吃盐。

第9个病人，男，48岁，是个公务员，肥头大耳，但面色晦暗，行动也迟缓。一摸他肾脉亢盛，但他说话却虚弱无力。老师说，这不是肾脉亢盛，而是肠道有积。这病人吃饭应酬太多了，又吃了不少清热下火的药，导致胃肠没动力排浊。病人连连点头，说他以前老上火，就吃清热下火药。

老师说，你以后不要轻易吃下火药了，再吃下去，没了火气，脸色死气沉沉，心慌心悸。心主火，清热下火药吃得太频繁，对心脏受损是很大的。而你长期应酬、饱食过度，积在肠道那里，也是相当伤心脏的。这时光吃下火的药，热毒是降不下来的，要把肠道气血运动开来，你面部气色才会慢慢亮泽起来。

随后老师用桂枝汤，温暖他受伤的心阳。因长期吃下火药导致心脉受损，可用桂枝汤。老师又加入通肠六药，把肠道积滞通出去。

看起来很复杂的疾病，又是慢性咽炎，又是口苦、口臭，又是头晕、面暗，又是心烦、失眠，又是视物模糊，又是大便拉不干净。这些繁杂无比的病症，仅用这个理法——心与小肠相表里，温通心阳加润通小肠，病人的气色就随着服药慢慢好转。这类病人刚来老师这里时往往面色是晦暗的，而住上几天，加上吃药、爬山后，回去的时候，气色都透亮了很多。

复杂的病症用简单的理法，这是《道德经》里说的"难易相成"。所以不怕病人病症繁多，抓住根本的病机，往往用的都是相当平常简单的药。

第13个病人，男，早年经商，全国各地跑，人过中年，如今生活才算安稳。他是鼻炎手术后头痛，反反复复好几年。他复诊时说，吃了药后，头痛好多了，原来前额、后脑勺都痛，现在前额不痛了，但后脑勺还痛。

老师原来用了大黄、附子、白芷、葛根这四味药，通降阳明胃肠郁火。阳明胃经上达头面，凡前额痛者属阳明胃经壅堵所致。这样单通经络、散寒还不够力，一般的医者最容易联想到用葛根通阳明经络，用白芷散阳明外寒，这对于阳明经浅表疾病是有效的。可如果阳明胃肠长期堵住，右手关尺郁涩，这样的病人就往往需要用通腑的药物。可通大肠，单用寒凉的容易伤胃，纯用热药病人又消受不了，所以老师用大黄、附子，寒温并用，大黄寒主收缩，附子热主舒张，这样肠道收缩舒张动力增强，一往一来，相反相成。

病人拉几泡大便，把黑黏色的大便拉出来，就觉得头额轻松多了。《内经》里说："头痛耳鸣，九窍不利，肠胃之所生也。"看来顽固性头痛病根还在肠胃，头痛治头是很难有效果的。这病人以前也治了好久，始终都没有什么效果。这次老师既用药，我们又帮他原始点按摩，所以效果就出来了。

可以看到，治疗这头痛也是升清降浊的思路，用葛根、白芷把阳明经的寒邪往外发，把清气往上升；用大黄和附子把阳明腑的浊气往下降，往外涤荡。这样，清气得升，浊气得降，身体便慢慢无恙了。后来这病人做成丸药以收功，因为这病人是在外面打工的，吃汤药实在不方便。老师帮他量身定做了一料既便宜又有效的丸药，用的就是上面所说的思路。治头痛就要注意阳明肠胃的升清降浊。

◎ 月经推迟子宫寒

第 16 个病人，女，年纪轻轻，但身体却虚得很，长期月经推后，长痤疮。

她问老师痤疮能不能治好？这药服下去有没有效？我们听了，明显这病人是思虑过度了。胆主决断，当断不断，反受其乱。因为相信医生，才找医生看病。

老师说，基本有效，像你这病治好的占多数，那些治不好的，都是不听话的。

老师又说，你月经推后是有寒，寒主收引，月经才推后，而且寒性令子宫缩小，所以你月经量也偏少，寒凝血脉则不通，不通则痛，故你脉涩经痛。病人点点头。

老师说，你要远离寒凉的食物，水果、凉茶、泻火药，通通都别再吃了。

每天碰到的类似的病人实在太多了，他们的腰肾、子宫、前列腺，往往处于寒冰状态，排尿无力，点点滴滴，酸冷怕风，可他们却毫不讳忌水果、凉茶，为的只是那口腹之欲。殊不知这些寒性凉性之物是暂时把心肺之火往下压。它们最终都掉到哪去了，掉到最下面的肠、子宫、膀胱、前列腺去了。在那里把寒性凉性彻底发挥出来，这叫雪上加霜。本来子宫、肾处于冰雪状态，又在冰雪上面下起霜来，那是相当可怕的。

老师给她用桂枝汤加参附、龙牡，这病人脉沉细，沉主阳虚，细主血少。她脸上长的那些痤疮只不过是一种身体排寒的自救反应，她却一直关心她的痤疮，一直没有关心她子宫的问题。

老师说，你这些痤疮能发越出来是好事，如果往子宫那里长就是大事了。老师在这汤方的基础上，加上乳香、没药、白芷、天花粉这些治疗痤疮的要药。像这类疾病，老师治好了数百人，所以我们也不以为奇。

治疗这种妇科痤疮，也是要调子宫、月经的。用方、把脉、调气机占了七成，真正对病治疗只占了三成。像桂枝汤加参附、龙牡是针对她周身、宫寒的气机来用药的，而乳香、没药、白芷、天花粉是对她头面部的病象随症加减的。

老师治这病，就是脉象占了七成，而病象占了三成。这个病人肾脉起来后，阳动冰消，痤疮就会慢慢好。但为了以后不再复发，必须听话，远离寒凉之物。

这里用到参附、龙牡两组药对，暖宫寒非常有利。龙骨、牡蛎能把参、附的阳气封藏进子宫里去。北京的郭雅和我们一起做药丸时说，如果没有红参，单纯用附子，阳气回不到无有之乡；附子因为有人参，子宫和腰脚才能暖起来，脉才有神。

一个虚寒得厉害的人，单用附子和干姜，还不能彻底把他的阳气暖起来，要用红参才能暖起来。这是郭雅的经验之谈。但老师还加入龙骨、牡蛎，也是因为很多人虚火上越，镇不住，收不住。所以下面虚寒，一派隆冬之象，上面却起着痤疮，夏日炎炎。单用参、附还镇不住，龙、牡一上去就镇住了。

◎学习要有学习的态度

杨晴明天要回学校了，晚上，我们把杨晴写好的药房学习总结录入电脑，稍做了一些润色修改，打算明天拿给老师。因为来任之堂学习的人，都必须要交一份作业，那便是学习心得。以下就是杨晴的药房学习总结：

无限期盼与欣喜来到任之堂大药房，但是我上班第一天，因为旅馆的一些事就迟到了两个小时。老师见我姗姗来迟的样子，就严厉地批评了我，"你是来看病的，还是来学医的，这么晚，以后再这样，就不要再来了！"我才意识到学习要有学习的态度。从此以后，就再也没有出现过这种情况了。

接下来几天，老师一直没有完全放心我称药。有一次，我抓了一付药，没有完全打起精神，居然把4克的龙胆草称多了，事情就这么凑巧，结果被老师逮了个正着。老师严厉地批评我说："你不要小看药量的多少，你手下就有一个活生生的生命，你要明白你在干什么，如果你自己喝的药，被别人称错，你会怎么想！"

从此以后，我就再也不敢分心了，并对大家说："在药房里，我只管药，其他什么事都不管。"老师说："药房从开方抓药，到熬药分药，这过程没有一件事是小事。"老师这些话，我永远铭记在心。

在一个月的抓药过程当中，我看到最多的是老师用升清降浊的机理来治疗疾病，人体清气往上升，浊气往下降，是健康的自然本性，老师用草药升清降浊，就是在恢复人的自然健康本性。

比如老师常用药对，枳壳降浊气，桔梗升清气，清浊一分，加上木香一顺气，身体的很多病象，比如鼻塞、胸闷、腹胀，这些由气逆气不通引起的都能逐渐治好。

如果病人不单纯病在气机上，间杂有一些实质性的污浊、痰饮堵住，老师一般会从调胃肠道来排病气。我在药房里最常抓的就是这六味药，火麻仁、鸡矢藤、艾叶、苦参、金荞麦、红藤，这六味药可以通六腑，六腑有积滞都要从胃肠道排出来。

我在药房抓药中，经常都会与药物的形状气味打交道，有些药物的形状气味就跟它的功效息息相关。比如，老师常用栀子豉汤治疗烦躁的病人，我在药柜里第一眼看到栀子，就想到栀子很像心脏，它的颜色是有些赤的，再结合《药性赋》所说："栀子凉心肾，鼻衄最宜。"就知道栀子可以入心经，泻心火，治心烦。

又比如桂枝，桂枝很像血管，颜色也是赤的，味道甘温，很容易让人联想到桂枝可以温通血脉。又比如蝉蜕，这是知了脱的皮，老师常用来治疗皮肤病，非常形象。还有红藤、鸡血藤、木通，这些药物切片，中间都有很多细小的孔，可见它们可以通气活血。又如厚朴，像肠管一样，可以降下焦的浊气。松节像人体关节，用来治疗关节痛。玄参色黑，可以用来收肾水。知母色白，可以养肺阴，清肺热。还有很多仁类药，凡仁皆润，大多数果仁类的药物都能滋润血管，或润通肠道。比如杏仁润肺，柏子仁润心，酸枣仁润肝，桃仁润血管，火麻仁润肠道。

老师治疗心脏病大便不通的病人时，往往会用到酸枣仁、柏子仁润心肝，加上火麻仁润小肠。因为心与小肠相表里，这样相互配对，就把脏腑兼顾到了。

凡藤善通，比如老师经常用到的有鸡血藤、红藤、青风藤、忍冬藤、首乌藤。红藤可以通肠，青风藤能通经络，鸡血藤可以通血管，首乌藤能通阴阳。老师有个秘方，专门治腰椎间盘突出的，我们一起总结为"五色汤"，其中就有一味是青风藤。五色汤即红参、白术、黄芪、青风藤、黑豆。

凡子皆降，药物的种子有在土中生长的倾向。所以苏子可以降气，莱菔子可以降痰，川楝子可以下气，牵牛子可以下水，槟榔可以下十二经水气，车前子可以下小便。

凡花多升，大多数花是迎着太阳向上开放的。玫瑰花可以养颜，红花可以清头面部的瘀斑，辛夷花可以升到鼻孔中去通气，菊花可以升到眼目去清头风。

即花升子降，仁润藤通。按照这个思路，能不能创一个花子升降汤，利用花能升清气、子能降秽浊的思路，来治疗清阳不升、浊阴不降的病。或者能不能再创一个仁藤润通汤，用果仁和藤类药组合成方，治疗心脉不通、肠道不通、经脉不通的各类不通则痛的病呢……

这一个月来，我天天待在药房，抓药，整理药物，不懂的就问周师傅，天天浸泡在药气中。每当我烦躁、头脑不清醒的时候，就会去闻松节、千年健来安神，或者又去闻苏叶、荆芥穗、陈皮来清脑窍，还尝尝郁金、香附来宽胸解郁。这些药的四气五味，可以沁人心脾，令人心情舒畅，始信古人所说"芳香醒脾"，诚不我欺也！

任之堂就是这样一个美妙的地方，在这里学到的东西终身受益，第一阶段这个月，我学会了认识药物切片，辨别一些药物成品。

在准备回去学校之前，老师又交代我要先把《药性赋》和《中医基础理论》两本书读熟，有基础才能把楼层建高。

由于明天就要坐火车回老家了，故这几天特作总结。

学生　杨晴

第 66 天　　把脉要把整体

4 月 29 日

◎肝开窍于目，白睛归肺管

第 1 个是宝岛台湾来的老阿婆，八十多岁还读老师的书。这次跟她的儿子一起回故乡，找到老师说，她现在年纪大了，以前吃了很多药，吃到口水都没有了，这一两年来，胃口老不开。老师说，年纪大了，就像破车一样，不是要怎么开，是要怎么养。少吃点，三餐准时点最好。她又说，两年前中过风。

老师把脉后说，你这病也复杂，但主要是肝胃不和，胆胃之气上泛，所以吃不下饭，腰腿没劲，当务之急是要把肝胃调好。

病人又说，大便比较困难。老师给她开了小柴胡汤，加酸枣仁、巴戟天、竹茹。

方药为：醋柴胡 6 克，黄芩 8 克，半夏 10 克，生姜 10 克，红参 10 克，大枣 3 枚，炙甘草 6 克，酸枣仁 12 克，巴戟天 10 克，竹茹 20 克。2 付。

没有给她开太多的药，毕竟老人身体消化功能不如年轻人，故药物宜少而精。

《太氏药谱》中提到，凡久病、老年病、重病，往往胃气虚弱，不耐重剂，需从小量微量开始，欲速则不达。好比奄奄一息的火炉，加煤是必需的，但若多加猛加，反而灭火。如果由微量开始，少添勤添，慢慢就会燃烧起来。

第 7 个病人，老师指着他的眼睛说，这是典型的白睛溢血。老师说，如果出血厉害，整个白睛都变红了。原来这就是兔子眼，来任之堂这么久见到第一例。

老师说，中医辨证，白睛归肺所管，眼睛为肝之窍，白睛溢血，就是肝、肺二经火热过盛，伤了血脉。这时单用桑叶一味，30～50 克，煎水喝，清肝肺火热，凉血止血，效果极好。这白睛溢血就是西医所说的球结膜下出血，如果不及时治疗，会加重出血，整个眼睛都变红。

第 10 个病人，子宫肌瘤，她跟老师说，为何我喝水都会胖，最近长了十几斤。

老师说，别吃水果了，你脾不好，脾能运化水湿，脾阳被寒凉的东西伤过后，水湿化不开，腰圈就会长得粗大。这病人关尺脉濡沉，就像陷到水中一样，或者说陷到泥潭中，黏黏糊糊的。这样的病人不能再吃鱼了，鱼生痰，鱼身上黏糊糊滑溜溜的，脾虚之人消受不过来，就通通变成肥肉，堆在那里。老师给她开暖宫祛水的药，露蜂房、紫石英暖子宫，炒薏苡仁、滑石渗利下焦水湿。

第 21 个病人，女，43 岁，典型的贵妇人，打扮时髦。老师还没给她把脉，就看她手相说，这手掌紫暗得厉害，如果这两条血脉再暴露出来的话，你心脏恐怕就要搭桥了。病人点头说，是啊，大夫，经常胸闷气短，不知怎么回事。

老师说，你整个人的气血状态就像一潭死水，腐烂的水容易长东西，瘀血痰湿体质也容易得肿瘤。流水不腐，腐水不流。随后老师就叫我们开血府逐瘀和参附龙骨牡蛎汤合方，血府逐瘀汤是调她的瘀血体质，她整个人气色晦暗；参附龙骨牡蛎汤是调她的脉神，病人脉神不够，走路还容易气喘，用参附、龙牡把元阳往下封藏，瘀血、滞气只要能够往下行，疾病就能渐渐好转。

方药为：桃仁 15 克，红花 8 克，当归尾 15 克，川芎 15 克，赤芍 15 克，生地黄 15 克，枳壳 12 克，桔梗 12 克，柴胡 10 克，川牛膝 12 克，红景天 20 克，银杏叶 20 克，红参 15 克，附子 20 克，龙骨 20 克，牡蛎 20 克。3 付。

病人吃完药后来复诊，说最明显的体会就是上楼梯没有以前那么喘了。老师说，上次你来时整个血脉是瘀堵的，脸是暗的，现在脸比上次明亮多了，血脉通畅了，整个人肯定会舒服。

第 31 个病人，女，不到 30 岁，也同样打扮时髦，染着头发及指甲，长了痤疮，痛经大半年。这病人下有宫寒沉积，上有瘀血痤疮。

老师上下并治，用参附龙骨牡蛎汤加大黄，把沉寒之气从肠腑涤荡出去；再用黄芪建中汤加乳香、没药，持中央，灌四旁，把脾胃养起来，脾主肌肉，气血就能运化到四肢中去，祛除四肢冰凉以及面部痤疮；最后加入龙胆草以解肝毒，病人染发、染指甲最直接的就是伤到肝脏，龙胆草能把肝胆毒火引到下焦排出去。

方药为：白参 10 克，附子 20 克，龙骨 20 克，牡蛎 15 克，大黄 20 克，龙胆草 4 克，乳香 10 克，没药 10 克，桂枝 10 克，白芍 15 克，生姜 15 克，大枣 4 枚，炙甘草 8 克，黄芪 20 克。3 付。

第 35 个病人，是四川成都过来的。有风湿病十多年，现在手指变形，痛得

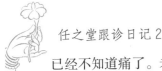

已经不知道痛了。老师说，像这类风湿病绝对要忌食生冷瓜果，一吃凉的，肚子就不舒服，关节疼痛就加重。病人问，他现在怎么不怎么痛了？老师说，你之前正气足它还会痛，当正气废了它反而不痛。

老师摸脉后说，这是典型的脾肾阳虚。随后给他开附子理中丸，再加封髓丹，通过补土伏火的思路，把病人的虚火往下收。

老师说，这病人要把他的脾胃补起来，脾胃中焦健旺起来后，关节症状会好转，好转的过程中，疼痛会加重。平时还可以用老鹳草煎水外洗。

◎ 把脉的四个阶段

中午吃饭时，药房又来了一位同道中人，叫林枫，到老师这里来学脉法。林枫向老师请教脉理。老师说把脉有四个阶段：第一阶段昏昏蒙蒙，指下难明，是初入门的时候；第二阶段能够略知浮沉分表里，有力无力定虚实；第三阶段开始能把熟滑、涩、弦所主的一些病机，如滑为水湿痰饮，涩乃瘀血阻滞，弦为气郁、食积等；第四阶段能具体把到哪个脏腑出了问题，如痰饮、瘀血是肾结石还是肝囊肿，如血不足是心血不足还是肝血不足。老师说能把到第四阶段，就相当少了。

这时刚好有一位老阿婆过来，是老师的老病号。阿婆说她胃胀，这几天老拉不出大便来，胃里顶得难受。老师就叫我们把她的脉，看看这病人是怎么回事。

老师问她，这几天你吃了啥？老阿婆说就吃了根香蕉。我们相视而笑，果然病因在这里。胃寒的老人怎么消受得了香蕉呢？常人认为香蕉能润肠通便，殊不知香蕉乃大寒之物，肠道动力不够的人，反而会引起便秘积滞，拉不出来，胀在那儿。

晚上没法开中药。老师说，你们帮她吊痧拍打，先拍她的阳陵泉，令肝胆气机下行，再拍她心包经的内关穴、肘弯的曲泽穴，宽胸解郁，然后再拍她的足三里，解除她胃胀的问题。

原来老师熟悉这老病号，知道她胆囊不好，心脏火力也不够，如果直接治胃，很难把胃治好，五脏相关，必须把胃、胆、心兼顾起来治疗。

这吊痧也需要辨证论治，胃胀胃寒是因为胆气不降，心火不够，所以虽然说肚腹三里留，拍足三里却还不够。直接拍胃经还担心病人心脏受不了，容易心慌心悸，所以要把病人胆经打通，肝胆相照，令这胆经少阳之木升发起来，木能生火，这样心脉起来后，就能把热量辐射到胃土上去，胃土寒气一解，土气流通就恢复了。

我们和老师一起有步骤地拍完阳陵泉、内关、曲泽、足三里，这老阿婆恢复得真快，还没拍完，她就说不胀了。

为何肘弯曲泽穴能治疗心胸部疾患？古书早给我们提示了，"肺心有邪，其气留于两肘。"所以我们经常拍打两边肘弯，治疗胸闷烦躁，给邪气一条出路，效果都是比较好的。老师说，还可以给她用针加灸，因为灸火能够直接通过针透到足三里胃经去，温散胃寒，温化胃土。

◎忘掉二十八种脉象

下午，林枫和我们一起去牛头山爬山识药，正逢葛花大开之时，老师采了很多葛花回来。林枫对山里的草药特别兴趣，一路上都在问老师各类草药。

老师跟林枫说，你如果想成为名医的话，还必须拜一位当地草医为师。往往你认识当地几十味常见的草药，就可以治好当地大部分常见疾病。一部《串雅》，就是赵学敏向民间游方医学习的榜样。

老师又说，我们往往以为何首乌、黄芪、白术、茯苓这些药很好，其实那些草医们却不以为然，他们反把野葡萄根、猕猴桃根这些当地的草药以为宝，用得很好。所以在哪里行医，首先身边要有一本当地的中草药志，然后跟一跟当地的草药医。

后来老师还提到中医的脉法，老师跟林枫说，要把中医二十八种脉象都忘掉，把脉要把整体，整体的气机升降起码占了脉理的七成。

老师说，你们没有见过真正的草医郎中，以后有机会我带你们去见见。他们根本没有肿瘤、血糖、血压这些概念，甚至把教科书上的脉象都忘光了，他们是用纯中医治病的。你们来学脉，如果一味去琢磨一个脉象，那就麻烦了。

第 67 天　麝香的替用品

4 月 30 日

◎超强版逍遥散

今天我们 8 点钟到了大药房，没想到老师已经看了五个病人。挂号本上居然排了五六十人，后面来的都排不上号了，只能让他们明天再过来。

第 8 个病人，来治疗不孕症。她三十多岁，一直不能怀孕，非常焦急烦躁，脾气也变得有点不可理喻。老师把脉后说，你胆囊不好，心里烦躁，肝火很重，不要再吃鸡蛋、肥肉了。她问为什么？老师说，爱吃鸡蛋、肥肉的，没有一个脾气是好的。这病人说，她是来调不孕的，不想管胆囊了。

老师跟她解释说，中医治病是整体观，比如你开车，刹车坏了，还能开吗？或者轮子掉了，也不能开。人体任何一个东西坏了，对其他地方都有影响。你想通了没有？如果想通了，就好好治好你的胆囊。你肝脉弦硬，胆囊不好，这是影响你怀孕的原因。病人经老师这么一说，就想通了。

老师又说，女性要怀孕就要像大地一样，性格温顺才能长养万物，这叫"厚德载物"。所以你要怀孕，要把自己的脾气改改，经常生气愤怒，子宫处于绷紧状态，怎么能让种子发芽呢？老师又叫她不能再吃凉性水果了，水果能清上焦的火，却把寒冷带到子宫中去，这不但不能治标，还会伤本。

火山爆发或沙漠地带，生物是比较少的。还有南北极冰川寒冷之地，也是生物比较少的。按老师升降的思路来看，沙漠地带，升多而降少；冰川之地，降多而升少，都不是理想的生物繁衍之地。升降要相互平衡，如温带地区，就是生长最密集，即各类生物长势最丰富的地带。

所以人不能走两个极端，脾气太暴躁，像火山、沙漠那样，不利于愈病；脾气冷若冰霜，常年吃水果，冰伏子宫，也不利于愈病。

《论语》称赞一个人要温、良、恭、俭、让。这五个字就是长养万物啊！这五个字其实就是坤卦，就是大地之母，就是生化之源。

老师叫我们开加强版逍遥散，由于这病人脾气特别燥，肝脉弦硬，肝郁有化火之势，寸、关二脉上冲鱼际。老师又交代加上牡丹皮、栀子、淡豆豉，我们称为"超强版逍遥散"，在老师这儿经常用。逍遥散加枳壳、桔梗、木香，叫"加强版逍遥散"。加强版逍遥散再加牡丹皮、栀子、淡豆豉，就叫"超强版逍遥散"。这超强版逍遥散不单治疗肝脉弦硬，还治疗肝郁化火，上冲鱼际，烦躁不得眠。

◎葱可以治耳鸣

第10个病人，男，32岁，肌肉壮满，工作之余常常打球。他说他头部有外伤，现在又耳鸣了。老师把脉后，叫我们开通窍活血汤。原来这个病人舌头一伸出来，全是紫暗的，瘀得很。《汤头歌诀》说，通窍全凭好麝香，桃仁大枣与葱姜；川芎黄酒赤芍药，表里通经第一方。

这通窍活血汤疗效好不好全在于麝香的质量，现在别说是好麝香难找，就算找到了价格也贵得出奇。所以老师说，我们就用苍耳子、辛夷花、白芷、通草这四味药来代替麝香。病人耳窍、鼻窍都不太通畅，正好管用。

老师又交代病人睡前取一根小葱，塞到耳内。《药性赋》里说，葱为通中发汗所需。葱可以把阳气通开。像这种耳鸣、脑窍病变的，往往都需要用葱来作药引通开孔窍。这个病人内服汤药与外用葱管一齐上。老师还叫他戒房事一个月，因为《病因赋》里说，耳鸣者肾虚之故，耳鸣耳聋和肾虚有一定关系。这个病人很快就好了。

这几天老师治好了几例耳鸣、头痛的病人，大部分都会用到三根葱作药引放到汤剂里，效果都很好。老师用葱一般是三根，整根用，从上面的葱叶，到中间的葱茎，到下面的葱根须，而且不切碎。老师说，这叫天地人通用。

◎掌如老树皮——思虑过度

第 16 个病人，24 岁，长期熬夜加班，手伸出来像老树皮一样。

老师说，你年纪轻轻，就像老太太的手纹一样，你心静不下来啊，你要把心静下来，身体才恢复得快。病人说，没办法，工作太忙了。老师说，你的健康不如你工作值钱啊？别因工作而耽误你的健康，这样的工作一文不值。你现在神都是往外耗的，不能内收。指甲也是瘀紫色，体内寒瘀化火，都是往上冲啊！

老师用大黄、附子、龙骨、牡蛎把他的浮火往下扯。只有气能降顺下来，身体才会慢慢康复。病人问，我能不能吃些补药呢？老师说，绝对不能。除非等你手指甲变红润透亮后才能补得进去，现在吃进去，只会影响到你血脉的运行，帮助不到你身体，却在帮助瘀血。

◎风湿药酒方

第 21 个病人，是个老爷子，快 70 岁了，长年风湿腰腿痛，让他非常难受。他问老师有没有好的泡酒药方？老师说，有个好的养生药酒方，既可以祛风湿安神，还可以强筋骨补气血。老师说以前给很多病人开过，反馈效果都不错，自己也喝过。

这个药酒方就是：灵芝 180 克，天麻 80 克，蜈蚣 10 条，黄芪 60 克，红参 50 克，乌梢蛇 80 克，虎杖 40 克，红花 30 克，鹿茸 25 克，木瓜 50 克，远志 50 克，枸杞子 80 克。老师交代病人说，这药方可泡 20 斤高度白酒，大概是 50 ~ 60 度的。泡上 10 天就可以倒出 5 斤来喝，再加入酒去泡，再泡上 20 天，又可以倒出 10 斤来喝，再加入酒去泡。每次喝时可兑点蜂蜜，每次一两，既可以祛风湿，也可以安神助眠。喝时把酒暖热，效果更佳。

饮酒还有一个小窍门，这个窍门是道家服食汤药的技巧，叫"千口一杯饮"。

有位居士看到老和尚八十多岁，精神饱满，皮肤细腻润泽。他就请教老和尚养身之道。老和尚说，我也没什么特别的方法，就是懂得一个养生的小窍门，你回家做上3个月，对你身体只有好处，没有坏处。这方法很简单，每天晨起面对太阳升起的方向，将一杯200～300毫升的温开水，端在手上喝三百口，不能多也不能少，不能急也不能躁，每一口都要带唾液咽进去。有病的人可以缓解病痛，没病的人可以延年益寿。这居士回去依法实行，果然缓解了不少病痛。

原来这是修定的方法。一杯水端在手上，站在那里不动，喝完三百口，起码要半小时，而且要心平气和，一口一口咽，这是需要耐性的。但从我们中医角度来看，这是大补精血的服食方法。中医饮补酒有种秘诀，叫"千口一杯饮"。懂得这种饮法的人，可以将寻常补酒饮出奇特效果。不懂的人，囫囵吞枣食补品，不利反害。

一杯补酒分千口来饮，这是高度赞扬多吞咽的好处。中医有一种上品补药，名曰燕窝，燕窝的主要成分是燕子的唾液。其实人身自有"燕窝"，不假外求，自取大补。就是舌下的口水，这也是历来养生家无不看重的。你如果吞三百口，试想一下，差不多半碗的口水，这半碗口水的功效绝不低于外面出售的上品燕窝。

中医认为吞咽是最降心火的人体动作。你每天吞下那么多口水（中医称为金津玉液），持之以恒，不要说有什么奇迹，但缓解病痛，是完全可以实现的。

老祖宗造字，一活一死。什么是活？舌水是活，善调用舌中津液的人，必然是善于生活的人。如果一个人口中的津液经常保持甘甜滋润，一般不容易生病。这口金津玉液，堪称生命的源头活水。而生病也最先反映在这里，口臭了，口苦了，想吐痰，口有酸味，这些都是疾病的萌芽。

第68天　养筋汤的新用途

5月1日

◎不患邪之不去，只患邪之复来

这几天把中午吃饭的时间都用到看病上了，都是一点左右才吃饭，都是老师请客。本来一天看三十多个病人是最合适的，没想到现在看六十多个还看不完，还有很多病人排不上号。

有一个广东来的患者说，很少见到这样的药房，医生一般都希望病人多一些，可余医生却不轻易给病人用药，还希望病人少一些。有些病人想带十天半个月的中药回去，余医生居然说只喝个三五付就行了，病情是变化的。要是全国每个省都有像余大夫这样的医生，我们就不用千里迢迢跑过来，那该多好啊！

医家曰：但愿世人皆无病，何妨架上药生尘。

老师说，病人是看不完的，我们希望从源头上减少病人，就需要多做中医的普及工作，预防的意识远远胜于治疗的药物。所以我们写医案、做记录有价值、有意义，而老师与病人对话，提供的养生之法，还有忌口等，同样非常重要。

第 4 个病人，中焦肝部瘀堵，吃药时就好些，一不吃药就郁闷得难受。这病人声音高亢，烦躁得很，似乎看什么都不顺眼。

老师说，你要咋搞？我一边帮你疏肝，你就一边跟我生闷气，你这病好得了吗？

这病人非常典型，还是给她开逍遥散的思路，每天这类的病人都不少。服药期间能保持一个月左右身体舒服，可不久又浑身难受，到医院里也检查不出什么毛病，很多都是生气气坏了身子，这是典型的"逍遥散证"。

第 5 个病人，女，四十多岁，是干燥综合征，在各地吃中药吃了一年多了。冬天手脚怕冷，肚子、膝盖凉。她问老师这病能治吗？

老师说，根治不敢给你保证，但按以前的经验来看，肯定可以改善好转。你长期吃药，加上饮食不节，肠道堆积的东西太多了，都快拉出五颜六色的大便了，肠道保持通畅，解大便不费劲，身体就好得快。

中医根本没有干燥综合征这种说法，所以不需要理会，直接调她的肠道升降。

老师用通肠六药，配上附子、白术、苍术、穿破石。肠道需要润通，但也需要活力。特别是久病又吃药多的人，肠道虚寒得很。肠道虚寒，脾胃中食物的能量就不能腐熟泌别，更加不能供应到膝盖手肘、四肢九窍。所以一切肢末寒凉、皮肤干燥的问题，根源都出现在肠道上。小肠有寒，热力不能外达肢节百窍，内达脏腑经络。重用白术、苍术可以治皮肤干燥，这是因为脾气散津，上归于肺，苍术、白术能够把脾的精微物质布散到肺，肺主皮毛，功能强大，故令皮毛润泽。

第 7 个病人，女，32 岁，荨麻疹。荨麻疹容易治，但也容易复发。容易治，是因为要抓住荨麻疹表里不通这个病机；容易复发，是因为病人不良的饮食生活习惯没改过来，比如爱吃烧烤、凉饮、吹风或生气。

老师说，你这荨麻疹是小事，皮肤瘙痒也是身体在自救。你寸脉不足，头部缺氧，颈椎有问题，还有下焦也堵住了，大肠容易出问题，这才是大事。

老师还是用解表通里的思路，解表用柴胡桂枝汤，通里用火麻仁、猪蹄甲、苦参、艾叶这通肠四药，再加上大黄、附子两味寒热将军，涤荡肠腑，推陈出新。

不患邪之不去，只患邪之复来。老师还加入玉屏风散，这是从根源上巩固肺脾正气，祛除风邪、荨麻疹。所以这个病人服药后，荨麻疹症状很快就消除了。

◎通血管用桂枝汤加穿破石、三七

第14个病人，男，39岁，有肾结石，如黄豆粒大小。他说他经常喝金钱草。

老师叫他伸出舌头，一看水滑苔，明显寒湿重。老师问，你手脚怕冷吗？他回答说，双膝盖都怕凉，腰也冷，冬天特别厉害。

老师说，金钱草你先别喝了，再喝下去，你身体就没阳气了。

当喝凉药喝一段时间，喝到手脚冰冷，这已经是严重过度用药。病人有时不知轻重，眼睛只看到豆粒大小的结石，却没有看到整个人体的阳气状态。中医是整体治疗思路，用药如果把整体阴阳打乱，非但治病无效，反而会加重病情。

老师摸他尺脉沉迟，给他开肾着汤加桂枝汤，先扶扶肾阳。病人吃药后，手脚和腰都没那么凉了。老师说，恢复了肾的正常生理功能后，不用主动去攻石，石头也会慢慢消融掉。

第15个病人是从四川过来的，看了好多年病。老师叫他伸出手掌，一看掌中间凹陷下去。老师说，这是中土极虚。

老师又用笔指着病人掌侧鱼际肌上面的血脉说，你这血脉暴露，瘀得很，容易患心脏病。这病人点头说，是啊，心烦、心慌，手还老爱出汗，腰背还胀痛。

老师说，你这个出汗，不是虚的问题，而是肠道不通，阳气运行受阻，逼汗外出。需要通通肠道，开几付药，你大便顺畅后，汗就不会出了，腰也不会胀了。

这病人又问，能不能吃些补药啊？老师说，不能！你嘴唇都乌青了，越补越堵。

这个时代的人，一病就心慌，好像以为自己缺啥营养，其实啥都不缺。小康社会，温饱问题解决了，只有物质过于丰富，助长了疾病，却很少因为物质贫乏而生病。所以身体不需要补，只需要把寒热阴阳调到协调状态。

老师给他开了通肠四药，加上大黄、附子，这是涤荡肠腑、推陈出新的思路。然后再用桂枝汤，加穿破石、三七，以调和营卫，疏通血管，解决病人的血瘀问题。

这病人明显是肠管不通加上血管不通，所以老师通肠管用通肠四药，通血管用桂枝汤加穿破石、三七。在老师看来，这个病人手部出汗、腰背胀痛，还有血脉怒张，其实病机都在这里，就是腑气通降不利，血脉运行不畅。

◎用眼过度耗的是肝血

第 16 个病人，60 岁，退休老人，比较爱说话，是西安来的。

老师一摸她的脉就说，你胆囊不好，平时很烦躁吧？老人家说，胃也不好，老觉得头晕，还有眼睛模糊，一走起路来，这膝盖、腿就痛。

老师说，你肝胆有问题，不能吃鸡蛋，不能看电视。这老人家说他经常看电视。

老师说，老年人看电视，看到眼睛模糊，腿脚不能走路，这道理都是一样的。

肝开窍于目，肝主筋。膝为筋之府，肝胆互为脏腑。所以这四种人都应该少看电视，甚至不看。第一种是眼花目盲的人，第二种是筋骨有问题的人，第三种是膝关节走路不利索的人，第四种是胆囊不好的病人。

看电视是在用眼去烧肝血，这四种病人都有不同程度的肝血亏损。肝血本来就不足，很难耐住燃烧。果然这老人家的脉象是心肝血虚，血不养筋。整个左路脉弦细，呈一派不足之象。

老师交代开养筋汤。由于病人头晕，心脑供血不足，寸脉无力上举。老师给她加入桂枝加葛根汤的思路，再加上红景天、丹参，以温通心脉。

看来养筋汤不单是治筋关节屈伸不利、筋失濡养的病症，还可以治疗肝血不足、用眼过度引起的视物模糊、头晕、失眠等病症。

◎气顺则痰化瘀血除

第 21 个病人，53 岁，手掌显得很苍老。病人说，胸口闷痛，常有浓痰，头晕。

老师说，少抽烟喝酒。病人说，有些人抽烟喝酒也一样活得好好的。

老师说，那是他们肺肠排浊功能好，他们吐一口浓痰，拉几泡大便，就把毒素排出去了。你身体排浊功能差，又思虑过度，那些痰浊都堵在胸口出不去。

那我少吸点烟、少喝点酒行吗？老师说，这不是看你进入多少，而是看你排出去多少。你排浊功能差，排不出去，舌质紫暗，吸进去多少就留多少，所以你不适合抽烟喝酒。然后我们把他的脉，果然肝郁脾滞，中焦不通。这不通引起血脉瘀堵，痰浊停聚，所以当务之急不是化痰，也不是治疗失眠，而是把他的中焦打通。气顺，则一身痰化，瘀血除。

果然老师给他开了加强版逍遥散，再加穿破石、丹参。穿破石和丹参可以通肝胆经络，可以降血压，也可以加强其排浊功能。老师说，这病人舌下静脉曲张，

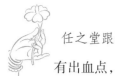

有出血点，这时丹参可以放胆用，30克、50克都没问题。

◎有人识得千里光，全家一世不生疮

老师下午采了泽漆这味药。泽漆可以利水消肿，祛痰止咳杀虫，治疗肿瘤。老师把采回的泽漆给我们看，这油绿色的泽漆特别漂亮，一条茎上分出五条支脉，类似人体的五脏，然后每条支脉上又分出三条小枝，长得像伞盖一样，特别神奇。老师把这泽漆拗断一根，就流出白色的乳汁。老师说，这泽漆利水之余还能带些补。一般药物含有三、五、七叶的都比较独特，比如三七、五指毛桃、七叶一枝花。

林枫提到，他还发现了千里光、大蓟、射干、覆盆子等。

千里光苦寒，清热解毒之力很强，也是外科圣药。有谚语说：有人识得千里光，全家一世不生疮。原来这千里光可以治疗疮毒脓肿，单味药煎汤，既可以内服，也可以外洗。特别是外洗，对冻疮有奇效。这冻疮只要不是特重的那种，单用千里光100克，煎汤后洗患部，每天几次，很快就可以痊愈了。一般外洗的汤方，药水都要以暖和为度，不宜过热过凉，两者皆伤气血筋脉，不利愈病。

第69天　降本流末的真谛

5月2日

◎贯众治下焦毒热

第3个病人，女，33岁，经常头痛，又有宫颈炎，白带异常黄臭。

老师说她下焦湿热，给她重用贯众。贯众这味药，对于妇科子宫炎症，气滞血瘀，热毒炽盛，效果都很好。老师一般起手就是30克左右。

贯众能清血分的热毒，对于妇科出血、疼痛都有效。特别是贯众偏于作用于下焦子宫处，这是中药里面独特的归经效应。

《神农本草经》有贯众杀三虫之说。贯众不仅杀虫，还是治疗湿热带下的专药。从中医角度来看，贯众清热解毒，偏于作用于下焦，它把下焦湿浊环境一改善，那些邪虫自然就没有生长的环境了。所以中医治虫，从大角度来说，也叫治环境。水至清则无鱼，下焦清洁后，邪虫就难长了。

老师说，病人如果寒湿郁在下焦，化为热毒，这时用上一组药对非常好，就是附子和黄柏。这病人复诊时，白带就不黄臭了，头痛也没有再发作。

这贯众是一物二用，既能治疗白带异常黄臭，也能治疗头风头痛，所以当妇人两方面症状同时出现时，贯众一味药就管住了。

第 8 个病人，男，38 岁，是个修理工，一来就跟老师诉苦说他有三大问题，一是睡觉容易醒，二是背部经常酸胀，三是坐久了腰痛。

老师摸他脉后说，你肝脉郁得厉害，都郁出火来了。我们也摸了他的脉，左关弦硬，不是一般的郁，而是郁得特别厉害。

老师说，他这个郁久了，心脉会缺血缺氧，所以睡觉容易醒。老师给他调肝，用延胡索、川楝子、穿破石、当归尾这四味药，强有力地通调肝经。老师用当归尾并不是活血补血，而是运用当归尾引入肝经，使药物走得更顺畅。病人说他睡觉容易醒，心脉缺氧，用红景天、银杏叶、丹参、菖蒲。病人说他背部酸胀，用姜黄、防风、小伸筋草这三味药，引药入背。病人说他坐久了容易腰痛，久坐伤筋肉，用杜仲、桑寄生、川续断补筋肉，这三味药是平补之药。

老师用调肝四味药是对他的病机治疗，再加减变化三组药，是对病人的病症治疗，标本兼治。所以在复诊时，病人的腰背症状缓解得最明显。

◎五组三药杂合而治

第 23 个病人，男，58 岁，耳鸣耳聋，我们要说很大声，他才能听得见。他听我们说话，都是把耳朵凑到我们嘴边来。这次他来复诊，对老师说他这耳鸣耳聋都二十多年了，以前跑过好多地方，治疗没有什么效果，吃了老师的药后好多了。

老师说，以前他们的治疗，要么补肾，要么泻火，要么滋阴，要么温阳，我们换个思路，用通气。原来这个病人，身体壮实肥满，人中深厚，络腮胡子。根本不像是内虚之人，他这耳鸣就是典型的实证。

老师说，你这耳鸣是急出来的，越急就响得越厉害，就像吹口哨一样，吹得越急，响得越大声，你越急，你的气火就越往上攻。

常法治耳鸣耳聋，是治肾，肾开窍于耳。可现在的人们，肾虚的少，气郁不通的多，纯虚的少，虚中夹实的多。肺主气，其气不通，故令耳鸣耳聋，宜治其肺，使气行则聋愈。所以老师给他用通气降气的思路，老师给他用了五组药。

第一组，是王清任的通气散，专通耳窍，对少阳胆经不通引起的耳鸣，效果极好。我们称之为"耳三药"，即香附、川芎、柴胡。

病人睡觉打呼噜，鼻窍也不通，中医认为，七窍相通，通耳窍和通鼻窍是一个道理。老师用了通鼻窍三药，我们称之为"鼻三药"，即苍耳子、辛夷花、通草。

气急往上越，老师说都要从胸中来调。没有病人寸部郁而关部不郁的，所以病人耳窍郁，就要调他的胸中大气。我们称老师这三味药为"胸三药"，即枳壳、桔梗、木香。

老师用药都是升降兼顾的，这耳三药、胸三药、鼻三药，整体都是以宣通为主，通中要有降，人体最大的降机在哪里？就在阳明胃经这里。老师又给他用了"胃三药"，即芦根、竹茹、葛根。老师说，芦根中空通六腑，葛根通十二经，竹茹降胃气，也通经。

这病人壮实，通气之时还要能纳下沉降，肾主纳气，这病人肾并不虚，身体壮实，就是有些镇不住，所以不需要直接补肾，只需要给他纳气下镇，就是补肾。老师又给他开了"肾三药"，即龙骨、牡蛎、磁石。这三味药能把气急上冲耳窍之势往下引，就像人服了定心丸一样。

这五组药群，都是老师常开的，如耳三药、鼻三药、胸三药、胃三药、肾三药，每一个组合里面都含有升降，而整体五组药对之中又含有升降，就像人体任督是一个升降，而具体到每一个脏腑也有升降。这是《内经》里说的"杂合而治"，但是要杂而不乱，就需要理法方药分明。

方药为：香附 15 克，川芎 15 克，柴胡 10 克，苍耳子 10 克，辛夷花 10 克，通草 8 克，枳壳 12 克，桔梗 12 克，木香 15 克，芦根 20 克，竹茹 20 克，葛根 30 克，龙骨 20 克，牡蛎 20 克，磁石 20 克。3 付。

服药后，病人再来复诊，耳鸣耳聋都有所好转。跟刚来的时候比，他要把耳朵凑前来听我们说话，现在居然不用凑过来，也能听得见。

◎炎症良药大血藤

第 28 个病人，65 岁，退休工人，性格倔强，得了大肠癌。这男人自己得了重病，却自己扛着，他说不告诉家人，不能让家人担心。

老师给他开了最精简的药，我们一看老师算的价钱，就知道老师对重病患者，还有经济能力差的病人，都是只收成本价的。

这病人寸脉不足非常明显，肠道不通。他说，大便不畅，不规律，好久了。

我们从病人这句话里就可以知道，凡大便不规律，不通畅，这都是小事情，但是长久没有调过来，却是大事情。

老师的思路，就是给他开通肠六药和肿瘤五药。通肠六药即火麻仁、猪蹄甲、苦参、艾叶、金荞麦、红藤。肿瘤五药即灵芝、扣子七、蚤休、沉香、穿破石。肿瘤五药，是老师在道医会上取回来的，因为绿寿茶比较难找，所以老师用穿破石代。

这病人吃后来复诊说，大便排得很畅快，很规律，整个人都轻松多了。注意这"轻松"二字，是疾病向愈的关键。

《神农本草经》里说"轻身"，不管啥病，服药后觉得轻松顺畅，这是用药到位的表现。针灸把有效叫作"得气"，而用药却可以称之为"得药"。

老师说，这个可以做成医案，肿瘤也没有什么好怕的。病人吃药后，整个脉象完全变了，脉象流利通畅了，老师就有足够的信心帮他治疗了。

这个病人，我问老师要不要用上大血藤，大血藤治疗各种肠痈，效果很好。

老师说，通肠六药中的红藤就是大血藤啊。我们马上明白了，原来老师早已考虑到了。治疗各类肠道积滞、息肉都少不了红藤、金荞麦。特别是这红藤，又叫大血藤，色红能走血脉，可以活血止痛。由于它是藤类，善于通，人的肠道就像一条藤。大血藤能清热解毒，祛腐排脓。由于它藤类善通的个性，还能把这些脓肿、息肉搬运出肛门去。所以这大血藤一味药，是妇科、外科、骨科各种炎症病变的良药。

◎降本流末

第 38 个病人，女，23 岁，服装销售员，是个急性子，浑身都痒。吃了 3 付药后来复诊，跟老师说，现在手脚不痒了，但胸部还有点痒。

老师摸她脉后说，你中焦堵住了，痒是因为管不住嘴，如果你能管住嘴，不吃药你的病也会好。吃药只是帮你祛除毒邪，但不能阻止你吃进毒邪。

这个病人心烦，脸红，身痒。《内经》里说，诸痛痒疮皆属于心。又说，心其华在面，心布气于表。所以说，凡表皮、面部痒痛的病人，都会烦躁，都要调心，心是根本。怎么调呢？还是降气的思路。《清静经》里说，降本流末，而生万物。这病人下焦整个气血都往上泛，烦躁，把下面的湿浊带到头面皮肤来，能不瘙痒难受吗？那要怎么降本流末呢？老师用到三组药。

第一组是丹参、降香、菖蒲、徐长卿。血脉的根本在哪里？当然在心，心主血脉，要把心血降下来。老师说，丹参加降香，能凉血降气，把上亢的血脉、水湿往下边收边利。降香还能降肺胃之气，肺气一降皮肤就不痒，胃气一降肌肉就不痒。

第二组是附子、龙骨、牛膝、炒薏苡仁。附子、龙骨引火归原，对于脸红的病人特别有效。为何要用牛膝、炒薏苡仁呢？降本了，还要流末啊！你把上面的火热降下来，不流出去，人会很难受。

老师说，上面的浮火郁热引下来后，如果下面的通道没有打开，你引多少，它会反弹多少。所以不能单用降香，用得越多反作用就越大。因为只是降本，而没有疏通流末，邪毒便没有出路。老师说，这身体周身的气血整体通路要路路通，一般皮肤病，只考虑中上焦，没考虑身体的下焦，治疗起来肯定不彻底。

第三组是大黄、木香。这木香是专治中焦脾滞的，为中焦开路。大黄乃涤荡之将军，直接从肠腑开路。这样炒薏苡仁从膀胱开路，大黄从肠道开路，整个浊气就有下行外走之势。所以病人服用 3 付药后，肢体就不痒了，只留下胸口一片。

老师说，用这个理法，治疗皮肤病和治疗中风都是一样的，中风的脉象只要是下焦整个气血向上涌，一用上这引气血下行的思路，病人就好得快。

为何有时用引气血下行的方法奏效不大呢？是因为气血下行有阻力，这阻力就是下焦的通道没打开。

我们想通了，这降本是什么呢？就是引气血下行啊！就像心源源不断地把气血供应到下面去。而流末呢？就是把气血流动到末梢，乃至身体外面去。

降香、丹参、龙骨、牛膝都能降本，木香、大黄、炒薏苡仁都能流末。

可见《清静经》真是可以用来治病的，里面正是道家养生治病思路的精华啊！

◎息肉四药

第 40 个病人，女，32 岁，收银员，微胖。3 付药后大便畅通。她是子宫肌瘤、息肉。老师说，这种病人，一补火就助邪热，一用凉药就加重手脚冰冷。所以治疗要寒温并调，疏通她的肠道。肠道通畅后，她体内寒热就会自动对流起来。

原来这个病人排便量少，而且不规律，3 付药后大便畅通。

老师似乎不太关心她的子宫肌瘤，更关心的是她的大小便。老师说，她大便能够由黑色拉到黄色成条，这样病就好多了。

老师说，用昨天我们谈到的那个思路吧，把息肉四药都用上。息肉四药即乌梅 30 克，威灵仙 15 克，炒薏苡仁 30 克，白僵蚕 10 克。

老师以前治疗息肉常用的是前面两味药，后来发现石恩骏老先生用上面四味药，长期临证，治疗各种息肉都有效。于是把他的经验吸收过来。我们称之为"息肉四药"。可以广泛用于咽喉息肉、胆囊息肉、胃肠息肉、子宫息肉等。

因为息肉大都是人体的死肌恶肉，中医辨证属于痰瘀互结。《神农本草经》里认为乌梅有"去死肌，蚀恶肉"的功效。老师说，人体皮肤表面有恶肉，单用乌梅外敷也可以把它蚀干净。

这四味药是治疗息肉的基本方，可针对不同部位的息肉，却需要不同部位的引经药组。譬如，咽喉声带息肉，常用玄麦甘桔汤，郝万山教授盛赞这小方治疗咽部疾患的功效好。胃部息肉，可以加入平胃散。肠道息肉，老师通常加入通肠四药或通肠六药。特别是红藤，能够祛腐排脓，治疗肠道息肉。胆道息肉，配合四逆散加香附、郁金。子宫息肉，往往用上紫石英、小茴香。如果息肉有恶变的话，必定会用上肿瘤四药。

◎神应养真丹治斑秃

第 42 个病人，女，45 岁，在银行上班，老爱掉头发。老师说这个病人可以试一下神应养真丹。脱发用神应养真丹治疗，是老师临床验证过的。

原来老师刚出道行医时，碰到一个脱发的病人，这病人头顶上掉了五六块头发，稀稀拉拉。老师跟她说，这个病我以前也没治过，这样吧，你明天再过来，我今晚回去，再读些书，给你看看。这病人也挺相信老师的，毕竟治了那么久，在别处也治不好，反正吃中药又不用花多少钱，就当试试吧，大不了就是嘴苦。

老师回去，翻了秦伯未先生的书，《中医临证备要》，发现里面用神应养真丹治疗斑秃，但凡是血虚风燥的都有效。

顺便提一下，老师买了几十本《中医临证备要》，送给前来学习的中医爱好者。老师说，这本书里干货非常多，而且简明易懂。很多疑难杂症，在里面都有解惑之法，我琢磨透了不少好方。里面很多方子，虽然没有详细展开论述，但你在临床上碰到对应的疑难杂病时，你去琢磨那方子，可以琢磨出用方背后的思路，这样自己的治疗思路也打开了。

发为血之余，脱发的人，首先是气血亏虚，再加上烦躁郁闷，思虑过度，暗耗心血，气血不能上养。所以老师就给她开了神应养真丹。神应养真丹由四物汤加天麻、羌活、菟丝子、木瓜组成。

这病人喝完汤药后，自我感觉良好，头发也慢慢由黄变黑，由稀变密。她的亲朋好友都很惊奇，问她头发怎么长得这么好？然后她又介绍了一大批病人过来。

老师说，治好了这例脱发，心里就有底了。病人如果是单纯的血虚风燥，用上去效果就特好。

◎心胃同病

今天晚上，到大药房比较晚。因为下午老师带了二十个病人去爬山，一位病人不小心滑倒，擦破了皮，还好没有骨伤。老师送他去包扎伤口，所以回药房就晚了。

今天这料药丸是治疗头痛的，我们尝了一粒，都觉得有宣风开窍之感。里面应该有降胃气和发散风寒的药。因为吃后明显头脑清醒，还有腑气下行打屁的现象。发散风寒是升清外透，降胃气是降浊下行。

果然老师说，提到治胃，很多病都可以从这里入手，包括头痛，甚至是心脏病。

心脏病的病人，绝对不能吃撑，吃得太饱，心脏就容易出问题。这是中医里的心胃相连。而胃病的人，一般不能大喜大怒，心情波动越大，胃病就越重。所以徐文兵老师说过：早期的心病要治胃，晚期的胃病要治心。

老师举了个例子说，我们药房楼上有个老病号，是个老太太，她心脏病一发作，胸闷气短，立马来任之堂买胃炎散，喝上就见效，没事了。这么多年都靠胃炎散调得好好的。可见这个临床心得非常有效。许多心脏病的病人，不是心脏问题，而是胆胃之气不降，要么用温胆汤，要么用平胃散，把腑气一降，心胸就顺畅了。

老师说，提到胃炎散，必须要提到金果榄这味药。单味金果榄治胃炎，是草医郎中的秘方，单药一味，就可以做成胃炎散。只是口感苦了些，最好装进胶囊服用。

老师说，还有一味药，治胃如神，就是赭石。赭石专降胃气，而胃是以降为顺。张锡纯说了，单味代赭石乃降胃之妙品。

这时林枫也说了，他在康复科时，发现有胃炎痰多上泛的，用上萝卜汁，送服赭石，一吃就有效。对于慢性胃炎痰浊上泛的，效果特别好。

老师说，现在有经验的西医，也开始学习中医的整体观了。看到一些心脏病的病人，会问有没有反酸、嗳气，有没有口苦，如果有的话，他们都会学中医治胆胃。胆胃之气降下去，心脏就安了。这叫"降本流末，而生万物"。

有个病人，得了心脏病，胸闷，医院给他开了消炎利胆片，他吃了胸就不闷了。老师说，这是以胆治心。这个病人是典型的胆火扰心，把胆火降了，心就不受骚扰了，胸就不闷了。胆胃之气不降，就像一个国家的首都被贼军包围一样。首都就是心脏，贼军就是胃中的食积、胆中的逆气，郁在那里作乱犯上。

那该怎么办呢？老师说，欲求南风，先开北牖。身体是一个循环对流的过程，你要把心中的阳气升上去，就要先把肠胃胆中的浊邪降下来。降本流末，而生万物啊！那些邪浊降下来后，心脏就能生化万物。《内经》说，心者，生之本，神之变。

◎字迹透露出来的病气

接着，老师又谈到文字。老师说，懂得书法的人，会通过字看出一个人的性格，乃至于从字中看出人的年纪、得病的趋势，是刚强还是柔弱，是细腻还是粗犷。

字如其人。果然，回忆我们的挂号本上，许多病人来登记名字，我们只要稍微留心一下，看他们的笔迹，就可以知道许多东西。

比如，心血不足的病人，容易患抑郁症，字笔画容易连在一起，写得很细小，不开阔。而相反，烦躁火大的人，字写起来风风火火，把两个格当一格来写，占用空间很大，字里面都可以看到一团肝火在烧。

老师说，有些老人，一写字，笔画上就发现有小锯齿。这是经脉之气堵住、流行不通畅的表现，容易生风动血，瘫痪抽搐。

那些刚开始写得风风火火，后面却越写越没劲，越写越细小，这是中气亏虚，后劲不足。这种病人做事容易虎头蛇尾，得病也是比较难治。

还有非常常见的，写字潦草，辨认不清的，这种类型的人行为举止很难有原则章法，甚至常常思虑过度，头脑紊乱，睡眠没什么质量。

谈到书法，这跟中医也是一气相通的。中医是一气化五行五脏，书法是一气化点横竖撇捺。老师经常劝烦躁的病人回去练书法，从一笔一划一横一竖中把心神定下来。字为心之画，练字即是修心。

曾国藩在他的家书中提到，每日临帖一百字，可收敛浮躁之心。心以收敛而细，气以收敛而静。于字有益，愈深，于家也有宜。曾国藩把写字当成镇定情绪、收敛身心的养生功法。确实，练字就可以达到练心的效果。

第 70 天　宁失其脉，勿失其势

5月3日

◎升降之妙——精气神

早上，我们和王蒋去大药房的路上，碰到一个病人问我们哪里有理发的。我们就跟王蒋聊起来，如果用中医的理论分析一下，什么时间段最适合理发呢？

王蒋说，那应该是晚上吧。我们说，应该是下午。王蒋问为什么？

我们说，一天分四季，早上为春，中午为夏，下午、傍晚为秋，晚上为冬。春生夏长，秋收冬藏。下午、傍晚就是阳明燥金当令的时候，这时正适合收割，剪指甲，理发。因为金能克木，头发为肝血之余，指甲为肝筋之余。

最近失眠的病人很多，要么是黑眼圈重，要么是手中掌纹紊乱，要么是愁眉苦脸，要么是唉声叹气。

第4个病人，男，38岁，从广东过来的。身体瘦得跟柴似的，顽固性失眠。为了治失眠，看了不少医生，都没能根治，很是烦恼。

老师给这个病人开了宽胸解郁的药，宽胸解郁的药无非是枳壳、桔梗、木香、合欢皮、首乌藤等。治疗失眠，老师用首乌藤，往往一出手就是30～70克。老师说，胃不好的病人要少用点。凡大剂量用药时，都要先问病人的脾胃情况。

第21个病人，非常典型的水滑苔。她是黑色素瘤。

老师把脉后说，你两条腿走得累吗？病人说，是啊！一上楼梯，腿很沉重，喘。

老师说，这个脉很典型，左路不升，右路不降。叫林枫过来把一下。林枫过来仔细地把了这个病人的脉。他把完后对老师说，这个脉是哪种脉呢？

老师说，你先不要管哪种脉，要把教材上说的二十八种脉都忘了。不纠结那些弦、数、滑、涩，要找整体的脉势。整体感觉一出来，是神不足，气不畅，还是精不满，是郁在寸、关、尺哪一个部位，这才是最关键的。这时，老师叫我们开小柴胡汤加参附龙骨牡蛎汤，再配上扣子七、穿破石、延胡索，还有小茴香。

事后，林枫问我们老师用这个方的道理何在？我们就用老师的话说，这病人左路不升，右路不降，肝气从左边升达不起来，用小柴胡汤，从理气的层面上调。病人肺气喘，上楼费劲，双腿沉重，脉神不够，老师就用参附龙骨牡蛎汤，用参、附补他的神，龙、牡把他的神气往下收，助肾纳气，治疗右路脉不降。至于老师用扣子七、穿破石、延胡索，是专门针对病人形体的结块肿瘤，能够活血化瘀止痛。而用小茴香呢？老师说，在病人下焦建一个场出来，也有助于腹中纳气。

老师对肿瘤往往只用几味药在形体上去调，而从病人病机神的层面上、气的层面上去调，占了七成以上。方药为：柴胡10克，黄芩15克，半夏15克，生姜15克，红参15克，大枣5枚，炙甘草10克，附子15克，龙骨30克，牡蛎20克，扣子七15克，穿破石40克，延胡索20克，小茴香8克。5付。

这个方子形（精）、气、神都照顾到了，人有三宝，精气神。病人左关肝部不能升降，故用小柴胡汤调气。右路脉虚亢上浮，故用参附龙骨牡蛎汤把神往下纳。龙牡也是中药里很少能把心意识止住的，这是在神的层面上来调。至于扣子七、穿破石这些看似神效的猛药，其实往往落于下乘，主要是针对形体上看得见的肿瘤积块去消除。所以老师往往在对证的基础上，加上几味消肿瘤肿块的药，对病治疗。

我们笑着跟林枫说，来老师这里，把老师这个脉理和方证学到，基本上一半以上的常见病都有底气治疗了。林枫也笑着说，不虚此行！

◎当归引药入肝、膝

第 35 个病人，是武当山上的道士，找老师看病。这道士非常秀气，不到 20 岁，留着长头发，飘逸轻灵。他膝关节积水，可能跟长期练武用功过度有关。

老师把脉后，叫我们把那三味专治筋骨的"仙草"给用上，即鹿衔草、透骨草、小伸筋草。我们称之为"筋三草"。凡腰腿筋骨痹痛不利，这三味药用上去，都有一定效果。又加上"膝四药"，即炒薏苡仁、木瓜、白芍、川牛膝。

见膝莫治膝，治哪里？治肝。为何？《内经》里说，肝主筋，膝为筋之府。这道士脉弦而有力，弦主痛症，主肝胆病，主气郁。老师再用上两组药对，香附、郁金解肝家之气郁；延胡索、川楝子理肝家之气痛。既痛且郁的，就四味药一起上。

最后，还有一味药很关键，就是当归。《药性赋》里说，当归补虚而养血。这个筋骨必须要靠血来养，长久劳损拉伤，少不了当归，当归和白芍一配，既能养血，也能行血，专治各类血虚、血瘀引起的痛症、风湿或月经不调。老师说，用当归还有更深层的一面，就是引药入肝经。

方药为：鹿衔草 30 克，透骨草 15 克，小伸筋草 15 克，生甘草 8 克，炒薏苡仁 30 克，木瓜 15 克，白芍 20 克，川牛膝 15 克，香附 15 克，郁金 20 克，延胡索 20 克，川楝子 15 克，当归 10 克。3 付。

以前我们看草医郎中的书，有防己、当归、白薇、白蔹四味药，专治膝关节积水。当时还想不明白里面的机制，为何当归能引药入膝盖。原来，当归入肝血分，肝血荣养膝盖。所以凡膝盖痛者，除了考虑牛膝、鸡血藤外，也少不了当归。

这位道士的膝关节积水胀痛，服药后很快好转。后来他又介绍武当山上其他的道士来找老师看病，他们很多都是筋骨劳伤。

◎麦芽对泌乳素微腺瘤初期有效

晚上，大家一起搓药丸。老师略讲了一下把脉，主要还是这句话，号脉号的是脉势，号的是整个气机状态。老师说，宁失其脉，勿失其势。可见脉势是多么重要！

老师家传《脉诊心要》里说："山有山势，水有水势。切脉，首当切脉势。脉势明了，即可明了气机升降、浮沉太过与不及，亢则抑之，陷则扶之，过则泻之，亏则补之，紧则缓之，缓则收之……"

接着老师又讲到泌乳素微腺瘤。西医认为这种病比较难治，妇女经常分泌奶

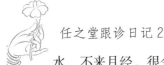

水，不来月经，很令人头疼，严重的脑袋里会长瘤，会恶变。

老师说，从中医角度来看，这是浊气不能下行，往上走的。老师以前治疗第一个泌乳素微腺瘤患者也没什么经验，就用中医思维分析，既然经水不能下注子宫，从乳头中流出，那用什么药可以回乳，把乳汁下输到子宫呢？

这样一想，就想到麦芽，麦芽不是能回乳吗？《药性赋》里说，麦芽有助脾化食之功。这是生麦芽的功用，偏重于健脾胃、消食积。而炒麦芽，则偏重于回乳消胀，一般用于哺乳期妇女，将要断乳时乳房胀痛的。于是老师就用生麦芽、炒麦芽各一公斤，叫她一天用 50 克泡茶喝，还没吃完，病就好了。

老师说，这个麦芽对于泌乳素微腺瘤初期，效果都应该不错。

陆东问到吊痧，她说来老师这儿，最感兴趣的还是学吊痧，想把吊痧再学得深一些，问老师该怎么办？老师说，先把十二经络走向以及穴位弄清楚，其实真正常用需要掌握的穴位，也就几十个，最后练到纯熟后，就只剩下《四总穴歌》中的几个穴位了。陆东说她这些日子吊痧的最大感受，吊痧法门是身心共治，可以调气，也可以调神。老师说，能够悟到这些，很不错了。

接着，林枫又问哪些人适合吊痧？老师说，总体而言，寒湿瘀堵得厉害的人，比较适合吊痧，吊痧主要还是疏通气血。所以气血不通的人，适合吊痧。比如，这人脸色晦暗，嘴唇瘀紫，舌下络脉曲张，手心或指关节有紫瘀，把他的脉是涩郁不通的。这些都是吊痧的指征。原来，吊痧和针灸是一脉同源的。

第 71 天　脉象之首脉为郁脉

5月4日

◎肝主筋

第 1 个病人 45 岁，工人，子宫肌瘤。她问老师可不可以服用桂枝茯苓丸？

老师说，这药因人因病而异，是血瘀导致的就可以治。如果是寒湿引起的就要少吃，要以温阳化湿为主。这病人手脚冰凉，腿沉重，疲倦，明显是以寒湿为主。

中医认为脾主四肢，肾主腰脚。从整体来看，是病人阳气不够，不能散寒湿，聚在子宫而为瘤。老师给她开了附子理中丸，再加上肾四药。肾四药是平补肾气的药，即杜仲、桑寄生、川续断、川牛膝。这样脾肾阳虚都兼顾到了。然后老师又用上泽泻、黑豆，利水排浊，给子宫肌瘤湿浊一个出路。透过温阳化湿，使肌瘤阳动冰消，而消散后必须要有一个出路，出路往往就在水道上。《药性赋》里说，泽泻利水通淋而补阴不足。这泽泻其实就是让水湿下行，归入膀胱通道的一味药。

第 2 个病人是个老人家，以前走路不敢向内拐，一拐一使劲就痛。她跟老师说，不求老师能把她的风湿老寒腿治好，只希望让她走路腿能好走些。

老阿婆这次复诊说，好多了，以前我不敢往内拐，现在可以使劲了，以前不敢屈腿，现在敢了。这老阿婆特别高兴。我们赶忙把脉。老师说，寸脉起来了，比以前流畅了。究竟是用了什么药有这样的效果呢？

一看处方单，原来是相当简单的小柴胡汤，加上苍术、栀子、淡豆豉。这药方是调肝胆脾胃的，老人服后连睡觉都好了。肝藏血，人卧则血归于肝，精藏于肾。睡眠一好，血能养肝，腿脚肯定屈伸有力。

中医认为，肝属木，木曰曲直。许多关节屈伸不利，不能弯曲的，往往起源于肝部，是肝疏泄濡养不足所致，肝气如果调柔，人体的筋骨就像春天的杨柳那样，随风飘柔。所以，老师治疗老阿婆的腿部筋骨问题，并没有用补肝肾的药，只是调节她的肝胆枢机，肝气一调柔，筋骨就屈伸有力了。

腰腿关节问题，中医来看，不是补不补钙的问题，而是病人有没有经常生气，肝胆疏泄顺不顺畅的问题，这是中医治病求本的思路。

方药为：柴胡 10 克，黄芩 15 克，生姜 15 克，大枣 5 枚，半夏 10 克，红参 15 克，炙甘草 8 克，苍术 12 克，栀子 10 克，淡豆豉 20 克。3 付。

膝盖关节不利的老年病人，有两点要注意，一是要保暖，二是要戴个护膝。

第 5 个是从山西来的，是个高瘦的中年人，大腿部肌肉麻痹多年，来复诊。老师给他用的是黄芪桂枝五物汤，加上上次帮他拍打胆经，大腿部肌肉麻痹感大减。

老师现在再把他的脉说，已经流畅，不滞了，可以考虑买票回去了。他本来还想在老师这儿多治疗一阵子，怕以后再复发。老师说，复不复发，不在于中医，而在于你的饮食行为方式。原来这病人以前每顿都吃到饱，吃到撑，现在他不敢吃得太饱了。太饱了，就会把胆经给堵住，胆经一堵住，整条胆经所过的侧腿、胸胁都会胀痛，甚至很多偏头痛的病人，你问他也是过食肥甘厚腻，壅堵胆经所致。因为胆经走的是人体的侧面，在头部走的是两耳周围，主的是偏头。

◎《奇效良方》的治痒六味药

第 10 个病人，男，47 岁，平时特爱吃肉，经常坐办公室。得了慢性咽炎、鼻炎、胆囊炎、胃炎、浑身瘙痒。老师把脉后说，你这是典型的上热下寒。颈椎不太好，头痛，大便拉不干净，肠道有寒。病人说，是啊！大夫，我每年都浑身瘙痒，手脚脱皮，特别春季厉害，头上也脱皮。

老师叫他伸出舌头来看，舌根部白腻，舌尖红，舌下静脉紫瘀粗大，有出血点。

老师说，这种舌象，是典型的上热下寒，上热，心火亢，舌尖红；下寒，舌根部苔特白腻、厚浊，还有口臭。

老师说，口臭不是食管、胃的问题，是下面肠道不通。厕所不通，不是马桶的问题，是下水道出了问题。这个病人浑身瘙痒、狐臭、阴囊潮湿，要治他的脚，把他的脚气治好了，其他症状都会逐渐减轻。

他说他以前也吃了很多清热解毒祛瘀的药，吃药都吃怕了。

老师说，你身体的热毒阳气是生命之火在燃烧，能口臭、皮肤痒，表现出一派实证，说明你身体正气还足。如果发不出这些症状，治疗就难了。如果直接用凉药把这些火消灭掉，身体就会变差。上面有热不能用凉水浇，要把热量输送到其他地方去，燥热心烦要引到肠道去。

老师针对他上热下寒的症状，给他用了大黄、附子和黄连、肉桂这两组寒温并用的药，疑难杂病往往都要考虑寒温并调。老师说，这四味药是治疗许多疑难杂症的核心。原来大黄、附子寒温并用，收缩舒张肠管；黄连、肉桂也是寒温并用，收缩舒张血管。人体的管道无非是肠管、血管，加上看不到的经络管道，这些管道宜通不宜滞。

第二组药是龙骨、牡蛎、枳实、竹茹。张锡纯提到，龙骨、牡蛎乃治痰之神品。神在哪里呢？神在它能够把上逆亢盛的胆火脉势往下引，它调的是整个人的气势，而不是单独的痰湿。至于竹茹、枳实，是温胆汤的两味要药，它们两个一组合，降胆胃之气如神。这样，把身体的寒热和上越的脉势兼顾到了。

剩下的就是病人主诉的浑身瘙痒。这时，再加入老师常用的《奇效良方》的六味药，方歌说：威灵甘草石菖蒲，苦参胡麻何首乌，药末二钱酒一碗，浑身瘙痒一时无。

方药为：大黄20克，附子20克，黄连5克，肉桂5克，龙骨20克，牡蛎20克，枳实10克，竹茹20克，威灵仙15克，炙甘草8克，菖蒲10克，苦参6克，火麻仁20克，何首乌10克，艾叶6克，猪蹄甲15克。3付。

服完药后，病人排便量大增，瘙痒大为减轻，睡醒后口臭的症状也消除了，这就是降浊的效果。碰到这种上热下寒的病人，老师说，宜降浊不宜泻浊，宜降热不宜清热，浊热会随着肠腑往下走。

◎至虚之处，便是容邪之所

第 17 个病人，说她生完小孩后动不动就咳，几年来经常咳，还经常头晕，治了很久也治不好。老师把脉后说，你心血不足，前心后背没火力，碰不得凉水了。凉水、水果，越吃咳越好不了。你也不能喝黄酒，喝了你的咳嗽是彻底好不了了。凡是寒凉黏腻之物，容易滞血，储积不去，留在肺中，如不戒口，怎么能好呢？

老师又说，咳嗽是气往外排的反应，这咳嗽要顺其性。五脏六腑皆令人咳，要顺五脏六腑之性。一些人治咳嗽，第一就想到用镇咳的药，不让气顺，这样气就郁在里面，咳久了，血压还升高，头晕。所以咳嗽要喝顺气的药，把浊气降下来。医生治疗是帮病人顺咳，而不是去镇咳。

这个病人心阳不足，寸脉无力。寸主心胸病，心胸一虚，痰饮久居。正合《内经》所说的，至虚之处，便是容邪之所。

治疗这个病人要温通她的心脉，把胸阳振作起来。心中阳气能到肺中去，寒邪就只能退避三舍了。这个病人是心咳，而非单纯肺咳，所以老师用了桂枝汤，加红参、丹参、菖蒲、薤白，这纯是温通血脉、开心阳的药。再加上枳壳、桔梗、木香，升降胸中大气。然后加入麻黄汤，宣肺平喘。治法为温通心阳，宣肺平喘。

方药为：桂枝 15 克，白芍 20 克，生姜 15 克，大枣 5 枚，炙甘草 8 克，红参 15 克，丹参 20 克，薤白 15 克，菖蒲 10 克，枳壳 12 克，桔梗 12 克，木香 15克，炙麻黄 5 克，杏仁 10 克。3 付。

效果非常好，吃完后背心不凉了，咳也好了大半，不像以前那样动不动就咳。

第 30 个病人，男，28 岁，中等身材，脚痛，一摸他心脉亢盛。

老师说，该用一味什么药把亢盛的心脉引到脚上呢？病人说他经常便秘。

老师一敲桌子说，对了，就用猪蹄甲。猪蹄甲，是猪的脚蹄甲，是老师药房用量很大的一味药，也是民间草医一个非常好的经验。猪蹄甲以其居下，能通大便，引浊气下行。我们剪猪蹄甲时，最明显的体会就是大家边干活边放屁。炒猪蹄甲时也是这样，猪蹄甲那独特的浊味，人闻了，很容易有那种"去苑陈莝"之感。

看来引浊气下行，猪蹄甲实胜于牛膝啊！特别是病人有便秘，又下肢不利索的，这时猪蹄甲直趋下焦的特性优势就突显出来了。

◎核桃也治肾结石

这个病人，男，35 岁，厨师，风湿关节痛。老师不问他关节痛得多厉害，而是先问他胃口怎么样？因为很多风湿病影响到胃口，就会出现贫血；影响到腰肾，就会骨质疏松。所以治疗风湿一定要开胃，胃口好的人，一般都不难治。

果然，这个病人说他烦躁得很，还有胃病，胃口不好。

老师说，你肠道有积，可用鸡矢藤。病人问，鸡矢藤有什么作用？

老师说，鸡矢藤就像一个清道夫，把胃肠的积垢清清，血脉就通利了。鸡矢藤还有另外一个功能，就是通经络，祛风湿，为何？以其藤类善通走窜之故也。

第41个病人，是从上海过来的，比较有很文化。可有文化的人易思虑过度，气血上涌。果然，老师摸她脉后说，你不能急了，你一急整个气血都往头上涌，上面就会长包块，会有咽炎、鼻炎，看东西也会模糊，甚至头疼，这些都是急出来的。

性急的人胸以上气血亢盛，容易堵住，得实证，而下面经血就会不足，肾虚腰酸，如果不能及时排除浊邪，就会长东西。

这病人很是佩服，连连点头，说她得了甲状腺瘤，又有肾结石，还有口臭。

老师给她开了汤方后，她又问老师说，现在老了，记忆衰退，有什么食疗方子可以服用的吗？老师再把她脉后，运用升降的思路给她开了四味药。这四味药老师信手开来，正是升降思路的精华。葛根 20 克，竹茹 10 克，玫瑰花 10 克，核桃 2 枚。葛根升清阳，竹茹降胃浊，玫瑰花开胸中郁结，而核桃呢？有两个目的，一个是治疗记忆衰退，肾不能生髓上养于脑；二是核桃乃治疗肾结石的良药。《海上集验方》中就有单用核桃仁治疗石淋的记载。沙淋、石淋就是肾结石。

编按：山东名医周凤梧先生自拟"三金胡桃汤"及"内金胡桃膏"二方，单服或两方并服，治疗泌尿系结石，疗效较好。

三金胡桃汤：金钱草 30～60 克，海金沙 12 克，炙鸡内金 6 克（分 2 次冲服），生地黄 15 克，玄参 12 克，天冬 10 克，石韦 12 克，萹蓄 10 克，瞿麦 10 克，怀牛膝 10 克，车前草 12 克，滑石 12 克，木通 4.5 克，生甘草 4.5 克，胡桃仁（即核桃仁）4 枚（烤熟，分 2 次嚼冲）。加水 600 毫升，文火煎沸后 30 分钟得 400 毫升，二煎加水 500 毫升，煎法如前，余 300 毫升，两煎药汁合兑，早、晚各温服 1 次。

内金胡桃膏：蒸（或烤）胡桃仁 500 克，炙鸡内金 150 克，蜂蜜 500 克。将鸡内金研细粉，胡桃仁扎细，含炼蜜搅匀为膏，瓶贮备用。每次一茶匙，日服 3 次，服后多喝些温水。上述两方可单服或交替服用。（《名老中医用药心得》）

◎牛头山上挖商陆

下午，老师又与大家一起去采药。有高大的木通，油绿的商陆，鲜红色的覆盆子，偶尔还看到黄花菜、仙鹤草。满山都是黄荆子和艾叶。我们摘了一片黄荆子的叶子尝了尝，辛辣香味。我们客家人叫它布荆，客家妇女坐月子必备的就是用黄荆子枝叶洗澡，可以祛风。黄荆子泡茶喝，可以疏风通络，解表散寒，预防暑气。我们采了一小团，揉碎，放于鼻孔，边爬山边闻，独特的辛香味道，有提神醒脑之感。

黄荆子性温，能暖肺胃、散寒，气香行散，能祛风解表、理气止痛。那些风寒感冒、胃痛食积、关节痹痛，甚至咳嗽哮喘的客家人，都知道用这黄荆子来治病。甚至客家人世世代代都有言传身教，家里庭前屋后种上一两株黄荆子，可见黄荆子在农村用得是相当广的。它又叫黄金子，可见其作用非凡，不同寻常。

我们闻完黄荆子，又闻艾叶。老师说，用好艾叶这一味药，就能解决很多疾病。

上海有个艾医生，是以艾叶而宏医道，他能用艾叶解决不少疑难杂病。

这次我们在山上发现了不同品种的艾叶，这艾叶的味道也是辛香扑鼻，非常醒神的。以前在老家见过这样的现象，就是村民们养的小鸡小鸭，突然被风雨淋湿后，有一些会患风湿病，走路一瘸一拐，严重的双脚根本支撑不起自身的体重。人们称之为软脚鸡、软脚鸭。这时就有两个办法，一是去山上采些黄荆子枝叶，铺在笼子底下，把软脚的小鸡、小鸭放在上面，关好笼门。这样，过个三五个小时或半天，那些小鸡、小鸭就能正常走路了，居然好得很彻底。在南方农村，这是养过鸡鸭的老人都知道的经验。第二个办法就是用艾叶，也能起到一样的效果。可见，在祛风湿、散寒邪方面，黄荆子和艾叶都有着神奇的功效。

艾叶被广泛用于艾灸，古人认为艾能治百病。李时珍称上好的艾叶"服之则走三阴而逐一切寒湿，转肃杀之气为融和；灸之则透诸经而治百种病邪，起沉疴之人为寿康，其功亦大矣"。而黄荆子则常被作为药枕用，可舒筋活络、祛风除湿，用于颈椎增生、肩背痛、疲劳不能睡眠，故被用为"婴儿防惊，学生醒脑，中年安神，老年防中风"的传统药枕材料。

有病人拿着一株植物问老师，老师说，这是穿破石啊！原来这是小株的穿破石，要不是看到它长满刺，还真的认不出来。老师说，你们见过中年穿破石，这是小孩穿破石，也要记得它。

又有病人问那一片长长的藤，老师说，那是威灵仙啊！以前我们采的威灵仙是很细嫩的，这回碰上了有一定年代的威灵仙。老师说，这小威灵仙你们要认得，老威灵仙你们也要认得。

当我们到达凌云塔时，发现老王正在塔前的黄土地上采挖着一株巨大的商陆，一群人都在围观。老王拿着药锄，左刨刨，右刨刨，惟恐挖伤了商陆。我们连忙上前去帮忙刨土，这不挖不知道，一挖吓一跳。刚开始大家都以为，挖几分钟就可以拔出来，没想到这株商陆根深蒂固，根一直扎到半米以下的厚土中，看来它少说也长了五年。差不多用了二十多分钟，终于挖出来了，比最大的萝卜还要大，看起来挺像萝卜的，难怪这商陆有个别名，叫作山萝卜。

这商陆的茎叶是中空的，老师说，中空能通利水道，这商陆专治水肿胀满，又叫作见肿消。《药性赋》里正是这样说的，商陆治肿，覆盆益精。

我们刚尝了覆盆子，酸酸甜甜的。现在又来尝一下这商陆，茎叶甘甜带乳汁，而根确实挺苦，苦能泻下。这商陆治疗的水肿特别有意思，就是治疗那种大便秘结、小便不利的水肿。商陆通过通利大小便，使水湿从二便下泄，有个出路，从而消除水肿胀满。古人有单用商陆煮粥吃，就有此功效。当然还可以外用，李时珍说，把商陆捣烂，加三分麝香，贴在肚脐上，用布包住，小便很快就会通利，水肿就会消掉。可见商陆外敷、内服都可以治水肿。

◎一个西医生的中医跟诊日记

林枫在第二天上午回去了，他把在任之堂的学习记录留给了我们，现节录如下：

4月29日，小雨。

当天晚上，大家一起围桌搓药丸。这时，正是大家学习交流的好机会。

我问老师少年白发是怎么回事？我两个兄弟都少年白头发，甚至以前我头发也白过，后来靠吃中药吃好了，所以对中医深信不疑。

老师说，白头发，病因不同，治法不同。有思虑过度，劳伤心脾引起的，就是想得太多了，这种病人，要少想事儿。有房劳过度，手淫太过引起的，这种病人节淫欲胜于服药。

老师发现我搓药丸的手心出了很多汗，便叫我先别做药丸。老师说我心太急了，太紧张了。确实，这汗证一直与我相伴，我容易出汗。该怎么办呢？老师说，手心为劳宫穴所在，汗为心之液，你是心包经有热，加上小肠经不通，所以吃饭要清淡些，心要放宽些。谈到汗证的治疗，有好多方法，比如用枯矾打粉外洗也有效，特别是足底出汗。老师还说了一组药对，牡蛎加灯心草，专治心经发热，汗水上泛外冒的。老师说，灯心草清心热，牡蛎把上泛外冒的汗水往下收。想不到中医可以这么形象地解释这些药对，一下子就难以忘记了。

4月30日，阴转晴。

早上赶到大药房时，8 点多，发现老师已看了四五个病人。我先到药房抓药的地方，陆东师姐马上叫我剪猪鞭和猪蹄甲去，原来是猪的生殖器、猪的蹄甲，这两味药我以前可是闻所未闻，见所未见，对它们的功用就有些迷惑了。

陆东就跟我说，猪蹄甲治肠浊，猪鞭治腰痛。猪蹄甲处于猪圈里最污浊的地方，却不会腐烂，可见它排浊气很厉害。猪鞭长长的，就像坐骨神经一样，能营养神经，从腰一直通达到脚部。

老师叫我给一个肩痹的病人吊痧，于是创涛就先教我一些基本的手势，先拍足三里，再拍手部三阳经、三阴经，然后叫病人到药房外面跺脚甩手。

创涛示范了一遍，我仔细地旁观，给病人拍完后，当即就舒服了好多，肩本来不太利索的，居然变得灵活起来了。创涛又跟我说，拍病人前后你把把脉就知道了，完全不同，拍完后脉道流利通达多了，这就是疗效。

今天下午，老师又带我们到附近的山上去，看看种的天南星长得怎样了。一路上，见到了治眼睛的千里光，止血的大小蓟，治咽喉炎的射干，还有泽漆。

我对泽漆很感兴趣，它一条茎上来，分了五支，类似人的五脏，每一支又再分为三小支，类似天地人三才。老师说，这泽漆可治疗癌肿。并拗断一条，有白色乳汁流出来，还能带补，所以利水而不伤阴。

老师又讲到一般药物含有三、五、七叶的都不简单，比如三七、五加皮、五指毛桃、扣子七、七叶一枝花……

5 月 1 日，大雨。

早上有几个病人，很特殊，比如四川的中年女性，西医诊断为皮肤干燥综合征，诉说皮肤龟裂。老师说她关脉郁，用了木香、香附、穿破石、连翘、芦根，打通关脉，一切都凭脉用药。然后，老师又开了个外洗方，有白鲜皮、蝉蜕、生麻黄，这样汤药内服，汤水外洗，内外兼治，这让我看到了中医的优势所在。

又有一个斑秃的女性患者，双手关尺部脉迟，血气不能上养头面，老师便用了秦伯未先生的神应养真丹。有羌活、天麻，载药上行头面以祛风。又有枇杷叶、泽泻，加入原方中，以降浊气。这难道就是老师升清降浊的思路？在治疗常见的脱发中，也体现着老师升降的理法，这让我印象特深刻。

5 月 2 日，阴。

上午开始进入状态，有时去看看王蒋熬药，有时跟创涛学学吊痧，有时还问问培杰药方。我这次过来，主要是为学脉而来。老师就叫我随意去体会每个病人的脉象。刚开始我特别在意每个脉象。老师说，你要放开来，把脉先把脉势，脉法只是四诊之一，脱离不了整体。学把脉不一定非得握着病人的手，你把一位老人家扶到这诊台前，也是一种诊断，老人家的气脉如何，你一下就有个整体感。

这样，一下子我学脉的视野就开阔多了，原来摸脉并不是指专在病人手上摸，在身上帮他扶一把，在口上跟他谈一下，这都浸润着脉学。

5月3日，晴。

一晃快过去五天了，七天时限很快结束。自己来这里，想要像老师那样切脉就知道五脏六腑的虚实寒热，可这么多天下来，虽然有些提高，对脉诊还是有些云里雾里，不知所踪。老师问我，找到脉感了没有？我说，还没有，但这几天的收获还是挺多的。老师就叫我抛掉所学，忘记书上说的二十八种脉象，放松地去感悟脉势。老师叫我最好去看看《难经》，里面脉法说得比较好。

5月4日，晴。

车厢宾馆的病人很多，昨晚我为那些病人把了脉，做了记录，今天就拿来跟老师印证一下，是否相符。我说，这个病人左关肝脉郁，右关胃脉郁，两尺部沉迟。老师点点头说，病人是左关郁，尺沉迟，你摸到些门路了。

我不禁感觉良好起来，切了这么多病人的脉，才有点体会，才抓住了点郁脉。

脉象之首脉为郁脉，我对这句话更有感触了……

第72天　治灰指甲的小偏方

5月5日

◎添煤的启示——久病不耐重剂

第9个病人，48岁，中年人忙着事业，忘了身体，得了癌症，做了放化疗后，身体全线变差，大便不成形，没规律，牙龈鲜红，人体消瘦。

他来复诊，老师问他，吃药后放屁了没有，大便怎么样？老师关心的不是他癌瘤转不转移，而是他的二便通不通调。病人说，大便好多了，成形了，以前不成形，也放了好多屁，就是有时还会心慌。

老师说，心与小肠相表里，肠一通畅，你心脏就会慢慢好起来。

随后老师给他开了丹栀逍遥散，加上芦根、木香、猪蹄甲、炒薏苡仁，给他都是用小剂量，没有用大剂量。方药为：柴胡6克，白芍10克，当归8克，白术10克，茯苓15克，生姜10克，薄荷8克，炙甘草5克，芦根20克，木香10克，猪蹄甲10克，炒薏苡仁20克。2付。

用药要特别注意胃气的强弱，因为消化食物靠的是胃气，而消化药物靠的更是胃气。《太氏药谱》里就有这样的经验，指出用药必需结合胃气，方能中的。凡久病重病或老年性疾病，往往胃气虚弱，不耐重剂。需从小量微量开始，欲速则不达。好比奄奄一息的火炉，加煤是必需的，但若多量猛加，反而是灭火。如果由微量开始，少添勤添，很快就会燃烧起来，火越来越旺。治病的道理同样如此。

这是古代医家所说的"轻可去实"的治病思路。轻药能够治病，是因为轻巧。轻舟能够速行，有点像太极之中的四两拨千斤。

太树人又打了一个形象的比喻说，桌上的灰尘，用鸡毛掸可以轻易拂去。但用大扫帚，不仅去尘不干净，反而会留下痕迹。

老师说，他胃中有热，肠道不通，所以牙龈鲜红，口臭发热。下面肠道不通，热气不能从腑中去，它就往上窜，人体整条消化道，是热气升降出入最大的通道。从口腔到肛门，应该通调无阻，一有滞涩，在下面就表现为便秘、痔疮，在上面就表现为口疮溃疡。

老师用丹栀逍遥散是解他的肝郁思虑过度。老师说，芦根中空类似肠道，芦根可以解热毒，所有放化疗过后出现的发热、口臭、恶心呕吐等胃热上逆的现象，都可以用芦根。老师常用木香这味药，木香味重气浮，则上、中、下三焦之气皆能理顺，能上能下，又能醒脾。猪蹄甲和炒薏苡仁，一个是令浊气下行肠管，一个是令浊水排出膀胱。这是病人牙龈鲜红、口臭，病在上取之下的思路。

老师往往随性加入几味药，都有深远的意义，因为老师看到的不是一个肿瘤，一个脏腑，一个病症，而是身体上下内外，气机相互协调运化的整个过程。

第30个病人，男，得了脚气病，还有股癣，治了几年都没治好。

老师说，治疗这种癣疾，中西医用的方法完全不同。这源于它们认识疾病的方式不同，不同的指导思想，才有不同的医疗体系。股癣，西医认为真菌感染，中医叫作水寒土湿。西医看到的是显微镜下微细胞的生存状态，中医看到的是这些微细胞生存的整个大环境情况。所以西医是消毒杀菌，而中医直接把寒湿的体质，这个身体大环境治一下就好了。

这样的话，懂得治寒湿腰痛的人，治疗这股癣也是小菜一碟。寒湿腰痛，是肾水寒，脾土湿，所以治疗要温化寒水，健运土湿，这时有两味药是老师常用的，即附子与白术，气虚者加入黄芪、当归，血瘀者加入丹参、降香，湿重者加入炒薏苡仁、泽泻。中焦气郁不通，必用枳壳、桔梗、木香。这样，不用杀菌治癣，

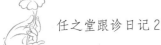

而是调整整个机体内环境，达到治愈癣疾的目的。

病人说，还有灰指甲该怎么办？老师说，可以内外兼修。服中药外，还可以用个小偏方，外洗患处，即白醋一斤，独头大蒜三五枚，把大蒜拍碎，泡在醋里1周，用醋汁涂抹癣疾或灰指甲，都有好转。

◎炒艾叶炭要讲究

晚上，我们和王蒋、陆东、郭雅、连刚一起到大药房，今天刚好空闲，不用做药丸，老师就准备给我们讲一堂课。这堂课可谓是丰盛大餐，我们听后都拍大腿说，可惜林枫走得太匆忙，错过了这顿饕餮大餐、知识盛宴。

连刚也是刚过来没几天的中医爱好者，他是搞网络工程的，对中医特痴迷，他说，学中医让他觉得有种安全感。连刚刚开始只是感兴趣老师的任之堂，后来读了跟诊日记后，他说不得不来了。人生有想法，就要立马付之以行动，不要留遗憾。

老师谈到艾叶，刚好今天上山又采了艾叶，早上还炒了艾叶炭。

老师说，炒艾叶炭要讲究，火太大了很容易炒着火，要稍喷点水。炒好后，还要用锅盖焖一下，叫作闭息，这样艾叶就能够把散在空中的热力芳香吸进去。

原来这艾叶炭的制作这么讲究，正因为这样，它才能够把身体渗出去的血液收回来，还带有温通的性质，可以化瘀血。这样，既能守，又能走，阴阳两道都通的药物，那可是少之又少啊！老师说，用好艾叶，许多疑难杂病都好治疗。比如艾叶配苦参，清除肠道湿热；艾叶配香附，暖子宫；艾叶配黄连，治疗失眠、血管垢积。

艾叶炭这么讲究，艾条的制作其实更讲究。道门称艾条为"太一神针"，一是因为艾条独特的温经通脉作用；二是艾条能沟通天地纯阳之气，作为媒介帮人疗病。

古人称赞艾能治百病，这是对艾条极高的评价。这样的艾条，不是一般市面上的艾条，因为上等的艾条是用蕲艾制作的，而且点燃了不会熏眼睛，很温和。古人称赞蕲艾，服之则走三阴而逐一切寒湿，转肃杀之气为融和；灸之则透诸经而治百种病邪，起沉疴之人为寿康，其功亦大矣！孟子也说，七年之病，求之于三年之艾。

陈年的艾条作用更加老到，特别是艾条的制作过程，类似于人的修行，要经过多年的锤炼。正如人要经历岁月的考验，经过百般切磋琢磨，千种孤独忍耐，把辛温外散的精气神内收沉纳下来，敛入艾条中。从一株芳香飘散、辛温燥烈的山间野草，修炼成一条沉稳厚朴的纯阳艾条。所以说，好的陈年艾条，颜色古朴，味道含而不露，有一股淡淡的辛香，却能牵引天地间阳气。

关于艾条的独特制作，在道医会上有更为详细的论述。

老师讲到一个崩漏的案例，教我们分析问题，要找到根本，不能见血止血，至少要问四个为什么，问到根源上，治病才能治根。

　　以前有两个广东过来的学生跟老师抄方，刚好有个妇人来说她的月经几个月都没有停。老师就让两个学生先诊断一下，一个学生说，流了这么久，肯定是虚证，虚不摄血，应该用补虚的归脾丸。另一个则说，病人脉实有力，血鲜红，应该是热证，不问她流多久，还是要用泻法，通因通用。

　　这时，老师就跟他们分析说，病人流了三个月，中间清了两次宫，都没能把血止住，输了一次血，也不管用。又吃了很多补药，也补不住。如果用收涩补气的药能治好，他们早就治好了。而这病人脉象较有力，明显不是纯粹的虚证。脉势亢盛，肾脉沉且紧，舌苔白腻，舌尖红，是火气上冲，而下焦有寒。

　　所以第一层就要问子宫为什么出血？是因为上焦心肺有热，而下焦子宫寒凝。

　　心主血脉，肺朝百脉。心肺上有邪热，上面的压力很大，容易形成血热证，所以下面子宫扛不住，上面的压力不减下来，下面的血漏就止不住。而下面宫寒，如果光用温药来暖子宫，只会促进血脉的运行速度，而加重出血。若用凉药来降火，就会加重瘀血。这时，有没有既能散寒，又能止血的药？老师说，除了艾叶炭，还有啥。再稍佐点白茅根，色白入肺，把肺热往下引。这样心肺热火一减弱，下面子宫压力立马变小。这样，同时达到"塞源""澄流""复旧"的效果。

　　老师说，为什么肺有热？这是第二层。如果不搞清楚肺热的源头，可能刚好第二天又复发了。因为血虽暂时止住，上亢的气机还在。不把上亢的气机降下来，肺热就不可能清除掉。那么降上亢气机，胆、胃、肺上越的最好的一味药是什么？

　　我们说是竹茹。老师说，对。竹是中空，一节一节的，体内去掉心肺肠道等脏腑，就是一个桶，也是中空。竹茹能够通降三焦之气，我们用的是竹茹团，而不是切碎的竹茹，切碎的竹茹失去了整体性，就很难有这个效果。

　　竹茹治吐衄、血崩、牙龈出血都有效，为什么呢？因为它降的是胃气，阳明胃经为多气多血之经，胃中气热一降，周身气血的热气都降。所以说，阳明胃经是人体最大的降机。胃肠都下降了，身体没有哪个脏腑敢说不降的。

　　《药性赋》里说，治虚烦，除秽呕，须用竹茹。原来心烦、不眠、呕吐、口臭都需要通降胃气，治肺鼻出血、月经量多、牙龈出血，也是这样一个道理。除了清肺热外，更需要降胆胃冲任之气。把这浊气降到六腑中去，血不用止，它都会慢慢修复，这是考虑用竹茹的第二层原因。

　　老师又说，第三层就是为何胃气会卜逆？这胃气上逆的根本病机在哪？老师

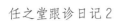
说，离不开阴阳。中医的脏腑气机，最后都要放到阴阳上来看。上逆是因为阳亢，阴不涵阳，所以需要用龙骨、牡蛎往下收，令阴阳相济。如果单降胃气，而没有考虑到把浮阳降下来，则很容易反弹。原来胃气上逆，是因为下焦收不住，收不住，血才会外出。

老师接着说，第四层就是为什么下焦会收不住？这时就不单是用药的问题了，要从生活中去找根源。病人生活上肯定有问题。没有无缘无故的病，有果必有因。原来这病人喜欢吃花椒、辣椒，还经常熬夜，喜欢看电影，这些行为都是令肺胃气机上逆、阳气浮越的。治病必求于本，没有把根挖到这里，就很难把病治个彻底。

这病人吃了3付药后来复诊，学生最关心的是血止住了没有，所以一见面就问这个问题。而老师却不问这个，问她大便通畅没有？病人点头说，通畅得很。

老师心中就有底了。十二经为江，胃肠为海，百川归海。大便一通畅，身体整个上越的气机都平复下去，就像退潮一样。果然，这个病人说，服第一付药后，血就止住了。

第73天　治痰要治气

5月6日

◎治皮肤病要调心

我们基本上把《药性赋》背了一遍。《药性赋》最后一句话说，更宜参本草，而求其详悉也。这句话已经给学药的人指明了一条路，就是背完药性后，就要开始参阅《神农本草经》。而《神农本草经》又不是那么容易看懂的，那该怎么办？

老师昨天给我们介绍了《本草注疏》这本书，《本草注疏》把每一味中药神妙之处描绘到了极致。老师说，有了这本书，《神农本草经》就好读多了。

我们决定再把《药性赋》理解深入点，再开始看《本草注疏》。

今天是礼拜天，病人特别多。第4个病人是广西过来的，女，34岁。

老师一摸脉，看了指甲就说，你以前吃了很多水果、绿豆、凉茶。病人惊奇地点头。老师又说，你指甲短，青瘀色，寒湿很重。是寒邪郁在肝经，身上没有热气，所以手脚冰凉，脸上长斑，腰酸。

为何指甲短的人体内寒湿比较重？因为寒主收引。长期肝脏受寒后，升发之气就会被遏制。肝其华在爪，所以指甲会变短，呈现青瘀色，这就是寒凝血瘀了。

病人说，每天早上起来，腰部都是僵硬的，要走好一会儿才能缓解。在广西也治了很久，都没治好，这回是闻名而来，专门找你的。

老师说，找我没用，要从你自己身上找原因。南方人喜欢吃寒凉的东西，你要少吃寒凉的，你脉沉弱，就像掉到寒水里，身体怎么会暖和呢？只要你的手能暖和起来，病就好了，腰也不再是问题。如果你不注意调养，到时可不止手脚冰凉，等到脏腑变凉时，那就不再是小病了。原来寒主收引，经常喝冷饮、吃水果的人，体质就进入冬天状态。浑身的肌肉都因寒凉而收引，紧张僵硬，人体颈背腰脊部为督脉所过，是阳气最大的通道，最容易僵硬不适。

老师交代了医嘱后，就念肾着汤和桂枝汤，温暖心肾阳气。再用五加皮、杜仲、黄芪、当归，把她沉弱的脉扶起来，令正气存内，邪不可干。

解决了扶正的问题，当然还要注意祛邪。怎么祛呢？病人身上有风湿，风伤于上，湿伤于下。治疗风湿要散风于足太阳膀胱经之表，渗湿于膀胱水府下面。老师用羌活、独活，把风邪往上、往外散，用炒薏苡仁、泽泻，把湿浊通过膀胱外排。

病人又说她皮肤病治了五六年都没办法，这皮肤病并不是大问题，但长在脸上却让人心中有疙瘩。心其华在面，布气于表。这是《内经》里说的。所以治皮肤病，在五脏之中，首先要注意调心，老师就加了丹参、菖蒲这两味药。

这样，整个治疗思路一下子就理顺了。方药为：白术 20 克，茯苓 30 克，干姜 10 克，炙甘草 10 克，桂枝 10 克，白芍 15 克，大枣 5 枚，生姜 10 克，五加皮 15 克，杜仲 20 克，黄芪 30 克，当归 10 克，羌活 5 克，独活 5 克，炒薏苡仁 30 克，泽泻 15 克，丹参 20 克，菖蒲 15 克。3 付。

病人复诊时，腰部僵硬解除，后带药回广西。

◎老年人的胆胃问题

第 5 个病人是来复诊的，男，29 岁。他说吃完药后，大便稀，拉出很多黏黏的东西，腰基本不痛了。这又是我们意料之中的事。

在老师这里，除非是那种先天性骨裂、强直性脊柱炎或者腰椎滑脱的，一般的腰痛、腰椎间盘突出、腰肌劳损都很好治。

老师给他开了桂枝汤加通肠四药善后，这也是升清阳、降浊阴的思路，这病人还需要继续排排肠道污浊。方药为：桂枝 15 克，白芍 20 克，生姜 15 克，大枣 5 枚，炙甘草 10 克，火麻仁 20 克，猪蹄甲 15 克，艾叶 6 克，苦参 5 克。3 付。

第 15 个病人，是个老人家，胁胀背痛。老师说，你有胆囊炎，不能再吃鸡

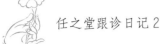

蛋了。老师摸脉后又说，你脾气刚得很，别再跟老伴吵架了。这老人笑着说，没吵。

老师说，没吵怎么会得胆囊炎？还有肥肉、鱼那些黏糊糊的东西，都不要再吃了，越吃你心越烦。少吃荤油，那些油汤渣滓，不要老往自己嘴里倒。

许多老年人胆胃有问题，一个是生气吵出来的，另外一个就是吃了太多油垢，身体代谢不过来。所以老年人要吃清淡，清是少油，淡食少盐。少油不容易得心脏病、胆囊炎；少盐，不容易得肾病、高血压。

老师就开始念方，用穿破石、当归、延胡索、川楝子，这四味药是通肝经，流动肝气。病人胸胁胀痛，是因为肝经郁住，人体所有的水湿都要靠肝气疏泄带走。肝郁后就带不出去。这样，平时呼吸或者说话，都容易有胁痛，甚至得胆囊炎。

背痛，一个是肝胆问题，要通肝胆经，而另外一个则是心胸问题。

这老年人寸脉不足，一是心力不够，二是小肠动力减退。所以治疗背痛，除了直接给他羌活、防风，理通背部经络。老师还用了红景天、银杏叶，直接调他的心脉。心的动力一足，背部就不容易受寒而痛。小肠脉不通，常用火麻仁、猪蹄甲。颈椎不利索，常选用葛根。整个方子就那几味药，把肝胆、胸背都照顾到了。

方药为：穿破石 40 克，当归 10 克，延胡索 20 克，川楝子 15 克，红景天 20 克，银杏叶 20 克，火麻仁 20 克，猪蹄甲 15 克，葛根 30 克，桂枝 10 克，白芍 15 克，生姜 10 克，大枣 3 枚，炙甘草 8 克。3 付。

◎经血以下行为顺

第 33 个病人，女，34 岁，是搞西医的。西医找中医看病，已经不是新鲜事儿，老师这儿也常有，还有西医来跟老师学习中医的。

老师摸她脉后说，你肝郁肾虚。她说，月经先是越来越少，后来不来了，这是怎么回事？老师说，你肝郁，气血往上逆，不往下走，月经当然便少了。子宫又虚寒，寒主收引，处于收缩状态的子宫，经血当然会慢慢变少。

病人又问，这病是怎么得的？老师说，月经期间接触冷水，或者喝凉饮，吃水果，或者生气郁住，都会使气血上逆，不能下注子宫。这样久了，还会长胡子。

经血要以下行为顺。老师就给她按艾附暖宫丸理法处方，再加上枳壳、桔梗、木香、紫石英，既暖子宫，也宽胸理气。

老师说，身体有寒，月经刚开始会减少，因为寒主收引，寒性凝滞。寒邪严重时，月经便不来了，就像大雪封山一样，没有通路可走。《内经》说：天地温和，则经水安静。天寒地冻，则经水凝泣。天暑地热，则经水沸溢。卒风暴起，则经水波涌而隆起。夫邪之入于脉也，寒则血凝泣，暑则气淖泽。

《医学传心录》里说："女人经水不调，皆是气逆。妇人心烦潮热，多是郁生。"来这里调理的病人，最常见的就是抑郁或者气逆。抑郁的要疏肝解郁，气逆的要引火下行。可如果气逆得厉害，引起身体水湿痰浊都往上犯，这又该如何治呢？

第 39 个病人就是这样，女，39 岁，略胖。她跟老师说，胃胀，眼睛肿胀，咽喉炎，皮肤痒。老师问她，晚上睡觉打不打呼噜？她说打。

老师又问，脖子利不利索？她说僵得很。老师说，诸痉项强，皆属于湿。你心情烦躁，性子急，整个气血水湿都被带上来，所以胸胁以上容易被堵住，你这慢性咽炎、颈椎病、鼻炎、眼胀、打呼噜，一切都是通路受阻，痰湿降不下来。

老师先给她打通中焦，用枳壳、桔梗、木香、郁金、香附。然后，用竹茹、芦根、苏梗这些中空通降之药，专顺降中焦胃气。单用植物药降胃气，力度还不够，因为病人烦躁，气火亢得很。这时，往往需要用龙骨、牡蛎来镇一镇。张锡纯说，龙骨、牡蛎乃治痰之神品。这是高屋建瓴的论调，龙骨、牡蛎并不是直接化痰、消痰的，它是站在人体周身气机、气势的高度上，把上亢的痰湿、水气往下顺降。故古代医家说，气顺则一身痰消矣！常言说，见痰莫治痰，治啥呢？治气！

老师把脉把的是脉势，治病用药调的也是病势。气郁者解郁，气逆者降逆。老师用枳壳、桔梗、木香、郁金、香附来解郁，用竹茹、苏梗、芦根、龙骨、牡蛎来降逆。这些郁逆之气往下降，就必须有个出路，如果没有出路，它会反弹得更厉害。所以，老师用了泽泻、炒薏苡仁，分别从左右路把水湿往外利。

老师说过，治疗上半身的各类气逆，肿胀，或眼胀，或咽喉炎，或打呼噜，必须要用到一收一利。龙骨、牡蛎就是往下收，泽泻、炒薏苡仁就是往外利。单利而不收，利不出去；单收而不利，降不下来。这就是老师用牡蛎配泽泻，龙骨配炒薏苡仁，分利左右路的思路。

治病总不离升降，老师在这群降药之中又加入葛根、小伸筋草，把阳气往头顶升，解除颈背僵硬不利索的病症。这样，后升而前降，前降而后升。气机对流循环，就会形成一个圈子，如环无端，通调舒畅，运转不息。

方药为：枳壳 15 克，桔梗 15 克，木香 20 克，郁金 20 克，香附 15 克，竹茹 20 克，苏梗 20 克，芦根 20 克，龙骨 25 克，牡蛎 20 克，泽泻 15 克，炒薏苡仁 30 克。3 付。

晚上，老师还给我们讲了中医、西医的区别。老师说，中医、西医最大的区别不在于仪器设备，也不在矿物药与植物药，而在于用这些仪器设备、药物背后的指导思想。所以说，先进的科技设备，中医、西医都是可以共享的。而用药，比如用阿司匹林来退烧，是西医的思路，但是用来发汗解表，却是中医的用法。

老师又说，中医首先要确定天地万物都可以用，但用的是中医的指导思想——整体观。所以，手术、针灸、推拿、按摩、康复、饮食、药物，都可以拿来用，这背后都有医道。

第74天　小儿食积咳嗽的通用方

5月7日

◎零食养病不养人

今天下了点小雨，空气格外清新，原以为可以轻松一点，悠着点过去，可一到大药房，发现老师已看了五个病人。而登记本上已排满了四十多个人。

第6个病人和第7个病人是父子，父子都有共同的病机，肝胆经脉不通，来老师这里复诊。儿子是搞网络的，父亲以前是个老兵。看到父亲得了胆囊炎、胆结石，他却没有过多关心自己，而是最关心他儿子的病痛，我们都很感动。

父子同样是肝胆气机不通，怎么通肝胆经脉呢？老师给他们两人开药，相同的都有这四味，即穿破石、当归、枳实、竹茹。穿破石最善通肝经，当归引药入肝，枳实、竹茹是温胆汤的两味药，降胆胃之气极有效验。其他的都是随证加减。后来，他们每次过来复诊，病情都在慢慢变轻。

第18个病人，是小儿咳嗽。又是只爱吃零食，不爱吃正餐。

一日三餐，一生平安。人如果把自己的三餐都搞乱了，那是没病找病受。

老师对孩子的家长说，零食养病不养人。家长又问，那给小孩子吃啥呢？

老师说，吃主食，一日三餐给他吃饱就行了。随后，老师就念小柴胡汤加木香、山楂、鸡矢藤。小柴胡汤是调小儿少阳体质的良方，加上木香理气滞，山楂化食，鸡矢藤消积。对一般小儿食积咳嗽都有效。

方药为：柴胡8克，黄芩10克，生姜10克，大枣4枚，半夏10克，红参10克，炙甘草5克，鸡矢藤20克，木香10克，山楂10克。3付。

家长问可不可以泡些西洋参给孩子补补？老师引《黄帝阴符经》说，食其时百骸理，动其机万化安。人知其神之神，不知其不神而所以神也。

世人都知道人参、鹿茸大补的神奇，却不知道寻常大白菜、地瓜、生姜、大

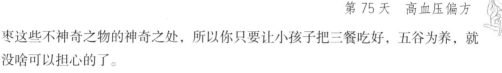

枣这些不神奇之物的神奇之处，所以你只要让小孩子把三餐吃好，五谷为养，就没啥可以担心的了。

◎子宫有沉寒痼冷，非紫石英不能破

第 25 个病人，女，45 岁，子宫肌瘤，长得比鸭蛋还大。医生建议切掉子宫，她问老师怎么办？老师说，南瓜藤结了个南瓜，你把这边的摘掉，它又在那边结南瓜，是因为你没有看到南瓜的藤。瘤子只是表象，经络不通才是长肌瘤的根本。肌瘤是长在子宫上，可它的根藤在哪里？在肝，在胆，要拔根怎么办？就必须调肝胆。

老师说，这病要抓住主干，不要抓枝叶，要顺藤摸根，摸到根部去，连根拔起。

肝主一身气机，肝疏泄则子宫疏泄，肝郁则子宫郁。老师还是用通肝胆经的办法，选用穿破石、当归、枳实、竹茹。病人胆胃之气不降，还必须加强降胆胃的药，故老师加入柴胡、黄芩、龙胆草、苏梗。肝气应疏通而不应郁滞，故老师用香附、郁金。肝血应流动而不应停滞，故老师用牛膝、丹参。这样用药的主要目的是打通肝经，降胆胃之气，流动气血。

之后，老师才针对子宫肌瘤，用了炒薏苡仁、紫石英、杜仲、川续断这四味药，炒薏苡仁重用到 50 克，使子宫湿邪郁气能向下疏泄。子宫有沉寒痼冷，非紫石英不能破。而杜仲、川续断引药入肾，补肾之余还有活血之功，既补且通，非常符合肾的生理。

方药为：穿破石 40 克，当归 15 克，枳实 12 克，竹茹 20 克，柴胡 10 克，黄芩 15 克，龙胆草 6 克，苏梗 15 克，香附 15 克，郁金 20 克，牛膝 15 克，丹参 20 克，炒薏苡仁 50 克，紫石英 30 克，杜仲 20 克，川续断 20 克。5 付。

第 75 天 高血压偏方

5 月 8 日

◎心胃本是一体

这几天，山上覆盆子大盛，酸甜酸甜的，很好吃。《药性赋》说，覆盆益精。五子衍宗丸中就有覆盆子这味药。覆盆子这味药有意思，老人晚上频繁夜尿，吃了覆盆子后，就可以把尿盆倾覆过来，搁在一边，因为不夜尿了，用不着了。所以说覆盆子这味药，是治疗肾虚精亏遗精、遗尿的。

老师常用于治疗不孕不育症。老师说，卵巢、精囊萎缩的人，比较适合服用这些种子类药物，以其子通子的缘故。

第5个病人，男，52岁，十堰本地人。听说任之堂这里有个医生治病有一手，便立马跑过来看看。他后背痛而寒凉，又有胃胀，经常胸闷，且腰腿不善于行已经好多年了。老师给他开温通背部督脉的药后，觉得背部就舒服多了，今天又来复诊。

像这样的病人，临床上很多。病人上面心脏有问题，下面腰肾又不行，前面胆胃不降，后面背部寒凉，如何把这四种病症统一到一块儿来治疗？西医可能会认为这是四个病，属于不同科的治疗范围，而中医却可在整体观的角度上杂合而治之，条件是发现它们四者之间的内在联系。它们四者之间有哪些内在联系呢？

《内经》说，背与心相控而痛，所治天突与十椎及上纪，上纪者，胃脘也。古人早已把这种心背痛看成一体，也提出了治疗思路，就是要注重调理天突、十椎和胃脘。天突在前面任脉，十椎在后面督脉，而胃脘在人体中间。所以治疗要把腰肾督脉往上温，把前面任脉胆胃往下降，如此形成任督循环。这样所谓的背痛、心痛、腰痛、胃痛，都可以因为这个循环圈打通了，而减轻或痊愈。即《内经》里说的，通则不痛。这个通就是要把这个循环圈子转通。

这病人舌苔白腻，左右两边关部郁住，寸脉相对显得不足。所以老师给他用了附子、龙骨、牡蛎、杜仲、桑寄生、川续断，这六味药把肾精封藏好，从腰肾这里开始把阳气循腰背膀胱经、督脉往上发。

老师加入鹿角片、金毛狗脊，这两味药专走膀胱经、督脉，所过之处背寒可除。病人两边关脉郁住，乃前面胆胃之气不能降，胆胃之气不降，会加重后背疼痛以及心胸郁闷。所以老师用枳实、竹茹、木香三味药降前面胆胃之气。

寸脉不足，乃心阳心气不够。老师加上银杏叶、红景天这两味药，专治心肌劳损、心脉缺氧。这样，后面腰背阳气上来，前面胃脘任脉下去，心脉也得到调养，整个方子就是在转一个圆圈。

病人还有腰痛，中医也有专门止痛的药，有寒凝而痛的用散寒止痛，有气滞而痛的用理气止痛，有血瘀而痛的用活血止痛。老师给他用延胡索、川楝子理气止痛。再用土鳖虫活血止痛。这样，整个方子就全面了，病人服药后反映腰背舒服了很多。

方药为：附子15克，龙骨20克，牡蛎20克，杜仲30克，桑寄生20克，川续断20克，鹿角片15克，金毛狗脊15克，枳实12克，竹茹20克，木香20克，银杏叶20克，红景天20克，延胡索15克，川楝子10克，土鳖虫6克。3付。

单味土鳖虫也可专治瘀血性腰痛，痛处固定，时有紫色或有瘀血点，效用极佳。上次王蒋的父亲腰疼，卧床难耐，相隔千里，又不方便让老师开方。于是我们相互商量，要用最简单的方法调治。当然最快的方法是用吊痧了。用药治病，还慢一点，不用药治病还更快。

腰背委中求，拍打腘窝见效最快。《内经》说，肾有邪，其气留于两腘。这句话是拍打腘窝治疗腰痛疾病的理论依据。而拍打还需要有人帮他，一时又找不着。

我们就用了一个小秘方，单用土鳖虫，研粉，每次 3 克左右，用温酒送服。结果才服了一次，王蒋父亲的腰痛就减轻了很多。可见土鳖虫活血化瘀通络的功效显著。《药性赋》说，土鳖化瘀，伤愈经通。

◎莲子有清心醒脾之用

第 9 个病人，男，24 岁，口水多，身体没劲。

老师把脉后说，脾虚，土不摄水，可用白莲子煮水喝。《药性赋》里说，莲子有清心醒脾之用。流口水是脾困倦了，醒不过来，这样的病人常说他自己很困，很想睡觉。《病因赋》里说，多睡者，脾胃倦而神昏。所以这样的病人，要让他脾醒神清，而莲子正有清心醒脾的妙用。

如果病人是胃寒反酸，兼有口水多。用丁香打粉冲水喝就有效。《药性赋》里说，丁香快脾胃而止吐泻。

第 10 个病人，男，25 岁，睾丸痛，来复诊。

老师上次给他用了金铃子散，加五核汤中两味药，再加乌药。金铃子散为延胡索、川楝子。五核汤为橘核、荔枝核、龙眼核、山楂核、川楝子。

为何种核类药物能治疗睾丸隐痛、疝气呢？原来草木的果核如同人下焦的睾丸，果核生于上，降于下，兼之质重下坠，所以专治下焦之气。因它们能直驱下焦，比一般行气降气的药更强劲些。

这次过来，他说睾丸不痛了，但是晚上还梦多。老师把脉后说，心肝火旺，日有所思，夜有所想，你是思虑过多了。

第 17 个病人，男，65 岁，多年老寒腿，眼睛又花，还喜欢看报、看电视，性子也特别犟。不过话又说回来，如果性子不犟，那生病的人也会少了好多。

老师上次给他开了养筋汤，加上"三草"，伸筋草、鹿衔草、透骨草。

他满心欢喜来找老师说，关节比以前好多了。老师说，你腿好些了，但也要爱惜着用。他问老师，眼睛花是怎么回事？

老师说，久视伤血，久行伤筋，久怒伤肝。伤了肝，就是伤了眼睛，伤了眼睛，就是伤了膝关节，伤了膝关节，就是伤了血。所以治疗这个病人，要养肝、养筋、养血。从中医角度来看，肝、筋、血、眼是一个系统。养肝就是养筋，养筋就是养血，养血就是养眼。养好眼睛，就是养肝。

老师给他开了养筋汤，就是帮病人养血、养筋。而病人配合戒盛怒，戒酒色，就是养肝、养眼。方药为：白芍 20 克，酸枣仁 20 克，麦冬 15 克，熟地黄 15 克，巴戟天 20 克，鹿衔草 30 克，透骨草 15 克，小伸筋草 15 克，菊花 8 克，枸杞子 15 克，香附 15 克，郁金 20 克。3 付。

第 20 个病人，女，50 岁，经常性失眠。这种失眠比较常见。她说她坐着就想睡觉，而一旦躺在床上就睡不着。老师说，你寸脉不足，头部缺血，心阳上不来。

治疗这个病人，还是用宽胸解郁的胸三药，枳壳、桔梗、木香，配上酸枣仁汤。还加上通肠的药，火麻仁、猪蹄甲，让胸中的浊气有个下行的途径。方药为：枳壳 15 克，桔梗 15 克，木香 20 克，竹茹 20 克，酸枣仁 20 克，川芎 15 克，炙甘草 10 克，葛根 30 克，茯神 20 克，火麻仁 20 克，猪蹄甲 15 克。2 付。

第 21 个病人，男，59 岁，高血压，头晕，大便稀。

这头晕和大便不调，看似两个病症，在老师看来，都是清阳不升，浊阴不降。所以治疗高血压，老师依然是用升清降浊的思路，配合一些临床效方、验方。

头晕，清阳不升，老师用黄芪、葛根。病人血脂高，肠道有积，大便偏稀，老师用山楂、鸡矢藤，消积降浊。这样一升一降就出来了，配合胸三药，枳壳、桔梗、木香，打通中焦升降，加强气机循环。

老师说，从病人脉象上看，是肝阳上亢，肾阴不足。人体会自救，肝阳上亢了，肾水就会升上来，浇肝火。长期这样，肾阴就会不足，这叫"子盗母气"。碰到这种情况，老师说，三味药，专治这类高血压，这是东北老太太的偏方，即熟地黄、茜草、苦丁茶。老师临床上用了很多，都有效。

这病人舌下络脉粗大、曲张，明显是瘀血不通。对于瘀血不通引起的高血压，最重要的是打通他的经脉。草医郎中传给老师一个秘方，也是三味药，专治这种血瘀性高血压，即穿破石、丹参、豨莶草。

老师说，这两个偏方，我在临床上观察过五十多例，效果都很好。

这个病人头晕、便稀，血脂高，清阳不升，浊阴不降，用升降的思路，也有相应的偏方去调理。

老师治疗这类疑难杂病，往往是运用升降的思路，再配合一些偏方秘方，把对病治疗和对证治疗结合起来。

方药为：黄芪 30 克，葛根 30 克，山楂 20 克，鸡矢藤 40 克，枳壳 15 克，桔梗 15 克，木香 20 克，熟地黄 20 克，茜草 15 克，苦丁茶 6 克，穿破石 40 克，丹参 30 克，豨莶草 10 克。5 付。

第76天　任之堂学中医八点

5月9日

◎亲尝生半夏

老师给了我们《内证观察笔记》这部书，以前我们听说过，但没有看，这次花了两天把它看完，感触也很大。学习中国传统文化，不进行一些内证是很难入门的。无名氏说了，当代人严重低估了内证所蕴含的大智慧。看了他内证小柴胡汤后，我们也蠢蠢欲动，真想好好服上几付中药，静静地感受一下中药四气五味的神妙。

老师就跟我们一起服用了生半夏，一是想看这生半夏是不是像传说中那样有毒，二是感受一下它降胃气的作用。我们跟老师三人共用生半夏 20 克煎汤，这生半夏是从农村搞来的，土生土长，药力十足。

我们切好了几片生姜，以防中毒，因为生姜能解半夏毒。古人云，生姜其用有四：一曰，制半夏有解毒之功；二曰，佐大枣有厚肠之说；三曰，温经散表邪之风；四曰，益气止胃翻之秽。药物炮制学上，经常用生姜来炮制生半夏、生南星，就是降低南星、半夏的毒性，同时提高它们的化痰之功。服用生半夏过量，引起咽喉麻痹，嚼服生姜片可解其毒。半夏中毒表现主要是在咽喉，能够令人咽喉麻痹，喉头水肿，这主要是指生半夏。

生半夏煎熬后，毒性已大减，结果尝药后，不但没有中毒，当晚还睡了个好觉。

古人云：半夏一两降逆，二两安神。第二天早上，通常是我们先起床，王蒋后起床。结果呢，王蒋已经起来了，我们还在被窝里睡。这样，我们对老师半夏和夏枯草相配治疗失眠就深有感触了。而老师的体会则是服完生半夏煎汤后，肠道比往日通畅很多。可见，半夏这味药降胃气和降肠气是一脉相承的。

这只是尝一味药的体会，谈不上内证。

◎肝肠循环

据我们粗浅的理解，中医的内证就是来一个病人，要明白我的药下去，在病人的体内是怎么走的。譬如，小柴胡汤，柴胡和黄芩两味药能够疏肝气，降胆中郁热，把肝胆之气热下降到肠中，而半夏和生姜就是把胃中、肠中之气往下降。人参、甘草、大枣调和扶正，以资运化。简单来看，这小柴胡汤就能把肝胆胃肠之气机调通理顺，我们称之为"肝肠循环"。肝肠循环得好，肝的余气就会下注于肠中，这样肝气就不会郁结生病。老师用肝肠循环的思路，治疗了很多病人，临床效果相当好。

比如今天第 9 个病人，肝病，来复诊的。老师不问他肝还胀不胀、痛不痛，而是问他吃药后有没有打屁，大便排得多不多？他说，比以前任何一次大便都要多，而且大便奇臭。他妻子在旁边也说他这两天吃药后放的屁特臭。

老师又问他，轻松了些吗？病人说，吃药后，轻松了很多。我们再摸脉，完全不像刚来时肝郁得那么厉害。再看一下处方，不正是老师肝肠循环的思路吗！

老师用柴胆牡蛎加葛根汤，柴、胆、牡蛎治疗病人肝郁化火口苦、胆胃之气不降的病症。再用火麻仁、猪蹄甲顺通肠道，把肝胆经泻下来的热毒通过肠道输送出去。这六味药就是一个肝肠循环。按无名氏的说法，这药下去，病人肝肠之间肯定会形成太极圈，病人最明显的体会就是屁多且臭，而大便也比以前排得通畅干净。可见单用柴胡、龙胆草调他的肝胆是比较局限的，中医治疗是放在整体五脏中去调，从肝胆胃肠这个大系统来把毒运走。这样，肝轻松，肠道也舒畅。

所以，老师临床上用疏肝解郁和降胆胃之气两个理法是合在一起的。这也让我们明白中医治疗肝病是非常注重肝肠循环的。以后我们看方子、治病都会慢慢形成这个中医运动的思路，就是要明白药进到体内是怎么走的。

◎膝关节有湿——炒薏苡仁、川牛膝

第 18 个病人，29 岁，女。经常跟家人吵架，此次吵完架后，肝气郁结，胸部胀痛难忍，就来找老师调了。老师说，你自己回家去弄些橘叶，阴干了，以后想吵架时就先泡些喝，吵完架后再泡些喝。以后不要吃鸡蛋，鸡蛋会让你更烦躁。

这病人寸脉不用摸都可以看到跳动，心肝之火实在亢盛。治疗这种疾病，老师都是用枳壳、桔梗、木香、香附、郁金、栀子、淡豆豉调治的思路。病人烦躁得很，我们医生闭着眼睛开出去的方都是这个思路。老师说，这也是例无虚发的。

第 21 个病人，老人家上次吃药后，不仅背痛减轻了，睡觉也好多了。效不更方，老师在原方调补腰肾的基础上，再加上合欢皮、首乌藤这组安神助眠的药对。病人睡得好的话，腰痛会好得更快。

又有病人拿西洋参想在大药房打粉。老师说，你拿回去，放在锅上蒸一蒸，到时随你怎么切都可以。

今天又来了好几个道士，武当山紫霄宫武术学院的，有老有少。上次，那位小道士来老师这里服药后，膝关节积水减轻了很多，然后又去练功，又踢伤了，这回还带了另外三个道士过来。这些练武的道士，有一点是共同的，舌苔以白腻为主，膝关节普遍受到伤害。

老师跟他们说，山里寒湿重，要注意保暖，不要吃水果冷饮。这些年轻的道士说，他们练完功后，身上出很多汗，就喝冰冻可乐。老师跟他们说，出汗是自救，是要把身体的寒邪排出来。如果救不了，汗出不畅，寒邪闭在筋骨，就会成风湿。

老师叫他们戒掉凉饮，同时叫他们练功要遵照《内经》里说的，"必待日光"。身体有风湿寒邪，可以看成身体处于冬天状态，所以要远离寒凉、冷饮，多亲近阳光、温暖，使身体常处于夏天状态，这在《内经》里叫作"冬病夏治"。

对另外一个老道士，老师跟他说，扎马的时候，别蹲太低，人老不比年少，伤到一次，很难修复。老师还提到练太极拳，不要太重视形式动作，打形式打标准，会把人累垮了，也不符合太极的本意。太极是无极而动，随意所至，运任自然，讲究的是行云流水，形神合一的。所以练太极时，意到气到就行了。

随后老师给他们开的大都是桂枝汤，加上三草，鹿衔草、透骨草、小伸筋草。气血不足的加上黄芪、当归，怕冷腰痛的加上淫羊藿、仙茅，膝关节痛得厉害的加上芍药、鸡血藤，膝关节水湿厉害的加上炒薏苡仁、木瓜。

他们是同样的生活起居环境造成的疾病，所以老师给他们开的方也大同小异。

◎怎么学中医

晚上 8 点，老师召集任之堂所有员工学生，一起到民间中医研究会。主要谈的还是古老而新鲜的话题，就是怎么学中医。

老师从八个方面介绍了我们任之堂学习中医的路子。

第一，爬山采药。爬山采药就是把常见的一两百种草药认识一遍。毒蛇出没的地方，周围常有蛇药。一个地方常见的病，当地肯定有草医能治，或者周围就有治这病的草药。老师说，只要你把常用的当地草药搞懂了，那么当地常见的疾病就搞定了。采药肯定离不开对药物形状、颜色、气味的认识，比如这两天跟老师上山看射干，采覆盆子，挖菖蒲，折艾叶，剪松针，割忍冬藤，摘金银花等，这些只要经历过一次都会终生难忘的。

药物的形态、颜色记住了，可药物的四气五味呢？当然要靠亲尝。王充说："服百药之方，治百人之病。"老师提到刘力红先生跟师李可老中医时，刚开始天天跟着喝附子水，早上50克，喝到没事才敢放心给病人用。我们也跟老师服穿破石水、鸡矢藤水、猪蹄甲水等。这几天我们煮生半夏水，反复喝了多次，没有毒，才敢用。

第二点是抓药。抓药用古秤，也是在练一个人的平衡与定力。老师说，药房里抓药，要对药物有足够的尊敬，药物就是生命。抓药者手中每一个细节，都是关乎生命健康的。所以，抓药期间不能跟病人谈笑说话。即使病人催，抓药人也不能求快，求快就像开快车一样，容易出乱子。切勿被病人的言语情绪所影响。

抓药也是在学习，学习药性。随手抓出一味药，心中都要有这味药的"药性赋"，就是要对这味药的药性主治有个大概的理解。这样抓药，就基本有所获了。

第三点就是熬药。熬药也是锻炼人的活儿。有学习意识的话，随时随地都是在学习。比如熬通草的时候，看到它色白通经络，通草在锅里伸缩跳舞，一打开就像蚯蚓一样，蹦蹦跳跳，形象极了。看到这样的熬药现象，就可以想到通草能伸缩经络，通心入脑的机制所在。

熬茯苓的时候，也要做个有心人。老师说，买的四四方方的茯苓块，一两个小时，甚至是三四个小时都熬不透，可见茯苓块不利于药性的熬出，以后要进些茯苓片，就可以熬出很好的效果。如果自己没有熬过药，没有观察过药渣，没有掰过药渣，就很难分清茯苓块与茯苓片的差异。所以以后给病人开方抓药时，要把药掰一掰，弄碎了，这样关心就更到位了。又比如干姜，老师说，我们药房用的干姜一定要打粉。干姜打粉，既节省药材，又容易熬透，没有打粉的干姜，你熬一两个小时都熬不透。这样你用打粉的干姜10克，效果比没有打粉的干姜30克、50克都要好。所以这熬药的细节，也可以决定用药效果的成败。

第四点抄方。抄方号脉是跟病人现场实战接触，直接建立临床思路。从诊断到治疗，理法方药，都要在一张处方单上体现出来，这就是中医。由于跟老师抄方，病人比较多，抄方的速度要稳定而飞快，所以需要下一番苦功，就是先抄死方，再抄活方。抄死方，是先拿几十张处方，一气呵成，把它抄完。抄活方，是直接上临床，老师说个方路，我们就把它写下来。抄方，除了要有《药性赋》的基础，还要有《汤头歌诀》常用方的基础。

老师说，抄方也要抓病机，中医是同证同治。就是说即便不同的疾病，有相同的证候脉法体现，用的都是相同的治疗思路。比如，口臭、呃逆，《病因赋》说：

"呃逆者，胃气之不顺。"失眠不寐，《病因赋》说："不寐者，痰火旺而血少。"

这口臭、呃逆和失眠似乎不相关。老师说，只要把握住寸关脉上越，胆火扰心，胆胃之气不降，这时都可用黄连温胆汤。只不过口臭、呃逆者多加一些顺降胃气的药，如金果榄、赭石。而失眠的病人则多加一些交通阴阳、安神的药，如合欢皮、首乌藤，或龙骨、牡蛎。

这样，单用黄连温胆汤这个思路，就可以解决好多疾病，不仅是口臭、失眠，还有头痛、目胀、胃痛、咽炎，这些疾病只要反应相同的脉势，用这几味药都可以搞定。大道至简，中医更是化繁为简。只要抓住主干，"千叶一枝干"，再复杂的疾病都好办。

第五点是吊痧。吊痧既是治病，也是学习。拍打前后要号脉，懂得一些拍打的适应证与禁忌证。比如，气滞血瘀，正气足的可以拍打，而中气不足，脉无神的就不适合拍打，还有一些高血压、心脏病、老年体弱病人都要慎拍，而血小板减少、骨质疏松等病症则不可以拍。

临床上一些正气不足的病人，很难出痧，但他血脉却堵得厉害，这时该怎么办？那就是要先疏通再拍打，先帮他按摩放松筋络，然后再拍，痧就出来了。

《内经》有个"通则不痛"的理论，在拍打中非常好用。怎么通呢？首先，要在精神上叫病人放松，松则通。其次，要叫病人深呼吸，呼吸顺畅，经络容易通开，顺则通。最后，拍打是帮助病人打通经脉，病人怎么配合呢？就是拍病人手后叫病人甩手，拍病人脚后叫病人跺脚，活动后气血流通更顺畅，这叫动则通。

我们在拍打过程中，体会最深的就是把病人的痧毒病气拍出来后，病人通过甩手跺脚，又把这些痧毒病气搬运消化掉。那些一个个突出的痧点立即就消掉了，可见中医经络是非常神奇的。那些精神上越放松，呼吸越顺畅，以及配合甩手跺脚的病人，治疗起来效果更明显。

第六点是背经典。老师教我们要背《清静经》《道德经》，然后是《内经》。老师说，《清静经》是在更高层次上谈中医的，把中医的理法都浓缩包括进去了。老师说，就拿《清静经》"人能常清静，天地悉皆归"这句话来说，就把无名氏《内证观察笔记》里大宇宙星辰对人体的作用都说完了。

老师又提到《清静经》中升清降浊的思想。开天辟地，是一个升清降浊。疾病向愈，也是一个升清降浊。《清静经》说："降本流末，而生万物。"人的本在心脑内脏，末在皮肤四肢。所以治疗上热下寒这种常见病症时，老师用的就是降本流末的思路。把头面上的热气降到四肢下来，使寒热对流，则疾病不治而自愈。

比如，病人痤疮，上火，咽炎，而手脚却怕冷，没有火气，这时老师往往用附子、龙骨、牡蛎、杜仲、桑寄生、川续断，这是在降本，然后用降香、丹参、牛膝、炒薏苡仁、泽泻，这是在流末，把血水中的浊气从上往下流，气血水一顺，身体寒热就平衡了。这种治法是按道家思路开出来的，跟一般医生见火泻火、遇寒散寒的思路完全不同。身体没有纯寒纯热，所以用药要道法自然，以一气引导相互对流，而不是一味或寒或热，损伤身体。

《孙子兵法》说，不战而屈人之兵，是最善战的。中医也是这样，用药如用兵，不泻火伤身，却能够把气机理顺，让炎症战火得到熄灭，这是善治疗者。

第七点是每日必有一得。学中医除了读古书与跟师临床外，还有一点最重要的，就是总结。学习就像在收割，收割需要沉淀，没有沉淀就像猴子摘玉米一样，走马观花，摘多少丢多少，虽然摘了很多，最后所得甚少。总结，就是把摘好的玉米装起来，摆放好。

老师这两天将一本厚厚的笔记本借给我们，这本笔记本是老师以前临证读书过程中，很多心得、药方的总结沉淀。这个本子，在古代来说就是一个医家最重要的心得体会与秘本。本子封面上写着"业精于勤"，我们称老师这本笔记本为"集腋成裘本"，我们每日总结一得，一年就有三百六十五得，拿出来也是相当惊人的。

江湖郎中，凭一两个方子，就可以挂葫芦走江湖。何况我们这个信息如此丰富的时代，根本不愁没有好东西学，就怕没有形成那颗业精于勤、集腋成裘的心。

老师很尊敬朱良春老中医，朱老秉着"知识不保守，经验不带走"的弘扬中医之心，老师的任之堂也是向中医学子全面敞开。所以我们拿到集腋成裘本后，立即开始抄录起来。

第八点是交流。交流就是用一个思路换取一个思路，这样你得到的就是两个思路。所以交流得越多，你的收获就越丰富。知识这种东西贵在流通，而不贵保守。自己的心得体会也一样，在交流中，会更加完善，柳暗花明。

比如说，老师跟一位从南方来的中药行家交流，大家你一个偏方，我一个验方，一来一去，就像古人对对子一样，在交流中便增长了见识，从中弘扬了自己的所得，也得到了别人宝贵的经验。这有点像武术家在切磋武艺，又有点像文人墨客在摘章对句，共同进步。但交流要做到一点，就是"勿羡己之长，勿攻人之短"。

我们的交流，一方面是听老师讲学，另一方面跟前来任之堂学习的学生交流，第三方面就是跟病人交流。久病成良医，许多病人治病的过程，就是一笔宝贵的财富，病人对药物的深刻认识，有时是我们很难想象的。

第77天　治痰湿的秘要

5月10日

◎手指甲反映肝部的气血状态

第8个病人来复诊，男，44岁，东风汽车厂的工人。他说喝药后，最明显的感受是，以前寒冷的脊背，现在暖和了，以前胃胀的，现在不怎么胀了。

老师看了上次的方说，这金毛狗脊、鹿角片就是专入督脉脊背补阳的，督脉阳气一盛，脊背就不凉了。至于胃胀，起作用的就是枳实、竹茹两味药，能降胆胃之气。这样后升而前降，圈子转动起来了。老师把脉后说，你脉象差不多正常了。

病人又问啥时能全好？老师说，别急，只要方向对了，就会慢慢好的。等你手指甲养得很光滑，有光泽时，你的病就好得差不多了。手指甲直接反映肝部的气血状态，原来病人的手指甲有瓦楞，颜色晦暗。正常人体的手指甲是既光滑又光泽的。

第10个病人，男，38岁，经常爬山锻炼，不过他却嘴唇瘀暗，舌下静脉弯曲粗大，呈怒张状态。老师摸脉后说，这个脉象没得神，瘀血很重，必须用三七粉。

原来这病人是心脏的问题，心主神志，心脏受伤，神志不安。老师除了给病人用上红景天、银杏叶这些增强心脏输送血氧能力的药外，还加入延胡索、川楝子、穿破石、当归尾这四味打通肝经的药。

老师说，病人胁胀、身痛，乃肝主疏泄能力下降，不通则痛。肝经受堵后，整个身体的血脉都瘀住了。肝脉瘀阻后，肝木就不能生心火，这样肝血就到不了心，心脏就会处于缺血状态。所以，肝主疏泄能力下降后，病人会出现两个问题，一是直接气滞，经脉不通。二是心脉缺血，血虚。这时打通肝经疏泄肝气，老师往往用延胡索、川楝子、穿破石、当归尾这四味药。这四味药就像把河道挖通，疏导淤泥积滞，令水流能顺畅。

老师还用了火麻仁。《药性赋》说："麻仁润肺，利六腑之燥坚。"火麻仁能够润肠通便，这是学医之人皆知的，但它另外一大功用，能够修复心脏，却是很少人用到，老师经常这样用。老师说，在美国学医的朋友说最新研究火麻仁对心脏细胞有修复作用。而我们老祖宗几千年前就已经认识到了火麻仁的这一功用，即心与小肠相表里，润通小肠与保护心脏都是一个道理。

第16个病人，是个地道的农村人，六十多岁了，身体还好得很，最近身上老痒，以前他到山上砍些野橘子树来洗，效果很好。

野橘子树是带刺的，带刺的草药一般能消肿止痒。可外洗一般只能洗掉皮肤表面的风痒，而身体里面的痰湿垢积却较难祛除。很多人洗洗痒除后，不久又复发了。这样的痒症是从人体经络里面出来的，而不是皮肤表面。皮肤表面痒是要把身体脏腑经络的湿毒排出来，是身体自救的行为。

老师把脉后说，这病人脉滑实，是痰湿所致。皮肤身上痒，是痰湿有上冲外窜的趋势。老师自信地说，这个病治起来有招，就用理痰汤。

理痰汤能够把痰湿由上往下理顺，可这理痰汤七味药力道还嫌不够，因为痰饮水湿有上窜外达的趋势，这时还需要把痰湿往下收利出去，用什么收呢？龙骨、牡蛎，此二药为治痰之神品，以其有降收的特性。往下收的痰湿，需要利出去，不然收下来它也会作乱，这时就要用泽泻、炒薏苡仁，它们分别从左右路把痰湿利出去。这样一收一利，理痰汤治疗痰湿就有个整体的走向，整体的气血水都能够往下顺。气顺则一身痰湿尽消矣，这是古医家治痰湿的秘要。

老师用理痰汤，加入龙骨、牡蛎、泽泻、炒薏苡仁，我们称之为"加强版理痰汤"。方药：半夏15克，芡实20克，柏子仁15克，黑芝麻15克，白芍20克，茯苓20克，陈皮10克，龙骨30克，牡蛎20克，炒薏苡仁30克，泽泻15克。3付。

◎亚健康十四味

第17个病人，男，中年人，是个单位领导，生活事业都很如意，就是一直为他的肩颈疾病而苦恼。肩周炎、颈椎病、腰酸，都是当代人的普遍疾病，不问男女老少，大都是膀胱经、督脉不通，水湿瘀积在那里去不掉。

知道这类疾病是怎么得的，治疗起来思路就清晰了。最常见的原因，就是长期坐在电脑旁或电视旁，久坐伤肉，会出现两个问题，一是肉伤到了，腰肌容易劳损；一是久坐，胃肠道气机不通，大肠排浊功能就下降，这是腰、肠的问题。

长期对着电视电脑，手动鼠标，颈部就容易僵硬，肩周气脉容易不通畅，所以颈椎病、肩周炎就开始来了。久视伤血，血伤到了，人就开始忧郁、健忘、烦躁。《病因赋》里说："健忘，血少忧郁而成。"所以治疗这样的病人，前面的肠腑，后面的腰肾，都要注意，上面的肩颈，中间的胸中大气，也要同时兼顾。

老师把脉后说，一个大男人，脉象这么抑郁，少见。肠道腑气也不通，你这肩周炎跟你什么关系最大呢？跟你心情郁闷最大，人一郁闷，没病都会染上病。

老师用枳壳、桔梗、木香、黄芪、当归，理他的胸中郁闷，补他亏虚的气血。

这是解决久坐电脑旁，抑郁暗耗心血所致的病症。枳壳、桔梗、木香，畅达胸中大气，解忧郁。黄芪、当归，又名当归补血汤，补暗耗心血引起的血虚。

接着老师用了一组药对，骨碎补 50 克，葛根 40 克，通达腰部肾、膀胱经。肩颈不利索，腰部转摇不利，老师通常都会用上这组药对，这是从下而上把筋骨打通。

骨碎补既补肾，也活血，是伤科妙药，连骨折、扭伤都可以补过来，可见它用于久坐劳伤经脉后，修复气血有大功用。而葛根似一条长藤，像人体最长的膀胱经，升发疏布水分少不了膀胱经。长期看电脑，肩颈经脉郁滞，严重不流畅，这时葛根升津输津的功用就体现出来了。

久坐，肠腑不通气，会加重腰肌劳损，腰部的秽浊之气，以及肩颈所谓的炎症，都要靠两个地方来排：一个就是前阴小便，另一个就是后阴大便。

排小便把湿浊往下收利出去，就这四味药：龙骨、牡蛎、泽泻、炒薏苡仁。肠道糟粕，乃至周身糟粕，都要归六腑，六腑以通为顺。所以老师又用上通肠三药：火麻仁、猪蹄甲、鸡矢藤。这样，前阴后阴，腰颈以及胸中，整体气血水湿糟粕的循环都照顾到了。这汤方的机制，不亚于老师的养真汤啊！这类电脑前的文明病，每天基本上都有，用了这个思路，病人往往肠通腑畅，排尿量增多，一步一步好转。

方药为：枳壳 15 克，桔梗 15 克，木香 20 克，黄芪 30 克，当归 15 克，骨碎补 50 克，葛根 40 克，龙骨 20 克，牡蛎 20 克，炒薏苡仁 20 克，泽泻 10 克，火麻仁 20 克，猪蹄甲 15 克，鸡矢藤 30 克。3 付。

这简单的十四味药，身体内外上下前后左右，基本都能调到。对于当代人久坐电脑旁，或经常开车，熬夜打麻将的亚健康人群，凡是肠腑不通畅，腰肌劳损，排尿不畅，胸中郁闷，肩颈不利索，这些症候群出现时，这汤方用上去，都可以看到效果。这个方是降浊升清，清浊相当分明的。这也是老师多年临床的重要心得。我们称之为"文明病十四味"，或叫"亚健康十四味"。

第 20 个病人，是一个中年妇女，手心发汗怕冷。老师说她脉沉缓，督背膀胱经有寒。病人问，老出汗，背部酸疼，是怎么回事？

老师说，汗为泄寒，这是身体在自救，要把寒邪排出体外。可你脉沉缓，沉主里，阳气虚，力度不够排寒的。这样老师就给她用桂枝汤加白术、附子。

《伤寒论》里"风湿相搏，骨节烦疼，汗出恶风"，就提到要加白术、附子，扶脾肾阳气，以散寒邪。老师还加入五加皮、羌活、狗脊这三味入膀胱经、督脉的药。这三味药也是临床上常用到的，治疗背部受寒，为风湿所侵引起的酸痛汗出。

方药为：桂枝 15 克，白芍 20 克，生姜 15 克，大枣 5 枚，炙甘草 10 克，白术 15 克，附子 15 克，五加皮 15 克，羌活 10 克，金毛狗脊 15 克。3 付。

本来就心阳、肾阳不够，病人经常因为手出汗而洗冷水，这是观念习惯上出了问题。《伤寒论》里提到，汗出入水中，容易得顽固性风湿病，严重的寒水还会循心包经伤到心脏。所以很多心脏病，往往都是不懂健康的饮食起居导致的。身体热了，就洗冷水，口渴了，就饮冰水，这是伤心阳、肾阳的行为。看似伤在肢末胃肠，实则伤在脏腑心肾，因为人体周身气血是一气流通的。

何以见得？比如夏天吹风，脚部受凉的人，就容易拉肚子；头部受凉的，容易背痛；手部受凉的，肩部、心胸容易疼痛，这都是中医的整体观。所以说，慢病顽疾用中医中药挖根是可以的，但要配合健康的生活行为习惯。

◎疾病进退观舌苔

第 26 个病人，老爷子，弯着腰，驼着背，退休后闲得没事干，经常坐在电视旁看电视。老师说，老年人看电视和小孩子吃零食，对身体都不利。

这老人家来复诊说，腰疼好多了，眼也不那么胀了，就是胁肋还有些胀。

老师说，看电视不单在伤你的眼，还在伤你的肝。肝血亏虚后，经脉会萎缩，闭塞不通，所以给老年人打通经脉也没用，因为他后面的气血跟不上，就像疏通了河道，但是河道里没有水，它也流转不起来。这时，老师还是用补通的思路，在养肝血的养筋汤基础上，加上穿破石、鸡血藤之类通经络、血脉的药。

第 27 个病人，湖南人，上次来时身上脚上长满湿疹，喝了两天药后来复诊。

他把衣服、裤子卷起来说，这湿疹不出水了，不怎么痒了，就是眼睛还比较干涩，腰有些重。老师说他肾精不足，腰间有水气。

给他用五子衍宗丸，再加上牡蛎、泽泻。《伤寒论》里说，一个人长期得病，或者大病以后，腰以下有水气者，牡蛎泽泻散主治。当时仲景就非常看重牡蛎、泽泻这组药对，一个把水收下来，一个把水利出去，非常管用。

加五子衍宗丸，是病人肾虚，精血不能上荣眼目，所以用种子类药，以子通子，平补精血。这五子药性都比较平和，适合脾虚及中老年人服用，补而不腻。

从这个病人身上，我们看到他身上的湿疹，吃两天药后就不出水了。这牡蛎、泽泻收水利水的功效可见非凡。治疗皮肤病，不用祛风止痒的药，把水湿一搬运走，他就不痒了。这也是中医治病求本的思想。

第 29 个病人，也是湿疹，手臂有风湿疙瘩，阴囊潮湿。

老师说，你这肝脉堵得很，肝经有湿热，小便黄，大小肠也不通畅，所以这些湿浊去不了。病人点头说是，能治好吗？

老师说，关键是要你把嘴管住了，鸡蛋、牛奶、水果、冷饮不要吃了，治疗起来就好得快。你平时头还比较晕，这也是湿热熏蒸，清阳不升的表现。

病人说是，头晕晕沉沉的，爬楼梯时，两条腿还比较累。老师说，你这是中焦堵住了，清阳不升，浊阴不降，用升阳祛湿的思路。

升阳，老师用黄芪、丹参、葛根、川芎，解决头晕、目盲、颈僵的问题。祛湿，老师用炒薏苡仁、泽泻，把湿浊往下利。而病人中焦郁堵，肝肠循环不通，单治肝单治肠，都很难祛除湿浊，必须肝肠同治，打通他的肝经、肠道。

疏肝泄热，用柴胡、龙胆草、穿破石、当归，把肝内的湿热浊气往肠道排。排出来的湿热浊气必须靠肠道搬运走，随后老师加入通肠四药，火麻仁、猪蹄甲、艾叶、苦参。这样肝肠循环一旦建立，周身上下的浊气都可以通过肝肠疏泄出去。

这个病人，头部晕沉，脚步沉重，胸胁胀满，阴囊潮湿，手上有风湿疙瘩，针对这一系列的病症，用的就是升清降浊、疏肝通肠的思路。把肝肠之间的经脉打通，排浊能力自然加强。

方药为：黄芪30克，丹参15克，葛根30克，川芎15克，炒薏苡仁30克，泽泻15克，柴胡10克，龙胆草8克，穿破石40克，当归15克，火麻仁20克，猪蹄甲15克，艾叶6克，苦参6克。3付。

像这类病人，属于典型的肝胆湿热，服药很易见效，不过还要配合忌口。否则的话，用中药帮助病人排出浊邪，又吃进垃圾食品，这是病去而复来，永无除期啊！

这个病人后来复诊，舌苔黄腻退掉了，肝肠脉也堵得不那么厉害了，风湿疙瘩也消了不少，头脑不像以前那么昏沉了，整个人都轻松了。

可见，周身的湿热，也要靠肝来疏泄，肝疏泄的也要归到肠中去。肝肠这个圈子一转通，就是建立了肝肠循环。身体的浊气很快就降下去了。所谓邪气去则正气生，舌苔厚腻黄臭一退下，头脑立马就清醒过来。

第78天 肠道有郁滞，心脉有烦躁

5月11日

◎一块生姜搞定烫伤

王蒋在药房里隔三差五就要被药汤烫到，先是用牙膏或芦荟敷，还用过盐水、消炎药水，都不太理想。后来，我们从1980年第2期的《新中医》得到一个秘方，生姜汁治疗水火烫伤有奇效。昨天王蒋手指头又被烫到了，立马捣碎生姜，挤出姜汁擦在伤口上，这回好得特快，今天伤口就不疼了，也不发炎。

《新中医》报道，将生姜洗净，捣烂揉汁，用药棉蘸姜汁，敷于患处，能立即止痛。已起疱红肿者，能退肿，消去水疱。水疱已经破裂的，敷上去，无刺激，有助于修复。由于生姜能灭菌，所以伤口不会溃烂感染。灼伤轻的，敷药一次就好了，严重一点的，连续注入姜汁，保持一两天内伤口湿润，就可停药。用此方法，治疗水火烫伤400多例，无一失误。

王蒋亲试过后，我们心中就更加有底了。以前，还愁小孩子烫伤该怎么办呢？就一块生姜搞定了，谁家没有生姜呢？所以不必惊慌。

第6个病人，腰痛多年，寸脉弱，关部郁，尺部沉细。

腰背委中求。老师说，拍委中好得快。我们就帮他拍打起来，由轻到重，边拍打，呼吸也由浅到深。拍完后，他跺跺脚说，轻多了，这是我们意料之中的事儿。像肢体麻木、腰背酸痛这些气血痹阻不通的病症，拍打的效果比吃药还快。病人再配合吃药，活血化瘀，疏通经络，补益肝肾，治疗起来，好得快，好得彻底。

◎脉无神用红参

第13个病人，男，31岁，比较高大，一来就说他特别疲倦。老师摸脉后说，寸脉弱，血供不到头，健忘，颈椎不利索。他点头说是，这脑袋都不好用了。

老师又说，六脉无神的人，夜间睡觉容易梦鬼神，于是给他用参附龙牡汤。脉无神，少不了红参。命门火力不足，虚喘，脉搏动无力，少不了附子、龙骨、牡蛎。参附龙牡汤就有助肾主纳气之功。病人说，有时候确实容易梦到过世的亲人。

至于脑供血不足，寸脉无力。老师用丹参、川芎、葛根，通脉升清。像这类病人，三部脉都偏郁，往往有不同程度的抑郁症。少不了香附、郁金这两味药。肝郁了，脾土疏泄就没有力量。白术、木香这些健脾行气的药就要用上去了。方药为：红参20克，附子20克，龙骨30克，牡蛎20克，丹参20克，川芎15克，葛根30克，炙甘草10克，香附15克，郁金20克，白术15克，木香20克。3付。

这病人再来复诊时，明显寸脉就起来了。他说，身体比以前有劲了。

像这类病人，称为"疲劳综合征"，临床上很常见，为什么会疲劳？清阳升不上来，身体因为缺乏运动，肾纳气也不够了。长期久坐，肝胆脾胃中焦都堵住了。

治疗这些常见的疲劳综合征，用的思路还是升清降浊，疏肝畅脾，因为他们大部分都是清阳不升，肝郁脾滞。

第17个病人，男，42岁，浙江过来的，回来复诊说，手汗好多了。原来这病人多年来手脚出汗，在南京、浙江很多中医院都看过，始终治不好。

我们一看他以前用的处方，大都是收敛止汗、养阴或是祛湿热的。老师说，我们换个思路给他治，就用通肠六药加桂枝汤的思路。这药一用上，他的脉就好多了，刚来时寸关脉郁住，寸脉浮取无力。老师说，这是肠道有积，心与小肠相表里，心和小肠都运动得很辛苦，汗为心之液，肠道有积，心就烦，心一烦，就通过皮肤来泄热。即《内经》说的"心布气于表"。

老师治疗顽固性汗症，都会心肠并调。临床上已见过好多成功的案例，大都是在各地治不好的，吃了很多药，导致肠道、血脉受阻更加严重，肠道一不通畅，心胸郁闷、烦躁就更加严重，即肠道有一分郁滞，心脉就有一分烦躁。所以必须心肠同治，治法叫作"通心于小肠"。通心，用桂枝汤加丹参、红参。通小肠，用通肠六药。这样，基本没有用到收敛止汗的药，却可以达到止汗的效果。诚如古医家所说：见汗莫止汗。血脉、肠道只要通利了，脉静而身凉，其汗自止。

方药为：火麻仁20克，猪蹄甲20克，艾叶6克，苦参6克，红藤20克，金荞麦20克，丹参20克，红参20克，桂枝15克，白芍20克，生姜15克，大枣5枚，炙甘草10克。3付。

病人服完药后，手汗就好了。后来，任之堂也多次用心肠并调法治疗顽固的自汗、盗汗，有很多成功的案例，这个思路可以补中医教科书上的不足。

◎ 汗血同源

第28个病人，是个小孩子。这回来复诊，他父母非常高兴，说之前咳了几个月，经常吃药都不好，才吃了老师的几付药咳就好多了，晚上也不怎么咳了。究竟是什么治咳药效果这么好？原来还是小柴胡汤的思路，加枳壳、桔梗、木香。

方药为：柴胡10克，黄芩15克，半夏15克，生姜15克，红参15克，大枣5枚，炙甘草10克，凤凰衣15克，枳壳12克，桔梗12克，木香15克。3付。

这调理少阳枢机及胸中大气的办法，真是治疗许多疑难杂病的关键啊！

老师说，小柴胡汤适合小孩子少阳升发的体质。而病人咳嗽不能见咳止咳，咳是一种排病气的反应，是胸肺宣降功能失调所致，枳壳、桔梗、木香，畅达胸中大气，以助升降。没有润肺，也没有止咳，纯粹调气机，反而能把咳治好。

这次家长来找老师，是希望老师给小孩子开一些消食的药，说小孩子胃口不是很好。老师说，小孩子胃口要好，就要管住他的嘴，莫给他吃零食和水果了，回去买小柴胡颗粒与复方鸡内金散，搭配吃就有效。

第29个病人，男，63岁，脉细数，高血压。

老师把脉后，问他嗓子干不干，睡觉时多不多梦？他点了点头。

老师说，以后把鱼戒了。病人问，为什么？老师说，鱼生痰，你体内痰湿很重。

病人又问，他很喜欢去蒸桑拿，出一身汗后很舒服，问老师可不可以经常去？老师说，绝对不能，中医叫"汗血同源"，流汗多等于流血，你本来心血就少，心脉又不好，这样做会得不偿失，搞坏身体的。即便是泡脚，用微微温热的水就行了，如果泡得自己大汗淋漓，那肯定会伤身体。体内的湿气靠皮肤发汗是发不干净的，越发身体越累，要明白湿在体内是怎么走的，湿性趋下，要用龙骨、牡蛎把上面的水湿往下面收，使水湿不上泛为害，疾病立马就逆转了。

这个病人还是痰湿体质为主，肺胃之气上逆，所以老师还是用理痰汤的思路，加上龙骨、牡蛎、竹茹、枇杷叶，降肺胃肾上逆之气。

中医治疗高血压的思路很多，理痰顺气，活血化瘀，各显其功。但总离不开调脉势，病人脉势上越的，就往下收；脉势瘀堵的，往往就要用到补通的思路；而尺脉不足，虚阳上亢，就需要用潜阳温肾的思路。可见治高血压也无定法，也是宗《内经》"疏其血气，令其调达，而至和平"的思路。

第34个病人，男，24岁，刚毕业出来工作，居然得了虚劳，双尺脉沉弱无力，明显是劳伤了腰肾。他说他以前有手淫的习惯。

年轻人养成手淫的习惯，是拿自己的身体做代价。他自己反省说，以前上学时老爱打游戏，加上饥一顿饱一顿的，现在胃病、腰痛。

老师说，一个病要成气候要花好长的时间，病长成不是一两日，治疗起来也不要希望一两付下去就能治好。虚劳的病人需要有打持久战的准备，这打持久战不单在于服药，更重要的还在于平时生活起居的保养。

这病人脉沉弱，沉主里，弱为气血虚，精亏。老师给他用了藏精六药，即附子、龙骨、牡蛎、杜仲、桑寄生、川续断。肾主封藏，龙骨、牡蛎能够把杜仲、桑寄生、川续断、附子这些肾精以及阳火封藏起来。少量用附子取其"少火生气"。虚劳气不足，脉无神，用桂枝汤加红参。

病人去医院检查，说他肾囊肿有1厘米。囊肿乃是痰湿水饮停聚而成，故老师又用泽泻、炒薏苡仁、通草、穿破石以渗湿消肿，用的也是六味地黄汤中"三补三泄"的思路。像这种虚劳的病人，生活上要非常注意。

方药为：附子 15 克，龙骨 20 克，牡蛎 20 克，杜仲 30 克，桑寄生 20 克，川续断 20 克，桂枝 15 克，白芍 20 克，生姜 15 克，大枣 5 枚，炙甘草 8 克，红参 20 克，泽泻 10 克，炒薏苡仁 20 克，通草 6 克，穿破石 30 克。2 付。

虚劳病人生活上该注意什么呢？郭雅说，身体搞亏虚，非三五年的事情，所以要养起来，起码也要三五年。她随口背诵了《理虚元鉴》中的一段话，"此三年间，起于色者节欲，起于气者慎怒，起于文艺者抛书，起于劳倦者安逸，起于忧思者遣怀，起于悲哀者达观，如是方得除根。"

老师问这个病人平时做什么？这个病人说爱看书。"起于文艺者抛书。"老师说，少看书吧。劳心者伤神。虚劳的人，神志经不起折腾啊！

病人问，那该怎么办呢？总想看点书，不然心里空荡荡的。老师说，你做家务干活也比看书强。当你想看书时，就去爬山。当你要想问题时，就拍打自己心包经、足三里，让气血转一圈，心只要不想了，身体就好得快，你越想问题，气机越纠结，思则气结，你气血本来不够流通了，再郁滞在那里会得大病的。

第 79 天　赭石降胃以顺气

5 月 12 日

◎一味赭石乃治胃之妙品

第 5 个病人，女，23 岁，常乳房胀痛，经前明显。她喝了老师 3 付柴胡疏肝饮后来复诊，说乳房不胀了，但还有些打呃反酸。

乳房为什么会胀痛？原来是关部郁住，肝胃不和。肝主疏泄，胃主通降。肝不疏泄，胃气不降，乳房就作胀。而中医认为乳头属肝，乳房属胃，所以乳房的问题还是要在肝、胃上来调。

老师说，胃脉亢盛的妇人，往往有乳房胀痛，乳腺增生，所以在疏肝的同时，一定还要加上降胃的药，如赭石、苏梗，或枇杷叶、竹茹。

我们摸她胃脉还有点上亢，所以病人口中反酸、呃逆，就是理所当然的事了。

老师在柴胡疏肝饮疏肝降胃的基础上，又加了 25 克的赭石。赭石是治胃降胃的妙品。《病因赋》里说："呃逆者，胃气之不顺。"胃气要以通降为顺，赭石降胃以顺气，故为妙品。果然，病人服药后，嗳气、反酸的症状消除了。

第7个病人，上次来胃口不好，这次复诊，他说吃饭香了，有感觉了。

人不想吃饭，除了情志郁闷，就是胃肠壅堵。胃肠壅堵有垢积，直接在舌苔上反映得最明显。可以这样说，舌象变化是胃肠的一面镜子。

这病人厚腻的舌苔变得薄白了，吃饭当然香了。之前吃饭不香，是因为味觉都让厚腻的舌苔给盖住了，浊气往上泛，怎么能尝到饭的香味呢？

"宜将剩勇追穷寇"，老师在前方疏肝和胃的基础上，再加入炒白术、炒鸡内金、木香、山楂，把健脾化积的思路进行到底。

老师说，不要小看白术、鸡内金，或木香、山楂这些健脾消食的药，很多病的后期调理都要靠它们，中焦调理好了，吃饭香了，胃气起来了，病气也就退了。

◎晚上锻炼跑步不符合养生

第 11 个病人，非常高兴，他来复诊，说吃药后背部没那么酸了。这老人家说他以前踢毽子踢不起来，现在可以踢起来了。

老师跟他说，别一高兴，胃口大好，就乱吃东西了，吃坏了我不帮忙修理了。你这是胆经不通，以后回去常敲敲胆经，鸡蛋、肥肉就别再吃了。

随后，老师也是效不更方，在疏肝利胆的汤剂里，又加了金钱草 10 克。病人的胆道通利后，背部就会好得更快。一般病人反酸，只要在辨证方的基础上加上金钱草或败酱草或蒲公英，都有比较好的效果。

第18个病人，男，34岁，工厂管理员，精索静脉曲张。老师说，也可拍打。静脉曲张，就是静脉瘀积在那里不通畅了，要的就是拍拍打打。

病人长期工作紧张，神色比较惶恐。老师说，生病不要害怕，不要紧张，一怕一紧张，全身血管都收缩，气血过不了，能不生病吗？要放松啊，放松才能通气，通气就能治好病。老师又叫他要多去大自然中锻炼，少坐在办公室里。

病人又问，晚上跑步可以吗？老师说，晚上锻炼跑步是错误的。他说，是不是空气不好啊？老师说，晚上属于万物归藏的时候，锻炼与大自然相违背。《内经》曰："是故暮而收拒，无扰筋骨，无见雾露。反此三时，形乃困薄。"这是说晚上阳气都收到身体里面去了，不要再锻炼筋骨了。很多人不懂，却勉强去锻炼，或跳舞，或跑步，或打球，结果越锻炼，身体越疲劳，越困倦，甚至锻炼出病来。

随后老师用延胡索、川楝子、穿破石、当归这四味药为底打通肝经。老师说，肝主疏泄，木曰曲直。凡筋脉曲张，气机不能疏泄，都要从肝治。特别是生殖器的经脉不通，更要注重调肝，因为肝经下络阴器。

第 80 天 一味冰片治胃胀神效

5月13日

◎降浊气的猪蹄甲

今天老师又进了一大批猪蹄甲，猪蹄甲跟穿破石一样，在任之堂大药房用的频率都非常高。肝经不通，要打通肝经，靠的是穿破石；而肠道不通，要打通肠道，靠的则是猪蹄甲了。不要说是直接喝猪蹄甲汤，就连我们跟老师一起修剪猪蹄甲，闻到那股味儿都不断在打屁，可见猪蹄甲降浊气的力道不简单。

老师问我们那天晚上尝药，喝完猪蹄甲汤后感觉如何？我们很明显的体会就是第二天大便量多，是寻常的 2 倍左右，且顺畅。

今天从浙江来了一位尹兄，他在药材公司工作了将近 30 年，对药物相当熟悉，给我们讲了不少药材的市场知识。他今天亲自下手炒猪蹄甲，炒得金黄金黄的，相当漂亮。老师说，药材公司炒的，还有我们以前炒的，跟他炒的都没法比。尹兄用细沙炒，这样猪蹄甲受热温度相当均匀，既炒得好，也炒得不累。这行家一出手，便知有没有。

今天第 4 个病人，胃胀，来复诊的，说胃胀好多了。

一看老师的方，猪蹄甲是重用的。这说明什么道理？胃部的胀气得靠肛门肠道来排，猪蹄甲可以直接把胀气引到肛门肠道中去，难怪病人服药后打屁连连。只要他腑中大气一转，头痛、牙痛、虚火上亢都好多了。

引药下行的药有很多，比如牛膝、枳壳、赭石，它们都各有自己独特的药性，但都没有猪蹄甲这种把药力引到肛门魄门的特点。猪蹄甲正因为这一特性，《神农本草经》称它"主五痔，伏热在肠，肠痈内蚀"。猪蹄甲引药到达肛门的特效，整条肠道从上到下，它都可以迅速走一遍。那些埋伏在肠中的积热、痈瘤，它都可以消除，降浊之力平和而稳健。所以猪蹄甲对于胃胀有好处，眼胀、牙胀痛，在古代医方中也用到它。凡是身体伏热不能从肠道中败走的，都可以考虑用猪蹄甲。

第 8 个病人，手上起水疱，断断续续六七年了。老师说，这个好治，两巴掌下去，她就好了一半，哪里痒打哪里。随后我们帮她拍打，当场拍当场就见效不痒。

手为什么会起水疱呢？老师说，阳气不升，湿浊不降。那该怎么治疗呢？

老师说，升阳祛湿。老师的用药思路很分明。升阳用桂枝汤加葛根、白术、附子。祛湿用泽泻、炒薏苡仁、杏仁、白豆蔻。这是三仁汤的思路，从上、中、下三焦，把水湿往外宣，往外降。升降的病机用药都清楚了，接着就是要解决病人手痒的问题了。《内经》说："诸痛痒疮，皆属于心。"老师随证加入菖蒲、苦参两味药。菖蒲能去心经之浮热，苦参能降小肠之积热。小肠之气通于心，心经的邪热除了用菖蒲往外透外，还可以通过小肠往下泻，这时靠的就是苦参。

我们可以看到老师用一大堆升降药调气机，而真正治疗病人瘙痒的就是菖蒲和苦参两味药。再次见到中医是治病机，而非病名，是调整体，而非局部。

方药为：桂枝 10 克，白芍 15 克，生姜 15 克，大枣 5 枚，炙甘草 10 克，葛根 30 克，白术 20 克，附子 15 克，泽泻 15 克，炒薏苡仁 30 克，杏仁 10 克，白豆蔻 10 克。3 付。病人复诊时，皮肤水疱减少，瘙痒解除。

◎孔窍病用通窍活血汤

第 16 个病人，女，48 岁，西安过来的，肥胖。

老师一把脉就说，脾虚，中焦脉弱，身上的痰湿搬运不走。我们通常都会这样想，脾虚之人应该长得瘦瘦的，营养不良的样子。老师说，脾虚的人，可以见胖，也可以见瘦。瘦，是因为脾不主肌肉；胖，是因为脾虚生痰湿。

老师说，这个病人脾虚得厉害，关尺脉都摸不到。腰圈都是痰湿，堵在那里。病人说，她有盆腔积液。老师叫我们开四君子汤，加炒薏苡仁、泽泻、小茴香，用的是健脾胃、排湿浊的思路。由于病人脾肾不足，还加入山药、川续断补脾肾。

病人还说她经常睡不着觉。老师说，寸脉上越，心浮气躁。这时，又加入竹茹、首乌藤、丹参。首乌藤重用 40 克，重用安神功效才显。竹茹是降肺胃之气，以治疗寸脉上越之势。

老师又说，病人凡是失眠，见舌下络脉瘀堵，有出血点的，丹参都可以大胆用。

方药为：红参 15 克，白术 15 克，茯苓 20 克，炙甘草 10 克，炒薏苡仁 25 克，泽泻 10 克，山药 20 克，川续断 20 克，小茴香 8 克，竹茹 20 克，首乌藤 40 克，丹参 20 克。3 付。

第 20 个病人，回来说还要再吃上次吃的汤药，因为他几年的头痛，吃了十天的汤药后，居然不痛了。老师就叫我们把方子找出来，再给他开几付。

原来是通窍活血汤，这通窍活血汤是清代王清任《医林改错》里的名方，治疗各类孔窍病变有奇功。我们看过老师用通窍活血汤治疗眼耳鼻舌方面的疾患都有效，眼胀热加枸杞子、菊花、川楝子、龙胆草，耳鸣、耳聋加香附、郁金、醋柴胡，鼻塞不通气加苍耳子、辛夷花、通草，舌苔垢腻、味觉失常加猪蹄甲、鸡矢藤。

而头痛的，老师就说，大葱必不可少。老师一般用三根全葱，葱叶、葱白、葱根，分别代表天、地、人。放在汤药上面煮，能走上焦头面，通窍散寒。即《药性赋》里的，"葱为通中发汗所需。"

这个病人多年顽固性头痛，老师治疗还加入一点最重要的心得，即大黄、附子各 20 克，是上病下取的思路。大黄、附子两味药寒温并用，能涤荡中州，引痰湿、瘀血、浊气下行。

◎ 三味药或一味药治胃胀

老师问我们，如果让你们用中医行走江湖，身上只能携带 20 种药，你们选什么药呢？我们想想，这有些难度，带的药既要有特效，立竿见影，又要能方便携带，像白术、茯苓这样的，带几百克也不够人们几次喝的，所以就不可能在考虑范围内。然后我们纷纷说了一些药物，比如硫黄、黑白丑、大黄、红参、附子、马钱子……

老师点了点头说，还有一味药，特别好用，是治疗常见胃胀的。有一个民间草医曾传给老师一个专治胃胀的方子，即枳壳 8 克，枳实 8 克，通草 6 克。这三味药也是降通的思路，胃胀是气鼓在那里，不能降不能通。《药性赋》说："宽中下气，枳壳缓而枳实速也。"枳壳、枳实一配，就是下气降气消胀满，而通草能通利三焦。

老师后来试了，效果果然不错。而草医郎中又对老师说，这三味药如果还嫌多的话，一味药就可以搞定，是什么药呢？一味冰片治胃胀神效。

冰片一入腹中，走窜力极强，那些胃胀不想吃药的人，就一次吃黄豆粒大小的冰片，管用得很，比汤药还快。单味冰片这一招，往往在木香、陈皮等药管不住的时候，一用上它就马上不胀了。

是啊！在民间必须要有自己的绝活，能够搞定一般常见的疾病。比如风湿腰腿痛，这时硫黄、黑白丑或马钱子的奇效就显露出来。而治疗胃胀也是相当考验人的，这一味冰片，对大部分胃胀都有效，堪称简验便廉。

冰片不单内服有奇效，就算是外用也不简单。老师说，外用膏药里面放点冰片，穿透力立马增强，穿透皮肤的力量翻倍，所以治疗痈毒肿痛见效也特快。

难怪冰硼散治疗咽喉肿痛、口舌生疮、流行性腮腺炎、牙龈肿痛有特效。这种价格低廉的中成药，实用得很。

老师又说，单用冰片与麻油调，外擦治疗唇茧、口唇干燥、干枯、脱皮，效果也很好。麻油起到滋润的作用，而冰片温窜力强，可钻到肌肤深层中去滋润。

老师笑着说，这三味药治胃胀，一味药治胃胀，那不用药能不能治胃胀呢？

我们笑了，这正是吊痧的绝活，两巴掌下去，打通胃经也有效果。我们任之堂治疗这种寻常胃胀，单用吊痧，立即见效，已经是相当常见的事了。

吊痧拍打也有次第，老师融入中医辨证的思想，往往先拍足三里、阳陵泉，让胆胃之气下行，然后再拍内关，宽胸散气，这也是胸腹并调、大气一转的治疗思路。

第81天　身动而心静的养生观

5月14日

◎闲出来与想出来的病

今天第3个病人一来，我们就问他昨天拍打后怎么样？因为我们昨天给他足三里狠狠地拍了一遍，而他非常愉快地配合，拍完后在药房外认真地跺了两百下脚。他说拍完后，全身轻松，如释重负。这不正是升清降浊的效果吗？人清气一升，全身就轻松，头脑清凉；人浊气一降，就如释重负，腿脚轻健。

这病人后来说了一句话，让我们触动很大。他说，药能治好我一时，而学到拍打跺脚的本领，可以治好我一世，以后碰到疾病，我都知道怎么应付了。

确实，来老师这里治疗的病人，分布在全国各地，如果是容易治的，在当地早治好了，不会千里迢迢赶来任之堂。那么，我们该怎么应付这些疑难怪病呢？

这些疾病，如果能单凭中药治好，想必他们很多都治好了。我们看到这么多难治的疾病，都是因为没能够把病因挖到根上。这病因无非身心两点，一是身体闲出来的，二是心脑想出来的。所以治疗的思路也非常简单，就是让身体劳改，让思想解放。身劳而心静，病好得快；心劳而身闲，病重得快。老师就针对这个病因，把用药内服和拍打外修结合起来，内外兼修，医患配合，疾病好得快。

拍打、甩手、跺脚，这些在表面上看是有升清降浊的道理在里面，而深层次的道理就是拍打锻炼的时候，让病人的神能专注于手上脚下，手脚能勤动起来，人本来在想问题的，一拍打转移后就不想了。本来身体闲着郁闷的，一撞背、甩手、跺脚，注意力一转移，体力就恢复得快。

老师说，人的神在想问题，是处于高速运转的状态，需要消耗相当大的能量，远远不是寻常的食物、呼吸能够补回来的。"夫人神好清，人心好静。"心神在清静的时候，短短几分钟就能得到大补，比吃好睡好不知要好多少倍。

我们发现拍打就是把高速运转的心神截断扭转过来，本来纠结想问题的，不想了，本来身体闲得发闷的，动起来就充实了。

拍打在当下治病上运用的是升清降浊的道理，但对于长远保健养生，它体现的就不止于此。它的疼痛疗法是一种吃苦的治疗过程。它的拍打转移注意力，能让心神清静下来，身体活动起来。这样心静而身动才是长久的养身之道。符合这个道理，疾病就一日一日减轻；违背这个道理，疾病就一日一日加重。

治病之道是升清降浊，也是身动心静。拍打、甩手、撞背，这是身动，动能调动阳气，往上升；转移注意，拍打疼痛，是心静，静能沉降浊气，往下顺。

所以，我们拍打时最常见的就是，病人手麻的不麻了，颈酸的不酸了，胃胀的不胀了，头疼腰疼的不疼了，身体沉重的轻快了，心胸郁闷的舒解了。

这种效果往往是一时的，是医生帮病人代劳，但如果要能够长久地治病，就需要病人养成这种身动而心静的养生观。

◎血痹找黄芪桂枝五物汤

有个血痹的患者，今天发短信给老师，短信说到：余老师，我是那个血痹患者，我把你开的 5 付药都喝完了，大腿麻痹改善了很多，胃肠也好了，每天坚持跺脚、拍打和泡脚，现在就剩下左大腿还有点针刺感，你看还要喝药吗？

这病人来的时候，左大腿少阳经那一侧麻木不仁，他自述高中毕业后到工地打工，穿短裤，劳累出一身汗，经常吹到风、碰到水。

我们刚开始给他拍打时，用空心拳锤，他不知道疼痛，麻痹成这种程度，但是一边锤，大腿就出现一个个大包，他慢慢才会有些知觉。

这病人越拍就越觉得有痛感，他刚来时左右大腿的痛感不一样，用同样力量捏左右腿，右腿痛，左腿没感觉，现在感觉出来了，他很高兴。

我们拍完叫他出去跺脚，他非常认真专注地跺了三百下，一下不少，每下都诚恳而有力，跺完后，他腿上的包块居然往下移了。这病人还没有吃老师开的黄芪桂枝五物汤，腿上痹痛就好了大半。这是拍得比较成功的一个案例。

老师给他开的是《伤寒论》的黄芪桂枝五物汤，这个方专门治疗人体疲劳汗出后又吹风感湿，血脉痹阻不通而得的病，主要症状就是身体麻木不仁。

老师用《伤寒论》古方加减，既治他血痹，也调他肠胃，所以疾病好得快。调肠胃是调气血的生化之源，兵无粮草不行，祛邪而正气不足，正如打仗而粮仓空虚一样，疾病是很难攻克的。照顾到了脾胃，正如《伤寒论》所说"四季脾旺

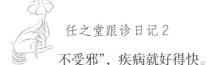

不受邪"，疾病就好得快。

这么重的血痹患者，几天后老师就跟他说，可以回去了，脉象流畅多了。《伤寒论》说治疗血痹要"令脉和紧去则愈"，就是说要令病人刚来时脉绷紧的状态，到治疗后脉转为平和舒缓，病邪就去得差不多了。

张锡纯说："临证之道，不用古方，不能治病，拘守古方，亦不能治病。"老师是用古方，而不拘守古方，治疗血痹用黄芪桂枝五物汤，加入健脾胃、透风邪的药。因为脾主肌肉，肌肉血脉闭塞，除了祛风外，还必须健运脾胃，令脾能主四肢。

◎百病皆生于气

第5个病人，男，57岁，慢性支气管炎多年，久咳不愈。《内经》里说，五脏六腑皆令人咳。这病人尺脉亢盛胀满，老师说，尺脉管下焦，也能管肠道，这病人腑气不通，胸气不畅，所以久咳不愈。这已经不再是单纯性肺咳的问题了。

老师治疗先用通肠六药，给病人腹中减压，然后再加入宽胸通心脉的药，咳嗽不能只看到肺，要能看到整个心胸，甚至肠腑，心胸气不利，病人咳嗽，嘴唇乌紫，这时枳壳、桔梗、木香、丹参、降香、牛膝宽胸活血的思路就得用上了。

果然，调身体周身气机，从胸腑的角度来治疗咳嗽，令大气能上下转动，这病人2付药下去就好了大半。中医治病就是这样，不能见痰治痰，见咳治咳。老师主要是调气机升降，气顺则咳喘自平。

《病因赋》里说，百病皆生于气。肺气、胃气不顺，咳嗽、呃逆就很难好。肺气能通过胸腔、肠腑下降，咳嗽就好得快。所以治肺胃，要把眼光看到肠腑。

老师说，病人肺脉亢盛，肠道有积，肺与大肠相表里，肠积不去，肺脉不下，咳嗽不止。把肠积化开，通导而下，肺脉就下来了，咳嗽自会减轻好转。所以病人服药后，六脉明显缓和，咳喘也减轻。

第23个病人，也是咳嗽，单拍打尺泽效果就很好。

尺泽在肺经肘弯处，是肺经的合穴。《内经》说："心肺有邪，其气留于两肘。"拍打两肘治肺心病，理论依据在经典中可以找到。而中医又认为合主逆气，气机上逆，这个穴位拍打很管用，直接宣发肃降肺气。老师说，云开雾散，拍打好得快。不管是内伤气郁不通引起的咳嗽，还是外感风寒引起的咳嗽。

老师说，治风先治血，血行风自灭。血脉一打通，气机一转，大气乃散，代谢就好了，瘀堵也一一通开。

这时刚好病人都在外面，正好忙中偷闲，老师给我们讲一下拍打的信心问题。

老师说，干中医的最怕的就是信心问题，很多问题根源都在信心上。你如果干中医信心充足，那就很好办了。很多人以为中医汤药、吊疹治病，效果一般般，这是因为他们还没有找到法门。比如，会骑车的人，骑起车来很顺溜，就说车很好骑。而不会骑车的小孩，一骑就倒，就说车不好骑。老师说，刚开始拍打时，也是信心不足，有些拍打也拿不准，究竟是加重了，还是气冲病灶的反应。

陆东在老师这里学会了拍打。这回她外出导游，带的是德国的朋友，游览名山去了。陆东坐火车时，一位七十多岁的老太太吃了根香蕉，胸闷得难受，堵得慌，这咋办，火车上又没有医生，这怎么治疗呢？

陆东就给老太太拍打内关穴，拍出疹后，老太太胸闷状态大为好转。这老人家活了一辈子，很难相信，生病了可以不通过吃药而病好了，这太神奇了。

古医家说，外治之理，即内治之理；外治之药，即内治之药。只要能起到疏通经络、调和气血的效果，用拍打，用针灸，还是用药物，只不过是选择不同的术而已，在治法上是异曲而同工，殊途而同归的。

第 30 个病人，男，35 岁，腰痛得伸不直。三天前脸色是晦暗的。古人云：印堂发黑，非病即灾。而在中医看来，脸色晦暗，一个是肾中水寒上泛，另外一个是血脉严重瘀堵不通。今天这病人过来后，气色好看多了，腰板也挺直了。

老师问他怎么样了？他说好得差不多了。这病人刚开始脸色特别凝重，跟现在舒缓轻松的神情比起来，简直有天壤之别。老师让我们继续给他守方用药。

方药为：红参 15 克，附子 15 克，龙骨 25 克，牡蛎 20 克，桑寄生 30 克，川续断 20 克，川牛膝 15 克，枳壳 12 克，桔梗 12 克，木香 15 克，桃仁 12 克，红花 8 克，当归 15 克，鸡血藤 20 克，火麻仁 20 克，猪蹄甲 15 克，鸡矢藤 30 克。3 付。

原来就是用这两个思路，一是把上泛的肾水收纳下来，并补精血，用参附龙骨牡蛎汤加桑寄生、川续断、川牛膝；二是理气活血，病人晦暗的脸色，除了肾水上泛，还有气滞血瘀，所以用枳壳、桔梗、木香、桃仁、红花、当归、鸡血藤。这样肾水收下来，精髓也藏进去，气血也活动起来。还有非常重要的一点，就是治腰必须治肠，老师加入火麻仁、猪蹄甲、鸡矢藤。肠通腑畅，腰痛减轻得就非常快。

《道德经》里说，前后相随。治疗后面腰痛，跟疏通前面肚肠是分不开的。肚肠大气一转，后背腰痛立消。所以在病人来复诊的时候，老师首先问的就是病人回去后大便排得怎样，有没有打屁？病人说很顺畅，不用说疾病像退潮一样退去，治好只是迟早快慢的事。

可见，治疗腰部问题，一是纳气藏肾精，二是调气活血脉，三是通导大肠。

◎一味茜草治好经水不通

下午，十多个人去牛头山，老师在前面带队，我们在后面压阵。这时正是金银花怒放的季节，花香沁人心脾，绿树悦人耳目，时不时的鸟叫，醒人耳窍，山中的微风，让皮肤如洗，汗孔欢喜大张，足下的黄土碎石路，刺痛着脚底板，把我们思虑的心火往下引。

老师又指着一丛小草，对大家说，这是茜草，茜草有四叶的，有八叶的，这是为什么呢？我们说，可能是大自然造物的奥妙，一阴一阳，有雌有雄吧。

小钟姐问这茜草有何功用？我们说老师常用熟地黄、茜草、苦丁茶这三味药，治疗肾阴虚、肝火上亢的高血压。茜草有凉血止血、活血化瘀的功效。

《药性赋》里说，茜草、棕榈，皆属和血止血之品。茜草，民间又叫血见愁、土丹参、红内消、化血丹，能够起这么厉害的名字，可见它功效有非凡之处。它不仅用于跌打损伤、风湿痹痛，还用于妇人崩漏、带下，能够消除少腹部各种包块。《内经》里乌贼骨（海螵蛸）和茜草两味药，专治肝肾受损的妇人崩漏，时时下血。

为何茜草能活血止血呢？原来茜草是人类最早使用的红色染料之一，它印染的不是鲜红色，而是土暗红色。正如青黛一样，是青色染料之一，它就能泻肝家之热。肝色青，心色红，看来中医五行以五色治病的机理，上天早就安排好了。

《本草纲目》赞叹茜草为"活血神药"。一味茜草可治女子经水不通，用一两茜草煎酒服用，一日即通，甚效。

乳痈不通、乳腺增生用之也有效，因为乳为血所化，活血即通乳。所以《药鉴》里称茜草能令血滞者行之，血死者活之，血活血行则痈肿自散矣！

乌贼骨和茜草能治疗崩漏，也是散收并用的药对。茜草能散血凉血，而乌贼骨能收涩。乌贼鱼口中常吐墨汁，水就变黑了，人称墨鱼。中医认为色黑是归肾的，肾能主封藏，所以乌贼骨能够把血封藏于肾中。

《药性赋》里说，乌贼骨止带下，且除崩漏、目翳。这乌贼骨收敛的特性强悍，既可以固精止带、收敛止血，还可以收酸止痛、止遗尿，而外用又可以收湿敛疮。

乌贼骨能除目翳，就是说乌贼骨能消除眼内翳障，现代用乌贼骨治疗沙眼很有效果。如《食疗本草》有治目中一切浮翳方，乌贼骨研末，和蜜点之即愈。

乌贼骨和茜草，一个收敛，一个活散，这组药对也是一阴一阳的配法。所以止血之力符合人体生理状况，血脉开合，止住血，又能够化掉瘀，止血而不留瘀。

◎令人回味无穷的覆盆子

爬山途中，老师采了野茶叶，放在嘴里含着，说生津止渴，爬起山来更有劲。

爬山运动气往上走，而茶叶清凉微苦甘甜，能降气下行，这也是一个升降。运动气上升，在嘴中含着茶叶，津液下降。

我们尝了一片，比金银花口感好多了，忍不住又多尝了几片。

差不多走了一个小时，快到石门了，周围树木越来越多，空气中飘散着清香的气息。老师也有些口渴，发现一大片覆盆子，大家就开始采摘吃起来。

我们初中学过鲁迅的一篇文章，叫《从百草园到三味书屋》，里面就讲到令人神往的覆盆子。今天我们不仅见到，而且还亲口尝了尝。这覆盆子酸甜多浆，嚼起来满口生津，令人回味无穷。覆盆子堪称解渴妙品，不仅口感好，而且还隐藏着巨大的医药价值，五子衍宗丸中就有它。这五子衍宗丸中五味种子药，有枸杞子、菟丝子、覆盆子、五味子、车前子，尝起来味道最好的就要算这覆盆子了。

古代用这味药治疗尿频、尿急、夜尿增多，只要是肾虚引起的，吃了它，晚上就可以把尿盆倒覆过来，从此可以不再用了，所以叫覆盆子。而且这覆盆子对遗精滑精、阳痿早泄也有很好的作用。

我们尝后，越发喜爱，酸甜的自然之气，怎么是种植的水果可比的呢？天生天养的野果，吸收的是天地灵气。沿途的桑椹子还没有结成黑色的果实，只能等到下次来时采摘了。因为黑色的桑椹子也是令人回味无穷的。

老师又发现了一株大葛树，它的藤条有手臂粗大，缠到古树上，有近十米高，粗大的葛根扎进山石黄土中。这株葛根起码有十几年了，太难得了。

老师说，看看时间够不够挖的。我们一看五点半了，老师说，挖半个小时吧，6 点钟我们下山。我们把铁锹、砍刀通通拿出来，五个人，挖泥土的挖泥土，砍杂草的砍杂草。还好是雨后，泥土比较松软，刚开始进行得很顺利，一下子就挖出一条大葛根，有几斤重。接着，我们又沿着石壁，边刨土边拉葛根的根茎，这样一直挖下去，这根藤还真长，平行地面有四五米，还好不深。我们顺着树根穿行的方向，边挖边拉，一直拉到悬崖边上，费了十几分钟，终于把这四五米长的葛根挖出来了。看着这胜利的成果，以及大家满身的泥土，不禁相视而笑。

天色已晚，葛根的最大块的根部，深深地扎到岩石的下面去了，不是一时半刻能够挖到的，老师说剩下的我们下次有机会再来吧！

这次亲自挖了葛根，才知道葛根为何能通经络、升阳气。因为人体最长的就是膀胱经了，从头到脚，后背部都是膀胱经的通道，膀胱经是人体排浊水、升清阳最大的一条经络，而在所有草药当中，我们还没有发现有哪味药的根部像葛根这么长的。葛根的根藤蔓长粗大，果然名副其实。而它能够通达人体上下经脉，使水气、清气往上升的作用，就不难理解了。

看它地面部分的藤，一直攀到树上十几米长，就可以联想到它地下的根部需要多强的力量往上升举啊！如果升举力不够，地面上的藤条怎么可能长得那么好、那么长。所以葛根升清阳的功用名不虚传。

对于肌肉僵硬、经脉不通的颈椎病，以及清阳不升的头晕，还有办公室疲劳综合征，老师最常用的就是葛根和牡蛎这组药对，也是升清降浊的思路。葛根把清阳往头顶上升，打通经脉；牡蛎把浊水往下收、往下降。一升一降，循环不息。一般颈部僵硬、疲劳倦怠，这两味药一用上，头脑立马如离照当空一样，清醒过来。

老师说，从这个角度来说，葛根的补力不小于一般的人参啊！

原来野葛根有"壮阳药"之称，治疗不孕不育功效非凡。野葛根号称"中药伟哥"，有壮阳的作用，从升阳角度来治疗生殖系统疾病，多有良效。

晚上我们赶紧把下午采来的葛根洗干净切片，因为尹师傅是中药的行家，他非常清楚葛根如果不及时切片晒干，很快就会坏掉。切完后，我们就煮了 100 克葛根水品尝，清香甘甜，忍不住又熬了第二遍。

喝完葛根后，我们头脑比以前清醒了很多。王蒋说第二天起来不打喷嚏了，以前起来时王蒋会打喷嚏，可见葛根升阳的功用。而同时也说明另外一个道理，人打喷嚏就是头脑阳气不够。治疗慢性鼻炎，怎么能少得了葛根这味药呢？葛根把头脑的阳气补足，鼻炎、打喷嚏、头脑不清醒之感就减少了。

老师说，从理论上来看，这葛根煎汤应该比运动员喝的其他饮料都强。葛根更能疏通经脉，升清阳，舒张筋骨。我们平时运动、练功、压腿，都需要疏通经脉、拉伸韧带，喝了葛根后，早上盘起坐，劈起腿来就更有劲了。

第 82 天　艾叶、苦参药对妙用

5 月 15 日

◎ 时刻不离升降

通过升降的思路，来解释病机，指导用药，这是中医教科书里没有系统论述的，而在老师这里每天都可以反复印证这个理法。老师说，人体有四个升降，左边有升降，右边也有升降，中间有升降，整个身体还有一个大升降。

这样我们读书临证就把升降理论都纳进去了。比如，病人督阳不升，肠浊不降。督脉阳气主升发，向上升了，整个背部都会温暖，头顶也会清醒。如果不升发，腰腿就会沉重，背部会怕冷，颈部会僵硬，脑袋也会昏昏沉沉的。而肠道浊阴以降为顺，能正常通降，身体的火气就会下去。肠腑顺畅，心胸开阔。如果肠道浊气堵住，就会滋生各种病症，比如腹部胀满、心烦难寐、肝胃不和、胁肋胀痛，食管、咽、胃都容易发生炎症。

第 5 个病人，是个老妇人，肥胖，走路沉重，冠心病，胸闷心慌，还有腰椎间盘突出，双脚轻微水肿。今天来复诊，她说胸不闷了，腰痛也好些了，就是脚还有点痛。这老妇人刚来时不敢走大步，现在走路轻松，敢走大步了。

老师用的思路就是升督阳而降肠浊。督阳怎么升？用的是肾着汤加附子、葛根；肠浊怎么降？用的是火麻仁、猪蹄甲。这两个思路一确立，剩下的就是对病证的具体加减问题了。病人有胸闷，就加郁金、香附；冠心病心慌，就加红景天、银杏叶。

治疗心脏病，一般要考虑心、小肠、胆三个脏腑的关系。胆胃不降，最容易加重心脏负担，所以往往加入枳实、竹茹，降胆胃之气。病人下肢微肿，还加入龙骨、炒薏苡仁，把浊水往下收并利出去。病人复诊时，反映腰痛减轻，心慌心悸好多了，腿也没那么肿了，所以继续守方用药。

方药为：白术 20 克，茯苓 30 克，干姜 15 克，炙甘草 8 克，附子 15 克，葛根 30 克，火麻仁 20 克，猪蹄甲 15 克，香附 15 克，郁金 20 克，红景天 20 克，银杏叶 20 克，枳实 15 克，竹茹 20 克，龙骨 20 克，炒薏苡仁 30 克。3 付。

第 9 个病人，男，六十多岁，口中苦燥，大便干燥，颈椎增生。老师说，这也是督阳不升，肠道浊阴不降。老师开手就用了三味药，骨碎补 30 克，葛根 30 克，猪蹄甲 15 克。这三味药也是按照人体升降理论开出来的。

骨碎补、葛根，令后背督阳上升。《内经》说："阳气者，精则养神，柔则养筋。"用上骨碎补、葛根，从背部腰骨就会有股阳气直接透达到头顶，阳气所过之处，形体安和，筋骨柔缓。这就是葛根为何有解肌功用的来由。凡肩颈肌肉僵硬不解，如同勒紧了的绳子一样，这是因为阳气消耗过度，不足以温煦所致，所以离不开葛根。至于猪蹄甲，非常强悍，它一入肠道，就直趋下焦，往肛门跑；而葛根恰恰相反，葛根一入身体，就走腰背，从下面往头顶上升。这种前后升降圈，一旦循环起来，所过之处，病痛渐解。可见升降理论不是针对具体的疾病进行治疗，而是恢复人体枢机，让自身气机健康运转，来治疗自身疾病，激发的是人体

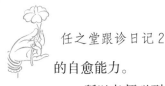

的自愈能力。

所以老师碰到各种疑难杂病，不愁反喜，说道，当你无从下手时，你就让他身体气机转一圈，借力打力，恢复升降，疾病就有渐愈的可能。

◎ 经水不调皆是气逆

第16个病人，中年女性，41岁，平时在家里除了干点家务外，闲着没事干。

老师把脉后说，左脉上越，上大下小，明显思虑过度，盗用下焦肾水，导致心烦气躁，肾精不足，右脉细涩，气血亏虚。便问，你平时是做什么的？

病人说，没做什么啊，上午看电视，下午打麻将。老师说，你这些都是消耗精血，让肠道走不动的习惯，闲出来的麻烦，玩出来的病。

病人说，大夫，月经量少怎么回事？老师说，久视伤血，眼睛盗用了你的肝血，肝血不够用了，再盗用肾精。肝血肾精亏虚，月经不单量少，还推迟，眼睛也容易模糊，你是不是心特烦，脖子也僵？病人点点头说是。

虚则补其母。若是过用心脑、眼睛，气虚上逆导致的肾精气血不足，怎么补呢？

两个方向，一是降气为补，二是填精为补。降气，老师用龙骨、牡蛎、竹茹，把浮躁上逆之势往下降；填精补气血，老师用五子衍宗丸加上当归补血汤。这样气血精髓都补到了，而且用龙骨、牡蛎往下收，把它们封藏起来。最后，加入香附、木香，分别走左路疏肝，走右路运脾，使气血精髓左右流通，补而不滞。

方药为：龙骨30克，牡蛎20克，竹茹20克，覆盆子15克，枸杞子15克，五味子5克，车前子8克，菟丝子15克，黄芪30克，当归15克，香附15克，木香20克。2付。

◎ 艾叶、苦参调心肠

今晚配的药主要是消肠道积滞的，所以老师特别讲到两味药，艾叶、苦参，问我们艾叶、苦参这组药对的用意何在？

我们说，艾叶、苦参，一个辛温开散，一个苦寒降下，辛开苦降，能够祛除肠道湿热败浊。对于大便黏滞、排不干净的，用上这两味药很好。

老师说，是的，还有没有其他用意？我们又说，艾叶能够温通血脉，苦参可以清热燥湿，这两味药除了治疗肠道湿热阻滞，应该还可以治疗血脉湿热瘀滞。

老师点头说，还有呢？我们就等着老师解释。老师说，艾治百病，艾叶用得好，可以治疗很多疾病。苦参，除了清热解毒、燥湿外，还有杀虫的功效，能用

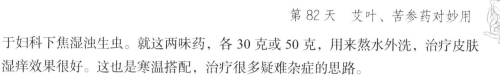

于妇科下焦湿浊生虫。就这两味药，各 30 克或 50 克，用来熬水外洗，治疗皮肤湿痒效果很好。这也是寒温搭配，治疗很多疑难杂症的思路。

老师说，大凡参类都含有补益的作用，比如，玄参、人参、沙参、丹参、苦参，这五参又叫五参丸，《千金方》曰："主治心虚热不能饮食，食即呕逆，不欲闻人语。"现代广泛用于治疗冠心病、病毒性心肌炎或风湿性心脏病。苦参除了通过治肠，缓解心脏压力，还有直接强心的作用，用于治疗心律不齐、心悸。

我们恍然大悟，原来老师用艾叶、苦参这组药对，不是局限于一个肠道，看到的是整个身体的气机，看到的是心与小肠相表里。这样用这个药对治疗各种心脏疾病，我们就好理解了。比如，风湿性心脏病，有艾叶温通经脉之功，病毒性心肌炎，有苦参解毒祛湿之力，艾叶、苦参一配，又能涤荡肠腑，一个开，一个合，一个温，一个凉，使心经的郁热都往小肠下面走了。心开郁解，病情减轻。

用好这组治肠的药，还可以治疗精神方面的疾病。老师又举了个病案。他说江苏有个小伙子，中专毕业后想找份平常的工作做，可他家族却把自家的钢材生意交给他做，而他却觉得自己学历低，性格内向，扛不起这种压力，因而战战兢兢，结果不久就因为压力过大，得了抑郁症，晚上睡不着觉。家人为他请了各路名医，也没能改善病情，反而让他更加郁闷烦躁。只能把工作放开，专心找中医看病。

他看到老师的书后，就坐车来找老师，来时满脸苦瓜相，脸色非常憔悴疲倦，无法正常入睡。他问老师这个病有没有把握治？老师说，你以前都吃了些啥药？他把药单拿出来，大都是龙骨、酸枣仁之类镇定、养心安神的药，还有郁金、香附之类理气解郁的药。医生看到的是心神不安、肝郁气滞，但用药后也不能解决问题。

老师说，你还年轻，这病要好起来也容易，但你要学会把心静下来。我可以用药，帮你把心经的热通过小肠引导下来，你心没那么烦了，身体就会好转。

这样，老师就另辟蹊径，不用镇定安神的药，而是通肠四药（用艾叶、苦参、火麻仁、猪蹄甲）的思路，导心经之热从小肠排出，釜底抽薪。

老师说，不是疑难杂病，不会到这里来。既然是疑难杂病，常规的治法，病人以前都用过，其他医生也知道走套路，用常规方法，你未必能够走套路走得过他们，我们要另辟蹊径。

老师说，这病人是心脉亢盛，肝郁，治心要治小肠，治肝要治胆。心主神志，肝主情志，心经之热要靠肠腑来排，肝经之热要靠胆腑来排。心热肝郁通过治小肠与胆，就叫作"以腑治脏""脏病治腑"，釜底抽薪，其热自平。

治肠用肠四味，治胆用温胆汤。这病人长途舟车奔波，再加上病苦折磨，连脸型都走相了，再加上睡不好，长期失眠，苦不堪言。他当天就喝了老师的药，喝完后排了大量浊屎，奇臭不堪，当天晚上就睡得很好。治疗了一周后，脸上的皮肤因长期失眠留下的皱纹，居然一一消除了。

老师说，皮肤粗糙，不用给他补阴，只要能令他睡好觉，就是补阴。年轻人，身体有活力，药医对症，身体康复得很快，一周左右身体就好得差不多了。

第83天　膝关节疼痛三药

5月16日

◎ 又见养筋汤

上次武当山下来的五个道士，今天有一个回来复诊。我们问他其他人服药后怎么样？脚膝关节还痛吗？他说，基本都好了，膝关节也不痛了。他来复诊是想巩固疗效。这样我们再次对中药治疗筋骨疼痛、关节拉伤或积水又有了深刻的认识。

老师给他们开的方不外乎是疏肝养血、活血利水以及补肾祛湿的药。毕竟他们是年轻人，练功时容易受伤，而恢复起来也因为有足够的朝气而容易些。

老师给他们开的底方基本是这些药组。肝主筋，拉伤韧带筋骨是因为肝血不足，消耗得太厉害，这种情况一般都会用养筋汤，既养肝血，也柔肝经。养筋汤即白芍、熟地黄、巴戟天、酸枣仁、麦冬。《辨证录》称此方甚妙，治疗筋缩不伸、筋伤疼痛、手脚酸麻。用好了，单这五味药就可以治疗筋伤。书里称"一剂筋少舒，四剂筋大舒，十剂疼痛酸麻之症尽除"。

这个方子老师还用于治疗膝关节退行性病变，因为"膝为筋之府"，人体肝血不足，在膝部最容易反映出来。膝部得不到充沛肝血的濡养，就会衰老退变得快。另外，压腿、拉筋、练功，配上这养筋汤，则有事半功倍之效。

筋骨得到濡养后，还要解决疼痛的问题，有三味草药是专治这种膝关节疼痛的，即鹿衔草、透骨草、小伸筋草。如果伤了膝关节半月板，或膝关节积水，也有专门四味药治疗，我们称之为"膝四药"，即炒薏苡仁、川牛膝、木瓜、白芍。

◎ 咸出来的病

第 10 个病人是山西过来的老阿婆。老师摸脉后，指着她的食管、咽喉、胃说，你这一条线上都有问题。老阿婆点头说，还有这腰最近也疼。

老师说，你是做什么的，把自己身体搞成这样？老阿婆说，带孙子。

老师说，儿孙自有儿孙福，一代人不管两代事，下辈的人你就别操那么多心了。

老阿婆问，那我该怎么办？老师说，别牵挂那么多，你的病会好得快，还有食管炎，要少吃花椒、辣椒了，你肾、腰有问题，吃菜要吃淡点，不要吃那么咸的，咸味伤肾伤筋骨啊！

许多老人腰腿疼痛，就是因为年老味觉失灵，食用太多过咸的食物，咸伤血脉，血脉走不动，哪里走不动，哪里就会有瘀血，就会疼痛。

这时该怎么办？单靠药物而不戒口，怎么可能挖病根呢？所以老师往往建议腰腿经脉痹塞不通而痛的老人要吃淡些，不要吃得太咸了。

吃淡的是养颜又养年，吃咸的是害病又害命。若要身体安，淡食胜灵丹啊！千年的养生言教，至今依然受用无穷。

第 13 个病人，女，46 岁，咳嗽好多年，最近加重一周，每天冬春之交发作得更厉害。她说，大夫，我是不是咳得气血虚了，要不要补些？

老师说，你脉象看来不是气血虚。老师用乌梅、龙骨、牡蛎往下往内收。久咳不愈，痰多清稀，有三味药是离不了的，即干姜、细辛、五味子。这也是古人说的，若要痰饮退，宜用姜辛味。对于病人久咳不愈，唇中淡紫的，一般是体内有瘀血，就要用点治心活血的药，因为久病入络，久病夹瘀。老师常加入丹参、菖蒲这两味药。这病人后来复诊说减轻多了。

◎知标本者，万举万当

第 23 个病人，男，是个年轻人，江西过来的。他说皮肤病老不好，头面部也时时跳痛。老师把脉后说，你胆火很重，小便偏黄，咽喉、食管不太好，阴囊潮湿。

病人问，这皮肤老出汗、瘙痒，该怎么治？老师说，中医治病是求本，不舍本逐末。你皮肤汗多、瘙痒是小问题，体内肝胆瘀滞的问题远远超过皮肤的问题。

现代人没有中医整体观，皮肤一出现瘙痒，思维定式，很容易就想到用药膏外涂，很少有人想到瘙痒只是脏腑某个部位出现病变向外反映的一种现象罢了。

比如，头面痤疮、瘙痒，那是心经有热啊，因为心其华在面。而阴囊、胁肋瘙痒、起水泡，一般是肝经有热，因为肝经是下络阴器。四肢末梢有水疱，一般是肺肃降功能下降，因为肺主通调水道等……

这病人是肝经有湿热，肝胆火旺。所以老师给他开了龙胆泻肝汤，龙骨、牡蛎、炒薏苡仁、泽泻把浊水往下收，然后通过膀胱渗利出去。

像这种湿疹病人，一般用这个思路，几付药就好得差不多了。

龙胆泻肝汤本是治肝胆湿热的名方，再加入龙骨、牡蛎、炒薏苡仁、泽泻，这四味药一收一利，浊邪就走得更快了。

《病因赋》说："因者病之本。"湿疹瘙痒这些外在症状，只是疾病的标，而各种脏腑失调、瘀滞不通才是疾病的根本病因。故《内经》说："知标本者，万举万当，不知标本，是谓妄行。"又曰："知其要者，一言而终，不知其要，流散无穷。"

是啊，标本因果没有弄清楚，连个湿疹小病，开口动手都容易出错。这个病人就是这样，皮肤瘙痒起水疱，是疾病的果，是标；而肝胆经脉不通，郁结在那里，湿热熏蒸，则是疾病的因，疾病的本。治病是治病本！

病人又问老师，他有朋友在外地不方便过来，有胃胀毛病，问老师可否开方寄过去？老师说，你把我眼睛蒙住，把我手脚绑住，叫我帮你打架，这架不好打啊！一个胃胀的问题，中医有好多种治法，究竟是哪种治法好，医生只有把脉后心里才有个谱，医生是治病，不是猜病，治病要靠望、闻、问、切。

第84天　《易筋经》的升降观

5月17日

◎拳经里面也有升降

治病用药，《易筋经》里居然有好的思路启发，其总论云："高下者，易其升降。"这是说用升降法去调人体上下不和的疾病。

比如，今天第5个病人来复诊。吃了2付药后，他说，脖子不僵了，脚肿也好多了。老师问他大便通了没有？他说通畅得很。

原来这个病人也是腰肾疾病。腰肾疾病会影响到行走能力，因为肾主腰脚。老年人腿脚不利索，走路沉重，是肾中水湿排泄不畅导致的。腰肾疾病也会影响到颈椎，因为肾精上荣于脑窍，主骨。如果肾精不足，膀胱经循行不顺畅，湿浊就会停滞为病。这病人上面颈椎增生，下面腰脚膝盖肿痛。老师治疗他上面的颈椎病、下面的腰腿病，用的就是升降法。《易筋经》说："高下者，易其升降。"

怎么升降呢？这个药对很重要，是治疗颈、腰、腿这一条线上筋骨病变的，用的就是升降高下。清气要往上升，老师用骨碎补、葛根，从肾主骨那里开始，从腰以下往头颈上升；浊水要往下降，用牡蛎、泽泻，一是防止葛根升发太过，二是引浊气、浊水下行，从膀胱排出去。这四味药虽然简单，却蕴含着升降妙法。

老年人气血虚弱，阳气不足，升降开来后，容易出现后劲跟不上，所以老师选用红参、附子、红景天、银杏叶，以补其后劲。红参专治脉动无神，附子服后"善逐"。一补气，一补阳，两相配合，腰中阳气升腾，化源不息。红景天和银杏叶是治疗心脉血氧流量不足的两味良药。至于病人大便不顺畅，老师便用通肠二药（火麻仁、猪蹄甲）。这样升降前后上下用药都比较圆通，所以见效也比较快。

方药为：骨碎补 20 克，葛根 40 克，牡蛎 20 克，泽泻 15 克，红参 15 克，附子 15 克，红景天 20 克，银杏叶 20 克，火麻仁 20 克，猪蹄甲 20 克。2 付。

◎ **两个怪病**

今天有两个奇怪的病人，一个是睡不醒的，一个醒不睡的。睡不醒的病人是位老阿婆，东北人，一睡就是两个月，当然，这两个月不是一直睡，而是吃喝拉撒完就躺在床上睡觉，她最长的记录是躺在床上睡了 9 个月。

我们一摸她的脉，不单没有虚象，反而胆胃之火甚旺。老师摸脉后，跟病人的女儿说，先到医院去做个 B 超看看，她肝胆有东西。病人女儿带着她妈妈做完 B 超后，回来对老师竖起大拇指说，医生，你真是神奇啊！我母亲有脂肪肝和胆结石。

以前如果没有接触老师把脉势的思路，就会对中医断病觉得很神奇，当知道五脏都可以在脉上反映出来，脉势的强弱代表着不同的脏器变化时，就觉得通过摸脉给病人断一些疾病，还是非常平常的。

病人问，为何她母亲始终都睡不醒呢？老师说，《内经》说："凡十一脏皆取决于胆。"胆为少阳升发之气，主五脏六腑的升发。老师就用养真汤的思路，给病人降胆胃之气，调脉势。

另外一个病人是广西来的，近 20 年严重失眠，搞得他身心疲惫，全国各地都跑了，都未能治好。

一千个失眠的人，九百个以上都是思虑过度。心意识在那里转，停不下来。其实，退一步讲，思虑担忧的事情，99%以上都不会发生，是杞人忧天，想多了。而会发生的事情，也是无力控制的，所以理性分析，天塌下来，也没必要多想。

他治了这么多年病，也治出了浮躁的傲气。他说到各地治病吃药，都没有超过 5 付的。他自己也常翻医书，好琢磨，也懂得分析一些粗浅的方路、医理，这样就麻烦了，身体本身有病，不能安静调理且不说，又增加了琢磨医理的心理负担。

这样的病人往往对医生开的方药点评，对医生诊病要求清清楚楚，而自己对病情却隐瞒不说，来考验医生。

老师说，请师从师，既然请了医师来治病，就要听从医师的吩咐安排。优柔寡断，反受其乱。怀疑中医，就不要找中医。信任中医，就安心来找中医。

许多疾病难于治好，并不是说病情多么复杂，而是病人的心思太复杂了。

老师给这病人开了麻黄附子细辛汤，加上通脉饮。通脉饮是葛根、川芎、丹参。葛根是把阳气往上通，川芎是把阴血往上通，丹参疏通心脑血管。

这病人长期失眠，阴阳升降严重失调，所以老师一开始就先升他的阳气，配合火麻仁、猪蹄甲、龙胆草、泽泻，以降阴浊。

方药为：麻黄5克，附子15克，细辛5克，葛根30克，川芎20克，丹参20克，火麻仁20克，猪蹄甲20克，龙胆草8克，泽泻15克。2付。

这付药下去，我们第二天一见到他，就问他昨晚睡得咋样？他说睡了5个小时左右。以前他平均一天睡不到2个小时，服药后睡眠明显好多了。

第20个病人，女，45岁，两边脸颊有黑斑，中医叫肾斑。

老师说这是心脏不好，肾水上泛。这种脸颊有黑点的最不好治，治疗要温心阳、收肾水。常用的就有这六味药，即参附、龙牡加炒薏苡仁、泽泻。参附、龙牡是把肾气往下纳，把上泛的水湿往下收；炒薏苡仁、泽泻是把水湿渗利出去。

老师说，心其华在面，你心态要好，脸色才会好，要少发脾气，脾气要好，病才好得快。病人说，我脾气好得很呐！

我们一听差点笑出来，那口气好像别人欠他什么是的，刚得很。老师笑着说，凡是说自己脾气好的，没有几个是好的。你要让大家说你脾气好，才是真的好。

第85天　蚊虫咬伤用蜈蚣雄黄酒

5月18日

◎五脏之道皆出于经隧

经络穴位图背过后，拍打时胸中渐渐有些立体模型出来。以前我们看的是针灸穴位经络的平面图，还不够空间立体感。今天，老师给了我们人体经络穴位模型，叫我们日日观摩。拍打并不是简单地拍出痧来就好，而是要懂得认经认穴，知道内在气血运行的隧道。诚如《内经》所说："五脏之道，皆出于经隧，以行血气。血气不和，百病乃变化而生，是故守经隧焉。"治病要严守周身上下，令其经脉循环不息。《内经》又云："经脉者，所以能决死生，处百病，调虚实，不可不通。"

今天第 11 个病人，是个 62 岁的老阿婆，是肝胆经脉不通。她说胃胀打呃，胸闷，胁下痛，背后也痛。这是典型的肝胆脾胃郁滞。

老师说，这好治，当场叫你见效。于是老师叫我们帮她拍足三里、阳陵泉、委中穴，拍完后再拍内关。这个次序很重要，先要把浊气降下来，然后再宽胸解郁。

由于是老年人，我们拍打是由轻到重的。而她背上的疼痛随着拍打也逐渐由重减轻，手脚出的痧量特别大，以青黑色的包块为主。当时她就说，呼吸从没有这么顺畅过，心胸好像是空的，顺畅无阻。

这就是经络的奥妙！胃胀的拍足三里，引脾胃气下行；胆囊炎，背痛胁痛的，拍阳陵泉，引肝胆气下行；腰痛，腿脚沉重的，拍委中，引腰肾浊气下行；而心胸烦闷，颈椎病，则直接拍内关穴，宽胸畅气。

老师用拍打时一般都是这个思路，先降浊而后升清。因为现代人的体质实在是浊气太多了，浊气太多，经络就不通，经络不通，清气就不升。

拍完后，我们马上叫病人到外面去跺脚和甩手，一是让病人养成自我锻炼的意识，二是巩固拍打的治疗效果。

老师给她开的方是：附子 20 克，龙骨 20 克，牡蛎 20 克，炙甘草 8 克，丹参 20 克，降香 10 克，栀子 8 克，淡豆豉 20 克，苏梗 15 克，赭石 20 克，金果榄 10 克，墨旱莲 20 克，淫羊藿 30 克，小伸筋草 15 克。3 付。

用了这个方子，病人就基本好了。拍打当场让她见效，中药从根本上调她的心胸、胆胃之气。降香、丹参通心脉降气，栀子、淡豆豉宽胸清郁热，苏梗、赭石、金果榄降胃气。病人来的时候是打着呃逆的，拍打后就不打呃了，因为胃气下行了。这也是《病因赋》里说的，"呃逆者，胃气之不顺。"

整个方子的思路，都是以通降为主。气血下行，百病乃不能犯上作乱矣！

第 12 个病人，是湖南过来的，今年快 40 岁了，西医说他是前列腺增生，在中医看来，这不过是下焦湿热、气血不通而已。就像钢铁放在湿热的地方，容易生锈一样。这时换一个干燥的环境，它就会好点。

病人的脉象，明显寸脉弱，关尺也无力，而且尺脉明显郁住，这是说明身体中气不足，而下半身又夹杂湿热，是虚实相间的疾病。

为何病人下焦会有湿热？因为他中气不足，如果中气足的话，寸关脉一壮起来，下焦湿邪就运化开了。《内经》说："中气不足，溲便为之变，肠为之苦鸣。"这病人疲倦乏力，尿频尿急，排尿不畅，就是典型的中气不足，所以既不能单补，也不能单通利。单纯补益则壅滞气机，单纯通利则泄伤中气。

所以老师用通补的思路，以升阳除湿为主，开补中益气汤，扶中气以治本。老师对病人说，你大肠有水气，小肠有积。所以加入四味药，渗利大肠水气用炒薏苡仁、泽泻，滑利小肠积滞用火麻仁、猪蹄甲。这样无形的水气以及有形的大便积滞都有个去路。这病人来复诊时，就说明显有劲多了，尿频尿急的症状大减。

方药为：黄芪 30 克，白术 20 克，陈皮 10 克，升麻 8 克，柴胡 8 克，红参 20 克，炙甘草 10 克，当归 10 克，火麻仁 20 克，猪蹄甲 10 克，炒薏苡仁 20 克，泽泻 15 克。3 付。

◎耳鸣耳聋用通气散

第 26 个病人，江苏人，女，48 岁，耳鸣得厉害，嗡嗡作响。生活的压力，让她烦躁无比。老师把脉后说，你虚火上亢，水火交争，水气上升，火气不降。

耳鸣也有虚实之分，虚是因为耳朵缺气缺血，失去濡养，不足而鸣；而实则是因为水火交争，上冲于耳窍，不能下降。临床上单纯实、单纯虚的少见，虚实夹杂的疾病占了七八成以上。这是一位老中医一辈子的心得总结。

治疗这个耳鸣患者，老师只用了 3 付药就解决了，是调虚实升降的。用的是《医林改错》中的通气散加味。通气散由柴胡、川芎、香附组成，是治疗耳鸣耳聋的古方，它能疏肝理气，引少阳清气上循耳窍，对耳窍阳气不充引起的耳鸣有奇效。

这病人烦躁得很。《内经》说："升已而降。"不能单用升药，调升降，有句话非常重要，即《黄氏圈论》所说："升清降浊涩最灵。"以前一直想不明白，为何升清降浊要用到收涩下纳的药，看老师治了这么多清浊不分的病人，起手就是龙骨、牡蛎，心中便开始了然起来。

龙骨、牡蛎，表面上是收涩的药，可在深层次上，它们却是降气、调升降的药。人体就是那股气机在升降，升降正常，身体健康；升降失调，疾病遍生。故《内经》说："非升降无以生长化收藏""升降息则气立孤危。"

病人耳鸣只是一个表象，大的升降失常是根本，升降不利，人体腰间就容易长粗，赘肉成团，这是整体气机升降出了问题。只有升降正常了，人才会神情气爽。

所以老师用附子、龙骨、牡蛎、磁石四味药，把元阳之气往下纳、往下降。配上通气散，一升一降，气机就能对流起来，身体就会恢复健康。

病人之所以会臃肿肥胖，就是因为气机没能对流通畅起来，所以肥肉赘肉不能靠脾胃消化搬运走，治疗的时候我们就用升降的思路，把腰腹部的痰湿，往上下分布运化，不让它留滞于中。正应了《内经》所说的，上面有病治下，下面有病治上，中间有病就让它分布到上下四周去。

老师说，你还有妇科疾病。病人点了点头。《病因赋》说："女人经水不调，皆是气逆。"难怪摸她的脉，左手寸脉上亢，右手关部不降。

这时一边需要把气逆顺降下来，另一边还需要调和气血。降三焦气逆有味药最妙，叫竹茹，竹茹把心、肺、胃的逆气都往下降。老师再配入苏梗、牛膝。苏梗降胸中大气，牛膝引气血、痰火下行。凡是妇人经水不调上逆的都少不了牛膝。然后再加入木香、当归调和气血。这样，病人耳鸣疾患，能升能降；妇科疾患，气逆能下，气血不和能调和。

所以她这付药吃下去，病就好了。方药为：附子 15 克，龙骨 30 克，牡蛎 20 克，磁石 20 克，香附 15 克，川芎 15 克，柴胡 10 克，竹茹 20 克，苏梗 20 克，川牛膝 15 克，当归 15 克，木香 20 克。3 付。

◎蜈蚣乃百虫之王

第 23 个病人，一来到任之堂，就卷起裤脚，哭丧着脸说，我昨天脚上被蚊虫叮咬了，起了个大水疱，抓痒出血又结疤，还特别瘙痒，血疱有硬币那么大。

老师给他倒了点蜈蚣雄黄酒，擦上就不痒了。每天一次，擦了三次就收口了。

老师说，这蜈蚣乃百虫之王，凡是蚊虫咬伤、蜜蜂蜇伤，用上去都有效，一用便灵。不单如此，皮肤瘙痒也有效。

有个病人，整条手臂都痒，边看病，边抓痒。老师倒了点蜈蚣雄黄酒，抹在他手上，拍了几下就不痒了。

这蜈蚣雄黄酒非常有效，病人见了都想要配一瓶。老师说，这简单，5～10 条蜈蚣，雄黄 10 克，冰片 15 克，用半斤白酒，或者酒精都可以，泡上 1 周，就可以用了。凡是皮肤叮咬伤，一点见效，一擦便灵。原来这蜈蚣是百足之虫，诸虫见了它都要退避三舍，凡蚊虫叮咬伤，用它来泡酒擦都有效。

◎感受任之堂文化

晚上，郭雅要回北京了。雁过留声，文人留墨。走之前，怎么能少得了总结呢？为了不留下遗憾，郭雅当天中午就赶稿把对任之堂的文化体验写出来了，写得非常中肯真诚，娓娓道来，令人感叹她的文笔非凡，文章如下：

去年年底，看了油麻菜的博客，有一篇文章叫《任之堂仁之心》，又仔细地拜读了任之堂主人余浩写的书——《一个传统中医的成长历程》，决定无论如何都要去一趟任之堂。因为在堂主中医创业过程中，有很多让我感动的地方。而在这个年代，能够坚持自己梦想的人不多，所以决定开春后动身。

春节期间，发现堂主正月初四便开始上班，心里微微一动，这么早！再看一下去年国庆时，堂主也没有休息，假期都留给了病人。是什么力量支持他把时间都交给中医，交给病人呢？于是，我四月上旬就买好去十堰的火车票，又有些担心会不会逢到五一，堂主会有其他安排呢？再次看一下堂主博客的留言，五一期间不休息，原来堂主提前就出了通告，想必是为了方便求诊的外地患者。因为现代很多人生病都没时间看病，只能利用节假日出门求诊。

到达十堰当天，大雨倾盆，原以为下这么大雨，病人可能不会很多，可一到任之堂，发现里面坐满了病人，病人来自五湖四海，说各地语言的都有。而余医生正稳稳地坐在那里，给病人双手把脉，他身边坐着一个奋笔疾书抄方的学生。偶尔还有需要拍打的病人，又有学生出来帮病人拍打，那边抓药和熬药的学生，更是忙个不停……我找到一张凳子，悄悄坐在他们附近，立马感受到这传统中医的氛围。

来这里看病的病人，是不收诊费的，有一些病人开了药方，可以拿到别处去抓药。病人都是早上早早来排队登记名字，看病也按着顺序有序地进行着。

临近中午时，病人陆续看完，一直忙于诊脉的余医生，回过头来看我，还是那个微笑的样子，温和地问："你看过病了吗？""刚到，还没有。"

余医生就嘱咐我回去好好休息，一般外地过来的病人，长途舟车劳顿，都需要先歇上一天，第二天余医生才帮他们仔细号脉处方。我由于比较疲惫，休息了一天，第三天才去大药房，余医生居然还记得我，说："你昨天怎么没过来，我在等你！"这一刻，有股暖意在心里缓缓划过——任之堂仁之心。这就是我要找的任之堂！堂主把外地病人都放在了心上！

当余老师知道我想感受任之堂文化的来意后，就把我安排到药房学习，并送给我一本《药性赋》，让我能够了解一下中药的性味功效。

药房有三排药柜，四五百种中药，当时我就很诧异，真看不出小小的药房居然能容纳这么多药。而管理药房的周师傅却爽朗地说道："这还没有算到药柜外的药，以及各类民间草药，加起来的话，那就更多了。"

原来，余老师从小在乡村里跟他太爷学医，毕业后因为性格随和，交游广阔，又结识了不少民间草医朋友。所以，大药房里经常看到用一些民间草药，有些还是特效的。那些简单的偏方、单方，一出手就见效果，比如用猪鞭治腰痛，用穿破石治囊肿……

后来，从余老师的学生口中得知，余老师有一本《986种民间中草药的用途》，这是余老师一位草医朋友毕生经验的总结，他传给余老师，里面讲到的都是民间中草药非常独特的功效用途。现在许多医生识得书本上的草药，却很少能认得自然界中的草药，而余医生却能运用各种草药，一定不简单。

中午，看完病人后，我们还在抓药。余老师到药房来，随手抓起一块葛根，递给我一块，他自己也尝了一块，说："中药，一定要自己亲自尝过，感同身受的话，治病用药别有一番味道，就像感受一下这葛根一样。现在前来学习的学生，我都会让他们先在药房抓抓药，尝尝药，到山里去采采药，认认药，这样他们以后自己用药，心中就会多一份体会。从药入手，更容易把中医学好。"

后来我看见余老师从山里采回来几米长的葛根时，才明白这葛根通经络的作用为何那么好，原来它本身就是一条长长的"经络"。

余老师说："这葛根长在山里头，从土地泥土中吸满水，沿着藤，缠在树上往上抽，把水一直运送到七八米高的藤条上，一路上畅行无阻。"这葛根通行十二经，经余老师这么一讲，一辈子都难忘。膀胱经是人体最长的经络，葛根能够治疗膀胱经不通引起的颈椎病，这一下子就很好理解了。

刚来药房学习的学生抓药时，周师傅都要在旁边仔细地核对，对于他来说，付出的时间和精力远远比自己抓药还要多很多。

任之堂有代煎中药的服务，抓完药后有不方便煎药的病人，可以把药留在任之堂煎。煎药房目前由王蒋在负责，他人瘦瘦的，耐力很好，煎药房的工作程序很烦琐，最需要耐心和耐力。从添煤、贴标签、看火候，到倒药、封杯，还有那些先煎后下的药，一一都要严格把握。

狭长的煎药房，一字排开八个炉子，从早到晚，不停地熬药，里面热浪滚滚，现在才四月份，很难想象接下来夏天将是何等酷热。真是佩服！

在任之堂大厅里，经常可以听到一阵又一阵的拍打声，甚至还有病人哭泣般的叫喊声。那些被拍痛的病人，拍完后身体轻松，纷纷都感谢拍打师。原来这拍打治疗手段就是一种见效很快的中医传统疗法，能够让各类痛症、皮肤病当下见效，立竿见影。有些病人被拍出各种痧气后，症状缓解得很快，甚至有些病人不药而愈。我看到拍打师们拍打最多的是委中、足三里、内关、尺泽这些穴位。他们拍打完后，就让病人到外面拍手，还教病人们跺脚。

当没有病人拍打时，他们就忙里偷闲，在外面背书。当我问及他们怎么练拍打的，他们说："拍打病人，自己也要经历过多个阶段，手痒，手瘀青，长老茧，皮肤破裂，又重新长出老茧，这样循环往复，就像反复蒸晒的熟地黄一样，最后炉火纯青，练就一双金刚妙手。"

一天到晚，背书背得最勤奋的莫过于阿发，他甚至可以边帮病人拍打，边背书，甚至边炒药，边朗朗上口地背诵那些经典。药房的人都称他为背书第一。

任之堂一般是上午看病，下午如果天气好的话，余老师就会去爬山，当然也会带上病人和学生。余老师说他有两大爱好，一是用中医看病，二是到山里去爬山。余老师这两大爱好，就是劳逸结合啊！要知道一个中医看病，动用的脑力是相当大的，一般上午脉诊三十多个病人，对医生来说已经是上限了，可现在任之堂的病人实在是太多了，有时一个上午要看过十二点，多时看六十多个病人，这对于医生的体能与毅力无疑是巨大的考验。特别是余老师的《医间道》和《万病从根治》这两部书相续问世后，从外地慕名而来的患者更是一批又一批，还有一些疑难病和慢性病患者，他们更是铁定心住下来吃药康复。

这些初诊加上复诊的病人，每天早上药房里面，从抓药、熬药到抄方，甚至他们可能一个上午连抬头的机会都没有，整个任之堂就像陀螺一样飞转。一张张药方开出来，一包包中药抓出来，一杯杯汤药煎出来，一个个病人因为治好后，都会在临别的时候跟余老师道谢。

下午是爬山回归自然的时候，也是余老师把身体交给大自然去调养的时候，这是余老师养生的秘诀，一半在红尘，一半在山林，一上午看病，一下午爬山采药。对于余老师来说，真正放松的时候恐怕也只有在这清静的山谷中，赤着脚穿行在这黄土地的时候了。

余老师带病人去爬山时，带给他们的是健康的生活理念。余老师常把医生比作修理工，真正身体的使用者应该是病人自身。所以爬山就是教病人如何放松自己身心，感受中医天人合一的奥妙。

晚上对任之堂的人来说，是最开心的放松，因为一边工作，一边围在一起听余老师谈心得体悟，一边还可以畅所欲言，各抒己见，讨论医案，辨识药材，还常常煮上一味药材，大家一起品尝，体会药物在体内的走势和功效。

看着这些年轻的中医苗子，他们带着各自的中医梦，来到任之堂，采药，抓药，熬药，拍打，抄方，写跟诊日记，背书，这一切都慢慢地将中国传统文化精髓融入到他们血液中去。我相信，他们多年后回忆，一定会觉得这是他们一生中最充实、最美好的日子!

跟余老师的学生们,一批又一批,余老师总是迎来送往,这些学生大都很自律,早上有的打坐,有的劈腿,有的背《清静经》,有的背《道德经》,有的背《内经》,还有《药性赋》《病因赋》……

特别令我震撼的是,当我到他们宿舍吃饭的时候,居然连吃饭和读书的时间都分不开,真让我惊讶。他们就像高考学子那样,复习前备考,可这不是应试教育啊,他们的学习完全是主动的,没有别人给他们任何压力,余老师甚至经常叫他们去爬山放松,不让他们太拼命学习。

关于书籍,余老师大药房中那是特别多,像个小图书室。他给学生买了很多中医书,都是根据各自当下的中医基础而量身订购的。余老师甚至对学生们说:"只要你们愿意学习,需要什么书籍,都可以去买来。"

在任之堂的小架子上,还放了一些经典书籍,如《老子》《庄子》《论语》《菜根谭》《增广贤文》等,方便前来候诊的病人阅读。另外一边的书柜上,还放着老师自己掏钱印的一些善书,如《化性谈》,更有病人送来的《健康之道》,各类佛学、道学书,这些是用来送给那些需要帮助的有缘人。

余老师常说:"调身容易调心难,让病人改变一种心态,往往比搬一座大山还难。但这种心态能改变过来的话,身体的气质立马就变了,比吃多少药都管用。善书能开明心智,有益于身心健康。"

我来这里近一个月,从余老师治病的平常点滴细节中,看到了许多不平常之处,这大概就是任之堂的文化核心所在。

是余老师那颗仁之心,那颗向善向上的力量,吸引着一批又一批真正的中医爱好者,用他们的真诚、务实、勤奋、执着,去经营着这欣欣向荣的中医事业。

学生:小雅

2012 年 5 月 18 日晚

第 86 天　五脏降浊靠肛门

5月19日

◎惟虚能容纳,饱食非所宜

今天早上读到《易筋经》中的一句话,非常受用。这句话叫"惟虚能容纳,饱食非所宜"。一个人保持内在虚的胃肠与心胸，就能包容万物，每天饱食是不应该的。现代的很多病，一是气出来的，一是吃出来的。为啥人的气量会越来越小呢？因为饱食把胃肠经脉堵住了，没办法容人容物。我们观察大凡脾气刚、心胸窄的病人，大多有暴饮暴食史，而且好发咽喉炎、气管炎，晚上睡觉容易打呼噜。

今天第 3 个病人，是个老人，是慢性咽炎来复诊的。他说，咽喉梗塞感好了些。老师问，吃药后打屁了没有？他说，打了大臭屁。

老人家又问，我这咽喉是怎么回事，为什么治了这么多年都治不好？老师说，你这病是咽喉有个气结在那里，吞不下，吐不出来，这是你平时爱生闷气气出来的。

老师给这病人开了半夏厚朴汤，加枳壳、桔梗、木香调升降，再加上龙骨、牡蛎收涩纳气，往下降，降下来的浊气通过火麻仁、猪蹄甲往大肠排，泽泻、炒薏苡仁往膀胱排，所以病人服药后矢气连连，咽喉疼痛、梗阻感顿减。

方药为：半夏 15 克，厚朴 10 克，茯苓 20 克，苏梗 20 克，生姜 15 克，枳壳 12 克，桔梗 12 克，木香 15 克，火麻仁 20 克，猪蹄甲 15 克，炒薏苡仁 30 克，泽泻 15 克。3 付。

这也印证了《内经》里"上病下取"的思路。《内经》曰："凡治病必察其下。"下面肛门、膀胱是排病气最好的地方。肛门古代又叫魄门，是《难经》所说七冲门中最后的一个门。《内经》说："魄门亦为五脏使。"五脏泻浊，靠的就是肛门了。很多人有痔疮，就是因为五脏泻浊能力下降了，肛门排得不通畅。

中医看到的是整体，一般痔疮的病人都会伴随慢性咽炎，慢性咽炎的病人久了也要考虑到痔疮。所以调理咽喉疾患，就是在调理整条肠道，气机要从上往下顺。即老师常说的，气机走一圈，人就神清气爽了。

第 5 个病人，男，64 岁，老寒腿，医院检查为膝关节退行性病变，连爬楼梯都费劲，晚上睡觉也爱抽筋。这回喝了 3 付药后来复诊，说以前爬楼梯都没力气，现在可以爬山了，也不抽筋了。

这病人左关弦，两尺不足，弦为肝气郁，不足为肾精虚。老师说，这是肝木在盗用肾水。所以用逍遥散解肝脉之弦郁，再用养筋汤的思路，用熟地黄、巴戟天、酸枣仁养肝肾阴血。肝肾一调，大的脉势就抓住了。病人抽筋，加入淫羊藿、小伸筋草。

方药为：柴胡 10 克，白芍 15 克，当归尾 15 克，白术 15 克，茯苓 15 克，生姜 15 克，薄荷 10 克，炙甘草 8 克，熟地黄 15 克，巴戟天 20 克，酸枣仁 15 克，淫羊藿 30 克，小伸筋草 15 克。3 付。

这药下去，脉、药、证三合，所以一服见效。

◎ 人的腹部要像一团活水

第 21 个病人，是西安过来的。以前是个教师，现在退休了，天天在家练书法。

老人 30 年前曾经大病一场，连续拉赤白脓血便 40 余次，肌肤憔悴，形容枯槁，从此慢性腹部隐痛。后来通过练习书法、调心，慢慢地身体恢复过来了，但腹部有股气堵在那里，经常不适，到现在仍然不能断病根。

我们跟他说，你当时正气足，才能把邪毒拉出来。如果不拉了，中医叫 "关门留寇"，那可就危险了。为什么？因为《内经》里说，五脏不和，七窍会有病变；六腑不和，肠道会留结痈脓。

身体在生病的同时，也在排出邪气。我们医生看病，包括每一个病理细节，都要从正反两方面来看。人体泄泻是肠胃在排浊，但如果泄泻过度，就会泻伤正气，导致体虚，疾病缠绵难愈。但反之，如果肠道有痈毒，却不能排泄出来，那才是最可怕的。即老师常说的，虚、虚不死人，实会死人。实会闭阻病气，使邪浊关在里面出不来，这才是最要命的。老师又跟这位老人说，腹痛别担心，一把臭屎拉干净，能拉是好事，不能拉，那才可怕。这病人听了，笑逐颜开。

老师看他是老年人，脉象也不是太郁滞，所以用通肠四药，还没有用到通肠六药。加之病人腹部长期有隐痛，除了用润肠通便的思路，还要考虑到气机的问题。就像船在水中行驶一样，河道畅通很关键，而起风吹动帆，给船以动力，也是关键。

润通大肠，用的是火麻仁、猪蹄甲、艾叶、苦参这通肠四药。而给船以风力，用的便是理气的五味药，即郁金、香附、枳壳、桔梗、木香。这五味理气药，从上往下顺，从肝胆到脾胃到大肠，一路理下来。由于老年人营卫不足，久病体力会有所不足，所以老师加入桂枝汤，以助体力。

方药为：火麻仁 20 克，猪蹄甲 20 克，艾叶 5 克，苦参 5 克，郁金 20 克，香附 15 克，枳壳 12 克，桔梗 12 克，木香 15 克，桂枝 15 克，白芍 20 克，生姜 15 克，大枣 5 枚，炙甘草 10 克。2 付。

2 天后老人来复诊，疗效好得很。他说，喝药后，解大便是黑色的，臭得不得了。腹部经常痛的那个地方，以前像打结一样，喝药后松快了，非常舒服。

老师再把脉说，嗯，气顺了。人体的腹部要像一团活水，肠道就像九曲回环的溪流，要进得来出得去，气机要流通。有形的大便，每天要保持通畅，而无形

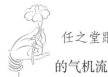

的气机流通更要通畅。这是中医的治病效果。

像这位老人，西医院检查也查不出肠道有什么实质性的病变，但一直为那团气而困扰，困扰了几十年，治疗也没有良效。这回老师用简单的方药，帮他疏通肠道，调畅气机，他服完后，脸色比来时光泽了很多，特别高兴。

为了让他回去后不再复发，我们就教他拍打。用空心锤轻轻敲打腹部，目的是让腹部时常保持一团活水，而不是一股死气。

他现在在练书法，我们问他怎么练？他说，主要是站着悬腕练。

我们跟他说，老年人整体气机脏腑下坠，站着练肌肉下坠，比较辛苦，需要配合点站桩的功夫，而书法本身就是在练功。他问有什么站桩功夫可以辅助修炼？

我们跟他说，用轻微的内八字，微微内收，像咏春的二字钳羊马一样，桩马一站下去，整个人就精神了，好像有股气从背脊往头顶上冲，这样就可以对抗老年人衰老，气机下坠的趋势。这种健身法也是升降的思路。

诚如《内经》所说，人脏腑气机下坠了，我们就想办法令它升举起来。这位老人再练书法时，腹部重坠感没有了，取而代之的是腹部非常轻松，神清气爽。

第87天　五积六聚总是气凝其痰血

5月20日

◎消瘰丸治脖子包块

今天大家都开始背《病因赋》，至于《药性赋》已告一段落了，剩下的只是温故而知新的问题了。《药性赋》让人明白了常见中药的大致功用。而《病因赋》则让我们了解到74种病症的普遍病因，识准病因，用好药性，基本上就可以在临床上牛刀小试了。所以这两篇内容是我们打基础必备的。

怎么用好《病因赋》呢？今天就刚好用上了。

第3个病人，脖子上长了包块，来复诊。老师问他包块怎么样了？他说小点了。老师摸下，比刚来时要软了一些。老师说，你别太在意，不要把注意力集中在脖子上，一切听任自然，你越关注它，气血就越集中在那里散不开。病人点点头。

这脖子上长的包块，中医认为属于积聚的范畴。为何会产生积聚呢？《病因赋》里就这一句话，就可以用来治病，"五积六聚总是气凝其痰血。"

老师摸脉后说，病人中焦郁滞，有痰湿瘀血，上焦寸脉浮取不足，乃肠道有积。所以老师用消痰化瘀、理气通肠的思路。

由于病人积聚是在脖子，所以选用名方消瘰丸加味。消瘰丸专治气血痰结在咽喉的各种疾病，由玄参、浙贝母、牡蛎三味药组成。

老师说，牡蛎一定要用生牡蛎，煅过的收敛沉降之性顿减，只剩下收涩的功用，那股清凉下沉的自然之性便遭到破坏了。痰火凝结在咽喉部，就需要生牡蛎咸寒下沉，软坚散结。玄参滋阴降火，《药性赋》里说："玄参治结热毒痈，清利咽膈。"浙贝母散痰结，散郁结。脖子的包块就是痰结气郁堵在那里，所以少不了浙贝母。

这病妇人易患，由于肝胆火旺、气火郁结所致，往往伴随着月经不调、大便不通。从左边少阳肝胆上逆的火气，需要从右路肺肠降下来，所以老师重用芒硝、桑白皮、蒲公英、芦根等降肺胃肠结热的药物。病人脉道涩滞不流利，肠积所致。

六腑的积滞化热，芒硝可以通利软坚。我们看指迷茯苓丸（半夏、茯苓、枳壳、生姜、芒硝），为何治疗各种痰积怪病要用到芒硝呢？原来芒硝能消痰润下，有推陈涤垢之功。脖子上的痰结由消瘰丸软化开，而中焦脾胃的痰涎靠半夏、茯苓、枳壳、姜汁化散开后，最后靠芒硝从下面扫荡出体外。

方药为：玄参 20 克，浙贝母 15 克，牡蛎 20 克，桑白皮 15 克，蒲公英 20 克，芦根 20 克，半夏 15 克，陈皮 10 克，茯苓 20 克，枳壳 15 克，生姜 15 克，芒硝 20 克。3 付。

病人再来复诊时，龙眼大小的包块已经摸不到了。

我们再分析一下老师这个方子，思路就清晰了。这个方子是上、中、下三焦一齐治。病人脖子长了包块，用的是消瘰丸。这包块乃痰湿气郁上逆所化，凡痰湿气郁结出于中焦。所以老师用降气化痰的二陈汤，从中焦把痰饮化开，以治其根。最后这些痰饮要从下焦肠道肛门导泻出去，故老师用到芒硝。这个病的用药思路是上、中、下三焦一气贯通，往下降浊理顺的。

第 10 个病人，重庆人，男，37 岁，头晕，腰酸，脉象非常明显，两边寸脉浮取摸不到。老师说，这是小肠有积，大肠有水湿。

又问他大便排得干净吗？病人说经常便秘。小便呢？病人说比较黄。

这样三两句话，就基本把疾病的大概问出来了。病人是头部供血不好，下焦有湿热，下元还亏虚。治法也很简单，通肠降浊，然后再补肾升清。

通肠用通肠三药，火麻仁、猪蹄甲、鸡矢藤；降湿热浊邪用三妙散，苍术、黄柏、炒薏苡仁，加上冬瓜子；补肾，杜仲、桑寄生、川续断、五加皮，这都是比较平和的平补腰肾之药；升清用黄芪、当归、白术、葛根。

这是老师治疗疾病的一般思路，欲升先降。想要治好他的头晕，令清气上升，荣养脑窍，必须先让他胃肠浊邪下沉，通调顺畅。浊邪排出去，身体不用补，它自己就会慢慢生成清气。这也是运用补药的一个技巧，先通而后补。

方药为：火麻仁20克，猪蹄甲15克，鸡矢藤30克，苍术15克，黄柏8克，炒薏苡仁20克，冬瓜子20克，杜仲20克，桑寄生20克，川续断20克，五加皮15克，黄芪30克，当归15克，白术15克，葛根30克。2付。

◎慢性鼻炎——升清降浊

第11个病人，中年男子，微胖，慢性鼻炎。

很多人就是因为长期坐电脑旁，把腹部腑气都坐得不通畅了。鼻子和肠腑是息息相通的，肠道垢积有多重，鼻子就会反映塞得有多重。这微细的变化容易让人们忽略，以为鼻炎就仅仅是鼻子的问题。腑气不通，会引起鼻气不通，这也是为何那些老坐在电脑旁的人，容易得慢性鼻炎的原因所在。

老师建议给他做鼻炎药丸。药方的思路也是升清降浊的，以桂枝汤为底方加味，基本成为我们任之堂的协定处方了。桂枝汤是《伤寒论》群方之祖，外证得之解肌和营卫，内证得之化气调阴阳。可见其功用大矣！

老师配上升降的思路，降肠道浊邪，用火麻仁、猪蹄甲；降肠道浊水，用龙骨、牡蛎、炒薏苡仁、泽泻；升脾胃清阳，用白术、红参、葛根；升肺鼻清气，用苍耳子、辛夷花、通草。

方子为：桂枝200克，白芍200克，生姜100克，大枣50枚，炙甘草180克，火麻仁200克，猪蹄甲150克，龙骨200克，牡蛎200克，炒薏苡仁200克，泽泻100克，白术250克，红参120克，葛根400克，苍耳子150克，辛夷花150克，通草60克。药丸，1付。

任之堂用这个升阳降浊思路，治好了很多慢性鼻炎和过敏性鼻炎的病人。

第88天　单味西洋参洗脸美白

5月21日

◎核桃——骨头包肉

学什么用什么，要活学活用。这是老师的言教。当时我们虽然看了报道，生姜汁可以治水火烫伤，但当王蒋手烫到时，都没有第一反应用到，后来经老师提醒，才立马用上，发现这经验真的可靠。所以我们现在背《病因赋》时，也把它融到每天看病的病例中去。

比如，今天第 3 个病人，男，42 岁，腰痛加重 1 周。

腰痛，《病因赋》里怎么说？"腰痛，肾虚而或闪挫。"肾虚，是精髓空虚。

老师说，用青娥丸就管用。青娥丸就是杜仲、补骨脂、核桃肉。杜仲入腰肾，可补肾，这是农村老百姓都知道的补肾良药。补骨脂，顾名思义，补骨髓中油脂，是长骨髓油的。《药性赋》称赞它能补精髓与劳伤，可见药性非凡。核桃肉，老师说，核桃外面的壳硬梆梆的，这叫骨头包肉，人体最精华的骨髓不正是骨头包肉吗？单纯肾虚的这三味药用上就解决了，这种肾虚往往是隐隐作痛，喜温喜按。

第二种，一不小心闪了腰的怎么办？这是经脉走岔引起的疼痛，就像机械齿轮一样，没有吻合在一起。这时老师常用木香、小茴香、延胡索这些通气理气的药，气顺则痛除。

而这个病人的腰痛就复杂了，两边肾脉沉弱，乃阴阳两虚，寸脉浮取摸不到，是大小肠有积滞。病人的腰痛是连到脚下的，这就是常说的坐骨神经痛。

一问病人，果然有便秘。这时，老师先叫我开桂附地黄汤，补肾阴阳两虚。因为地黄汤中本身就有三补三泻的作用，是通补的药方，能够补而不滞。

加味要考虑到这种通补的思路。通要通哪里？补要补哪里？通的是大小肠，补的是腰肾。老师再加入四通、四补。通四药，用火麻仁、猪蹄甲、红藤、大黄。补四药，用杜仲、川续断、肉苁蓉、红参。用红参，而不是党参，是因为红参能补神，党参只是偏于补气。病人脉动沉缓无力，是神不够。

最后加入猪鞭和小茴香。猪鞭治疗腰痛，效果神奇，对于腰部剧烈疼痛，甚至引起膝脚疼痛的，治疗效果特别好。单用有效，加入复方中也有效。用它很少有不能缓解的腰痛。小茴香顺气，腰部气岔痛离不开小茴香。

方药为：附子 10 克，熟地黄 20 克，山药 15 克，山萸肉 15 克，肉桂 5 克，茯苓 15 克，泽泻 10 克，牡丹皮 10 克，火麻仁 20 克，猪蹄甲 15 克，红藤 20 克，大黄 15 克，杜仲 20 克，川续断 20 克，肉苁蓉 20 克，红参 20 克，猪鞭 3 条，小茴香 8 克。3 付。服完后，腰痛基本消除。

◎修复经络的奇药

红藤这味药要谈一下，因为它在伤科的地位是比较高的。治疗肠道肿瘤，它也能发挥重要的作用。老师一直在思考用什么药修复经络最好呢？因为很多疾病都会导致经络受损，特别是肿瘤，长在那里，把经络都堵住了。如果能把经络修复好，就像把交通运输的通道接上一样，身体虽有重病，亦可以带病延年。

老师就从伤科角度来寻找这方面的药，因为骨伤科经常面临筋骨经络损伤修复的问题。一个伤科医生，他开方的水平有多高，在他配的伤科汤药里面就可以看出来，这完全取决于汤药修复伤口的效果。这种汤药除了考虑到补肾、活血化瘀、解表散寒外，最重要的一点还要看药物有没有修复经络的作用。

于是老师就找到当地一个黄姓伤科传人，他的膏药特效，远近闻名。他的膏药一贴上，伤口就不痛了，再用点内服药，效果更好。老师发现，那一包内服药里居然有一半是红藤，这可是伤科的秘诀心法，就像治疗儿科食积的秘诀心法——单味鸡矢藤一样。这红藤在伤科修复经络的地位，就像鸡矢藤在儿科治疗食积一样。

为什么这样说呢？因为红藤的功用是相当全面的，它不单通肠道排浊，还通血脉化瘀，更能通经络止痛，还可以清热解毒，所以伤科、妇科乃至内科、肿瘤包块病变，或炎症，都以之为要药。它既可以走气分，也可以走血分。

老师说，肿瘤并不是因为血脉不流畅，相反，是因为它的血液循环特别丰富，那是什么不通呢？是经络气机不通。通经络，走气分，红藤的作用比鸡血藤要强。所以同样是活血的药，红藤能抗肿瘤，而鸡血藤却不能。正因为它有通经络的功效，所以它用于修复经络，效果特好。

老师看黄氏伤科传人用药时，第一天是腿痛的病人，扭伤了，用的是红藤。第二天是膀子痛的病人，用的也是红藤。第三天是闪了腰的病人，用的还是红藤。效果都很好。可见这红藤不单活血的效果强，修复经络的效果也强，伤科要的就是它修复经络的作用。

老师的好友张老爷子，也善中医。老师问他哪味中药对修复经络的效果最好，因为医生在临床中经常碰到经络受损的病人。懂得修复经络，治起病就更加得心应手。《内经》里说："五脏之道，皆出于经隧，以行血气。血气不和，百病乃变化而生，是故守经隧焉。"把调经络放到至高的地位。人体经络一瘫痪，身体就会废用。

张老爷子跟老师说，用乳香、没药怎么样？可以活血生肌啊！老师说，乳香、没药试过了，效果平平。

张老爷子又说，用川续断怎么样？活血止痛。老师说，也试过了，效果还不够。

张老爷子又说，那红藤呢？然后张老爷子提到他一次入山采药时，在悬崖峭壁上采到一根大红藤，回家后用这红藤泡成一坛酒，不久这酒都变成红色的，就像葡萄酒一样，打开来，酒香逼人，就像桂花香味一样。那些陈年腰痛的，还有摔伤的，张老爷子都给他们这红藤酒，喝几次就好了。

于是老师临床开始大量用起红藤来。这红藤通肠，通脉，又通经络，还清热解毒止痛，有抗肿瘤的功效，真是多才多能的中药。

这病人是老病号了，服完药后，腰痛就好了大半，拉出很多黑色大便。可见单用桂附地黄汤这种三补三泄的药物还不够。地黄汤三补三泄，像泽泻、茯苓泻的水浊只是从小便而出，而对于病人的便秘却无能为力。

老师碰到这种腰痛，每每用的就是通肠加补肾的思路，我们称之为"三补三通"或者"四补四通"，随病情轻重而增损用补肾与通肠的药。补肾用杜仲、桑寄生、川续断、肉苁蓉、五加皮等。通肠用火麻仁、猪蹄甲、鸡矢藤、红藤、大黄等。这也是前后相随的治疗思路。肠道通了，腰部才会舒服，腰痛要靠通腑来缓解其压力。

◎胸满用枳实，腹满用厚朴

第7个病人，久咳，断断续续四年多了，她与女儿从上海过来，一说话就咳，非常难受。吃完2付药，咳嗽就减半了，晚上基本不咳了。

老师说，久咳必须要用到顺气的思路，气不顺怎么止咳都无用，气一顺，咳嗽自然就好了。不要轻易服镇咳收敛的药。比如你在厨房里炒菜，被油烟呛到咳了，不会去吃镇咳的药，只要咳几下气顺了，就会缓解。老师接着说道，咳而胸满用枳实，腹满用厚朴。老师治咳嗽也是调气机升降的思路。

治咳最常用的四味药，即枳壳、桔梗、木香、炙甘草。这是任之堂基本上每天都会用到的药组。老师说，如果仅把这四味药看成是治咳药，那就太小看这四味药了。这四味药看似简单，背后代表的理法非常不简单。枳壳往下降，桔梗往上升，木香往外散，炙甘草守住中央。这四味药把升降散收的思路全照顾到了。在这个基础上加减变化，可以治疗很多疾病。

第10个病人，武汉人，男，33岁，尿频尿急一年多。喝了老师3付桂附地黄汤，加上降气的桑白皮、枇杷叶。复诊说，以前睡得不好，现在睡得好了，以前夜尿多，现在没有了，以前不怎么爱喝水，现在爱喝水了。老师把脉后说，上次你是阴阳两虚，气机上越，现在整个脉势下行，平缓多了，身体会慢慢调整过来。

病人又问，大夫，我是不是要吃些补药呢？老师说，你气顺了，吃饭都是大补，气不顺了，呼吸都是在伤元气。现在你肺胃之气下行，金能生水，土又能生

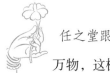

万物，这桂附地黄汤能令水火化精，所以你能消化水了，就不需要再补了。

这也是老师用药的经验。肺火上亢了，睡不着，烦躁，而肾又阴阳两虚，夜尿多，这时既需要降肺火，用桑白皮、枇杷叶，又需要补肾，用桂附地黄汤。这就是古方加味扩大疗效的经验。

病人又问，可不可以练太极拳？老师说，可以啊！但少思虑，比练拳都强。一看你的眼神，就知道是思虑过度的表现。思虑过度会引起心肺火上亢，心火上亢会盗用肾水，肺火上亢则金不能生水，这样一边盗用，一边又没有生成，很快就会把肾搞坏，就像一边大手大脚花钱，一边却没有存钱，这样是不能够长久的。

第 14 个病人，女，37 岁，皮肤病，手臂瘙痒，满布抓痕。

老师说，你哪里痒，就拍打哪里，但不要抓，不要抠。他指着手臂说，这里特别痒。老师从柜子里拿出蜈蚣雄黄酒，我们在老师手上倒些酒，老师边帮他涂抹边拍打，三十秒后，药酒所过之处就不痒了。我们再次看到药酒的神效。

病人说，这眼睛也特别痒，怎么办？老师说，开付药给你洗澡，也可以洗眼睛，洗完后就不痒了。老师便开了洗方：荆芥 40 克，防风 30 克，薄荷 50 克，蝉蜕 30 克，海风藤 50 克，青风藤 50 克，忍冬藤 50 克，鸡血藤 50 克。1 付。病人反映当天洗完澡，眼睛就不痒了。

为什么会痒？有风。所以用荆芥、防风、薄荷、蝉蜕祛散皮肤表面的风邪。古人云，治风先治血，血行风自灭。鸡血藤能活血就是这个道理。血脉流通还得靠这些藤类药物，因为藤类药物善游走祛风通经络，所以用青风藤、海风藤、忍冬藤，疏通经络。

第 15 个病人，男，51 岁，皱着眉说，最近脖子僵硬得很，背又痛，肩又痛。

老师摸脉后说，你这是后背阳气升不上来，前面胆胃不降，还有血脉不通。所以老师给他开了骨碎补、牡蛎、泽泻、葛根，这四味药专治颈椎僵硬，阳气升不上来，水湿不能往下收，所以要升阳祛湿。《内经》称之为"诸痉项强，皆属于湿"。牡蛎、泽泻把水湿往下收；骨碎补、葛根就把清阳往上升。

病人背部紧张僵硬，这时用背三药，立马就见缓解，这是老师多年的经验，即姜黄、防风、小伸筋草。上面是见病治病，还要治根，根就在病人胆胃不降，血脉瘀堵。所以降胆胃，老师用枳实、竹茹、木香、香附、生甘草；活血化瘀用乳香、没药、丹参、川牛膝。这也是标本兼治，治疗背颈疼痛。

方药为：骨碎补 40 克，牡蛎 20 克，泽泻 15 克，葛根 40 克，姜黄 8 克，防风 12 克，小伸筋草 15 克，生甘草 8 克，枳实 12 克，竹茹 20 克，木香 15 克，香附 15 克, 乳香 12 克, 没药 12 克, 丹参 30 克, 川牛膝 15 克。2 付。

2 付下去, 再来复诊时, 颈部就没有那么僵了, 背部也不痛得皱眉了。

病人问老师, 该注意些什么? 老师说, 少荤多素, 少睡懒觉, 多运动。

病人又叫老师写一张纸给他, 他好经常观看。由于病人怕冷, 爱待在暖气房, 又每天是无肉不欢, 睡觉睡到日上三竿, 家务活那是最不乐意干的。老师便写道:

> 越烤火越寒, 越吃肉越馋。
>
> 越睡觉越软, 越不动越懒。

◎专治头痛的川芎

跟老师借了几本书, 一本是《施今墨对药》, 一本是《本经疏证》。因为接下来老师准备谈谈药, 而我们则把老师常见的药对总结成三页 A4 纸, 老师又加入了两页 A4 纸, 合起来一共有一百多对老师常用的中药。

老师笑着说, 你们给我出了一百多个题目。老师说, 可以写一本《堂主话药》的书, 用大白话, 通俗易懂的语言来写, 把任之堂常用的药对、单味药或者小汤方, 按照不同的病证功用升降浮沉来写, 也可以叫《任之堂中药讲记》, 这样前来任之堂学习的学生, 先看看常用药对, 然后再抓药抄方, 就更容易把中药思路理顺。

这样, 我们读起书来动力就更足了。看《施今墨对药》, 也是想借鉴里面对药的思路, 看《本经疏证》, 是因为中药的源头在《神农本草经》。

老师说, 如果单看《神农本草经》, 比较难入门, 但如果有这本《本经疏证》, 那对《神农本草经》里的每一味药物都能有深入的了解。

接着老师就开始讲起药来。一个晚上, 两三个小时, 老师只讲了三五组药对。我们感慨药海的丰富, 以及时间的短暂。可当我们再看笔记本, 发现已经记满了十页 A4 纸, 才发觉今天收获这么丰硕。这些资料都将作为《中药讲记》的内容。

老师说, 我们脑子里的知识如同网上的资料一样, 很多很多, 但都堆在一块, 一时之间很难分清哪个对哪个错。所以我们需要静下心来梳理一番, 想想怎么把所学所用融在一起, 想用它时就能拿出来, 需要用它时就能用得上。

《中药讲记》得从头到脚开始谈起。老师就说, 来了个头痛的病人, 你们看要怎么治? 王蒋背《药性赋》, 首先想到头痛必须用川芎。《药性赋》中川芎咋说呢? 王蒋随口说: 原夫川芎祛风湿, 补血清头, 续断治崩漏, 益精强脚。没错, 单纯外感风寒湿, 内伤瘀血阻滞, 用一味川芎打粉用, 对这类头痛就管用。

老师说, 治头痛离不开升降, 头为什么会痛? 头为诸阳之会, 清阳升不上来会痛，浊阴降不下去也会痛，所以升清降浊是治疗所有头痛的通治之法。这一味川芎历来都是治头痛的主药，就是因为它符合这个道理。

关于川芎治疗头痛，早在《神农本草经》里就有记载，川芎主中风入脑头痛。一般用川芎治疗各种顽固头痛，需要重用到30克左右，才能达到止痛的效果。用少了，疼痛虽然会减，却很难根治。

川芎不单能升，而且能降，但整体以升清为主。所以古人说，川芎能上行头目，下行血海，旁开郁结。通上彻下之功，非同一般。

小钟姐懂得针灸，以前在医院康复科呆过多年。从针灸角度来看，《四总穴歌》说得很明白，头项寻列缺，面口合谷收。手太阴肺经的列缺，手阳明大肠经的合谷，这两个穴位对头颈痛及头面痛有效。

老师问，还有呢？我们说，拍打加跺脚，治疗头痛见效特快。

老师点头说是，又说，所有的脑袋疾病，原始点按摩都有效。

◎大葱的大功效

这些都是不用药的方法。那么头痛如何用药呢？老师说，陈修园提到，逍遥散活用，通治内外所有头痛。原来逍遥散疏肝健脾，疏肝胆之气，使清阳上升，阳气上达，健脾胃，使水湿往下走，这首方看似调肝脾，其实是在调升降。从肝脾角度来看，治疗范围就小了；从升降角度来看，治病范围就广了。

可是，头痛不可能是单纯的头痛，它会夹风夹寒，夹湿夹痰，甚至头部有外伤瘀血都说不定。老师说，夹风的，风性善行而数变，病人舌抖动，头痛忽左忽右，忽隐忽现，这时配入川芎茶调散，效果好。如果痛在头面部，一味白芷就有奇效，这是验证过的经验。有个病人，因头痛住院，住了好几次院都治不好，医院给他做CT，只说是额窦炎，消炎止痛都不管用。老师给他40克白芷煎水，当天喝完，当天头就不痛了。可一周后又痛了，老师就用白芷打粉，叫他冲服，就彻底好了。

如果是头部受寒了呢？老师说，寒主收引，麻黄附子细辛汤管用。

如果是痰湿呢？我们就想到张锡纯的理痰汤，从上往下把痰理出去。这是降浊的思路。经老师变通，加入龙骨、牡蛎、火麻仁、猪蹄甲，效果更好。

如果是血瘀作痛呢？病人舌下紫暗，舌下静脉曲张，痛处固定不移。老师说，逍遥散和通窍活血汤合方使用，别忘了加大葱三根。最近一个月，药房经常用到大葱，都是叫病人到菜市场去买，我们在临床上也看到了疗效。凡是鼻塞不通气，耳鸣耳聋，头部瘀血作痛，这些头面不能开发的病变，用通窍活血汤，重用大葱三根，一般第一付就见效。所以说，这个方子是治疗瘀血疼痛的效方。

还有一种头痛，是肠道不通的。即《内经》所说："头痛耳鸣，九窍不利，肠胃之所生也。"这时，单用通导大肠的药，不用管头痛，肠浊一去，浊阴一降，头部清阳就升起来了，清阳一升，头就不痛了。胃肠为海，十二经脉为江，胃肠道堵了，所有经脉都不通畅。所以老师治疗经脉不通，必查大小肠通畅状况。这种情况，就是肠通腑畅，头脑清爽。

◎美白方五白散

谈到头面部疾患，女性最关心的就是美容养颜。中药有啥方可以美容呢？

自古以来，宫廷秘方中关于美容的非常多。老师这里就有一个，经常有病人来要。老师从不推广这个方子，但那些病人用后反映好，一传十，十传百，大家都冲着这个方子来了。这就是五白散，打粉外敷。这也是中药以白洁白的思路。

五白散，不止五味药，是由五味白字当头的药，加上另外四味药，即白芷、白及、白术、白芍、白茯苓、西洋参、红花、生麻黄、杏仁。那五白就不用说了，后面加入的四味药，都有老师独到的经验。

为何加入生麻黄？"麻黄表寒邪之汗。"老师说，麻黄能开汗孔，透邪出来。这样皮肤表面一开张，外用药就能够进去，所以生麻黄在这里是打开通道的。杏仁，老师说，它可以去死皮、黑皮、脸上有黑气。红花专入血脉，心其华在面，心主血脉，红花能令颜面鲜红。单味西洋参，也可以美容，而且效果特好。

深圳一位老太太，六十多岁，过来找老师看病，她的皮肤白嫩得像三十多岁的女性。老师问她，是不是经常用化妆品？这位老太太笑得合不拢嘴，这么老了怎么可能还跟年轻人比美呢，我只是有个宫廷秘方，抗衰老的，单味药可以补充皮肤营养。老师就向她请教，老太太也不藏私，用西洋参熬水，放在冰箱里，早晨起来，洗完脸后就敷一点在皮肤上，特别管用。这也是老师五白散里那味西洋参的来由。

俗话说，中医在民间。民间老百姓日用有效的方子方法很多，能够传下来的，都有它独特的功效。所以说，不单中医大夫在传承中医，民间老百姓也在传承着中医。像这位老太太，单味西洋参洗脸美白，就是现身说法的极好例子。

这五白散里面的每一味药都是经过仔细斟酌的。就说白芷这一味药，单用它米研粉，调成糊状，就有祛面部色斑（黄褐斑）的功效，把这糊状粉涂在脸上，第二天早晨洗干净，一周为一个疗程，就有改善。

老师也常用白芷代替通窍活血汤中的麝香，因为现在麝香物以稀为贵，价格高昂。治疗各类头痛，白芷确实也可以收到麝香的作用。民间有一个验方叫都梁丸，就是一味白芷，磨粉炼蜜为丸，治头痛、痛经极效，特别是妇人月经不调，又头痛剧烈，这白芷一拍即合。

为何叫都梁丸呢？原来是江苏一个县叫都梁，有一个名医叫杨介。当时有一个巨商的女儿得了严重的痛经，一直都治不好，找到杨介，杨介就单以白芷一把，叫富商拿回去洗干净，煎汤给他女儿服用。富商女儿服完后，就不痛了，再服后，就彻底根除了。于是富商大喜，酬以重金。

另外一位达官贵人，得了头风病，头痛得想要裂开一样，他也到都梁找杨介医治，杨介就给他三粒大丸子，这大丸子就是用白芷炼成的，吩咐他分三次服下，头痛遂止，后不再发。这样，白芷就因为都梁而得名，因为它善治阳明经头痛、妇人痛经等，而被收入《百一选方》。

◎别人治眼睛专挑灯火，我专添灯油

讲完头痛、脸面美容，接下来就要讲讲这眼、耳、鼻、舌七窍了。

老师说，七窍病变，看似是七窍病变，实则是与五脏六腑相关。正如《内经》所说："五脏不和则七窍不通，六腑不和则留为痈。"这又是老师升降思想的体现。

五脏六腑从大方面来看，脏升腑降，脏把清气上供养七窍，腑把浊邪下排通肛门尿道。脏有病，首先就是升清出了问题；腑有病，首先就是降浊出了问题。

老师问我们五脏都有开窍，那六腑有没有开窍呢？五脏中，肝开窍于目，心开窍于舌，肺开窍于鼻，脾开窍于口，肾开窍于耳。所以《病因赋》中说，耳聋者肾虚之故，目疾者肝火之因，鼻塞者肺气之不利，口疮者，脾火之游行。六腑的窍门，就都排到肛门、膀胱去了。

老师说，这个"窍"字挺重要，懂得治窍的话，大多数疾病都会治了。佛家、道家那些微妙的法门，往往都称为窍门，都在这些微妙的孔窍变化领悟之中，所以孔窍就有大道。

头面七窍，首推眼。眼病病人很多，眼为什么会病？直接的原因就是用眼过度，消耗过度，深层次的原因就是肝气不疏，肝气郁结，肝血亏虚，因为肝开窍于目。

老师说，你别看眼睛那么小，可它比人体手脚消耗的能量还要大好多倍。《内经》说："五脏六腑之精气，皆上注于目而为之精。"可见眼用的是五脏六腑之精华，而不是寻常搬东西的气力啊！

善治眼者，可以从眼里面看到五脏六腑虚实寒热病变状况。中医有部古籍叫《银海精微》，就是专门论治眼睛的。银海一词出于《道藏》，是道家对眼睛的雅称，这部《银海精微》，是明代一位无名氏写的，乃集眼科治疗之大全。

眼病中最常见的就是眼睛干涩。老师在道医会上学了很多经验，其中有一条就是陈岷医生治眼的经验。陈岷医生说："别人治眼睛专挑灯火，我专添灯油。"这句话是带道悟而说的，没错，眼和肝一样，肝体阴而用阳，眼睛也是体阴而用阳，眼睛要阴水够，灯油足，才会发光发亮，体阴而用阳啊！

寻常人治眼病，一般只看到眼睛红不红肿，有无砂眼，内行人看到的却是病人肝肾亏不亏虚，下面精气足不足。老师治眼有一组药叫墨旱莲、枸杞子、菊花，有时还加入女贞子。女贞子、墨旱莲，又名二至丸，补肝肾之阴以养目，非常平和。枸杞子和菊花，很多人都知道常用电脑，眼睛干涩，就用这两味药泡水喝。即《药性赋》里说的，杞子女贞，并补肝肾。

◎蒲公英与白蒺藜治风热眼痒

如果是眼睛痒，看东西模糊，这是因为有风热。老师说，这时只须用白蒺藜和蒲公英两味药等份磨粉冲服，专治眼睛涩痒、视物模糊。

白蒺藜，《药性赋》说："蒺藜疗风疮而明目。"就是眼睛有风痒，看不清东西，用它就管住了，所以明目地黄丸中就有它。蒲公英，《药性赋》说："蒲公英治乳痈而疏气。"它疏通的就是肝胃的气机。蒲公英又名黄花苗，春天到了，跟老师到山里去采药，满山都是开着黄色小花的蒲公英，采回来凉拌着吃，非常鲜美可口，可以解除眼疲劳。老师说，眼部的问题，不管是虚火实火，蒲公英都用得着。

老师又说，蒲公英是疮科圣药，是治疗乳痈的专方专药。单用蒲公英连根带叶二两，洗干净捣烂，然后用米酒二两，跟水一起煮沸，把酒水趁热服下，把蒲公英的渣敷在肿的地方，然后再盖上被子，睡一个小时，微微出点汗，往往一两次就好了。清代的徐灵胎还称赞这个方法治疗乳痈极妙。

老师说，蒲公英治乳痈而不局限于乳痈，从头到脚，眼部有疮、红眼病（急性结膜炎）、大头瘟、牙龈肿、胃溃疡、肝炎、胆囊炎等，只要炎症处于急性期，用它都非常管用。怎么用呢？老师说，蒲公英要加上相应的引经药，肠道的痈肿，老师习惯配猪蹄甲，胃部配赭石，肝部配柴胡，下肢配牛膝，上肢配桑枝，头面配桔梗。这些都是用药的小技巧。药是好药，能不能用好，就看怎么调动它。

老师说，眼部既是心灵的窗户，也是泄浊的通道。眼有眼泪，耳有耳屎，鼻有鼻涕，口有口水，这些都是五脏在泄浊。通畅了就不得病，不通畅就会得病。

很多肝炎甚至肝癌的病人，他们脾气往往刚得很，要么就特别古板，这样的脾气，往往是闭塞了自己孔窍的排浊能力。他们遇到事情，很少感动，也不会流泪，那些瘀堵都往肝里面灌了。这样的病人，最需要大哭一场，因为泪在五液中对应肝。

可如果有人眼睛天天流泪，风一吹就流泪，这叫"临风陨泪"，这也是病。五脏"藏而不泻"，泻得太过，下面收不住了，也伤肝。刚开始她流泪排的是浊气，可排得太多，排的就是人体的精气了。比如，有人打喷嚏，打几个是排寒气，可一直打，那排的就是人体的肺精。

上次从武汉那边来了个病人，就特有意思，一天到晚都哭着流泪，好像很委屈一样，但是她就是控制不住。单治这种泪流不止，用两味药就管用，即牡蛎与泽泻。牡蛎是把水气往下收，泽泻是渗利出去。两味药一收一利，就把水道管住了。老师说，身体的病，医药可以治，心灵的病，还要靠心去调。我们可以用药帮她收住眼泪，但不能用药去控制她的心情。

她回武汉之前，老师跟她说，要懂得控制自己的心性，心性要收得住，情志、眼泪就能收得住，以后就不会复发了。老师就叫她回去练书法，她听从老师的话，学起书法来，心情也渐渐平复了，还给任之堂寄来她写的字。

第89天　任之堂主人之脉法感悟

5月22日

◎手抖是血不养筋

第3个病人，男，53岁，头痛有几年了，伴有手轻微抖动。

老师说，老年人手抖，加上人中沟变浅，这都是很容易中风的。中医叫"风信儿"。昨天晚上讨论的头痛，今天就用上了。

这病人两边关部郁住，脉弦。他跟老师说，大夫，老是口干、不想喝水是怎么回事？老师说，气堵住了，化不开水，开完药后给你拍拍胆经，就会好些。

陈修园说过，灵活运用逍遥散，可以治疗各种头痛。果然，老师就念逍遥散，加枳壳、桔梗、木香，这就是加强版逍遥散。病人为何手会抖呢？老师说，血不养筋，这样的病人，晚上睡觉还会抽筋，白天看东西也会模糊。

大便怎么样？病人说，不是很通畅。老师便加入火麻仁、猪蹄甲、芦根。芦根能清胃除烦呕，这是《药性赋》里说的，老师一般见到口干口渴、胃气不降就用芦根。如果病人心烦难眠的话，那就用竹叶或竹茹。

复诊时，头痛明显减轻，手抖也有所改善。老师说，这种病人，虚中夹瘀，治疗起来不容易。身体就像墙头草一样，扶这边倒那边，扶那边倒这边。纯用通纯用补，都容易出问题，所以我们走的还是平调气机的路子。

第8个病人，是当兵的，身体壮实，魁梧。

强壮的人并不意味着他不生病，瘦弱的人也不一定因为体格不好而多病。人病不病，就看他的生活习惯与心性。人健康健康在观念，人病也是病在观念。操心，常熬夜，可以把一个强壮的人精血烧干，最后得病。

这军人一来，老师摸他脉象说，你消耗太多了，不要因为有资本，就跟别人拼消耗。这军人问，大夫，我这是什么问题啊？

老师说，你小肠脉不通，是脾约症，脾被管束住了，运化不开，消化不好。

是啊！我就是不想喝水，两三天一次大便，有时不上厕所去蹲还来不了。老师说，给他开麻子仁丸，加上白术80克，郁李仁12克，猪蹄甲15克。重用生白术，有强大的健脾通肠之力，相当于补给肠一股动力。而郁李仁，老师说这是一味好药。

昨天晚上，大家都尝了郁李仁。老师说，这郁李仁有一股芥末样刺鼻子的味道，它这股辛气能把肺鼻窍打开，凡仁皆润，仁类的药物，它本就可以润通下降。这郁李仁一味药，就把肺与大肠相表里治到了，既开通肺气，也润通大肠。

尝了药后，我们对《药性赋》说的郁李仁的功效就更加深信不疑，郁李仁润肠宣水，去浮肿之疾。郁李仁润肠的功效就不用说了，它为何能宣水去浮肿呢？

老师说，肺为华盖，肺为水之上源，宣肺就是通调水道，就是宣水，这和提壶揭盖的道理是一样的。把壶盖气孔打开，水液就很顺利地往外流，而不会郁在里面。这样，我们对老师用郁李仁这味药理解得就更深刻了。

这军人吃完药后，大便问题就改善了。后来他又介绍其他战友过来，所以这个月，任之堂来了不少军人。我们发现那些当兵的，他们看起来身体很强壮，其实也有很多是锻炼过度，把身体搞伤了。只是他们的意志特别坚强，不轻易说自己有病，也不轻易去看医生。有些军人过来看病，明明风湿比较重，但他却依然经常去游泳，不当一回事。老师说，你们意志如钢铁，但身体却不是钢铁。三十年前人找病，三十年后病找人，你们也要看到以后的日子是怎么过的。

◎治虚劳咳喘的桑白皮

第10个病人，十堰本地人，男，43岁，咳嗽了两个多月，背心凉，脚也怕冷，一直好不了。找到任之堂，吃了一次药就好转了，这次来复诊，就不怎么咳了。他说，就是气虚了点，没有劲，上楼梯容易喘。

老师说，治你的咳嗽用顺气的药（枳壳、桔梗、木香、炙甘草），你气一顺就有些虚了，气理顺了，就可加点补了。老师给病人用了红参、附子。气虚不够用红参，腿脚无劲用附子。手掌背心凉用红参，腰部腿脚冷用附子。

老师笑着跟我们说，看来这桑白皮还是挺好的。上次给病人用了桑白皮后，明显咳嗽好转。这几天老师经常用到桑白皮，凡是那些病人久咳气喘，又因为年老有轻微的脚肿情况，这桑白皮下去，咳也好转，肿也好转，上下都治到了。

老师说，用好这味药，很多虚劳咳喘的病，治起来都有效。

虚劳的病人，常见两个病机，一个是气血虚损为底，一个是虚火上亢为标。用药要既能够清上亢的虚火，又能够补不足的气血。桑白皮清甘，清能泻有余之虚火，甘能补不足之肺气。故《药性赋》说："桑根白皮主喘息。"连虚劳、水肿、喘息，桑根白皮都可以治，何况一般的虚热咳嗽。

《理虚元鉴》提到桑白皮，说它润中有燥，柔中带刚，所以刚柔并济，既能逐水，也能泻火，称它为通利三焦水火之妙药，不止于这简单的肺虚咳嗽。

"上部得之清火而滋阴，中部得之利湿而益土，下部得之逐水而散肿。凡虚劳症中，最忌喘肿二候。金逆被火所逼，高而不下则为喘。土卑为水所侮，陷而失堤则为肿。喘者，为天不下济于地。肿者，为地不上交于天。故上喘下肿，天崩地陷之象。是症也，惟桑皮可以调之，以其降气也，故能清火气于上焦；以其折水也，故能奠土德于下位。"看！桑白皮这味药真是个宝，本身它就能升能降，所以可以调和上喘下肿的病症。

◎汗牛塞屋的"学医三年"

很多学生来任之堂都想跟老师学习脉法。宏姐2010年就已经过来跟老师学脉法了，她算是最早跟老师学脉法的一批人了。我们后来这批任之堂的学生们，都称宏姐为大师姐。宏姐网名为"汗牛塞屋"，她是在北京报了中医师承班的。她的中医学习经历很丰富，拜访过很多中医高手。她以前是学外语的，一口法语讲得很流利，还做同声翻译。后来转而对中医产生浓厚的兴趣，于是立志学医。

宏姐小时候生病时，她老爸鼓励她说，小志宏，小志宏，志气大，什么困难都不怕。现在宏姐学医还是这样，什么困难都不怕。她把自己的学医经历写成《学医三年》，而任之堂这里就是宏姐学习的一站。

老师说，志宏这么早就过来任之堂学郁脉，而且做了比较好的总结，你们可以先去看"汗牛塞屋"的博客，看她的总结，然后我再讲就更清晰了。

于是，昨天老师就把宏姐博客上写的"脉法总结及任之堂学医经历"转载到老师博客上。结果很多前来学习的学生都说，汗牛塞屋总结的脉法真好。于是我们就问宏姐，能否把这篇文章放到跟诊日记里，让更多的人看到。宏姐说，放吧，没问题，只要大家看了有感悟、有收获就行了。于是我们就把宏姐的一篇文章收录如下：

学医三年

我还记得 2010 年 8 月 8 日拜师典礼结束后，张老师得知我游学经过后，笑着问我：你下一站是哪儿？我回答：十堰。每次我游学返京后，就去张老师的医院跟诊，张老师经常这样问我：你下一站是哪？是啊，我心里有无数下一站，我的人生也有无数的下一站，有长期规划，也有短期规划。

在十堰的这些天，心情非常好。每次我出门在外，心情就特别好。借用孙老师的话来说，是我心火大，需要散散。

2010 年 9 月 16 日，早上吃完早饭，我就来到任之堂大药房。当时有人来任之堂找余老师看病，居然还称呼余老师"任大夫"，我心想，他们怎么也不知道余老师的名字？拿起余老师桌边的名片一看，上面写着：字任之，余任之。

余老师看病比较注重舌根的厚腻程度，说明下焦寒湿情况，尤其是肠腑寒湿。这天有个病人来看心慌，但心电图检查正常。余老师说小肠经脉郁滞导致的心慌，查心脏功能是查不出来的。小肠经脉？我问余老师是不是手上三部六候的表里关系体现在脏与腑经脉？余老师说，是啊。余老师说，我摸脉就摸郁脉，"郁"字就说明郁塞不通，气机壅滞。于是，来了病人我就伸手摸脉，感受何为郁脉。

嗯，这个很有意思，我心里暗自点点头。郁脉！本身我对脉法就超级感兴趣，2009 年底学了许跃远老师的微观脉法，其中的特色就是"脉晕点"。知道何为脉晕点，再感受郁脉就容易得多了。两者相似性很大。而且郁脉的称呼非常形象，郁滞、郁塞。

看着余老师摸脉、处方，我一边摸脉一边思考处方。此来彼往，我好像有那么点"心领神会""融会贯通"的感觉。余老师基本上是根据左右手三部六候各出方药，虚则补之，实者泻之。不足补之，太过泻之。何为实？郁脉皆实脉。何为虚？不足俱为虚，弱者为虚。何为太过？亢盛则太过。我当时有点恍然大悟，我说，余老师，您这样处方应该比较轻松吧？余老师说，不轻松啊，要在摸脉的同时，思考出病人的病机，然后处方。这个思考的过程很不轻松。我当时有些不解，但没多问。后来，余老师给我一张处方签上画了五行生克的关系图，给我讲了脉的五行生克关系在左右手脉的脏腑表现出的病机（原话我记不那么详细了）。左尺肾水滋肝木，左关肝木生心火，心火生脾土，脾土生肺金。有生就有克。木郁克乘脾土，心火刑肺金，等等。

余老师又拿出自己用卡片制作的"人体阴阳气血脏腑图"跟我解释，我叫它为"车轮子"。讲完后，我把这张图放在我的桌前，可是一会儿居然没了；我问余老师是否看见了给我画的五行图，余老师说扔纸篓了。我惋惜地说，我还想留起来呢。余老师便从纸篓里找出了这张已经揉成团的纸，我展平后夹在了我的书中（这张揉皱了的五行生克图没有找到）。

写到这里，两年后的今天，再次拜访余老师时发现终于还是按三部六候走的了。

我有个习惯，只要教我的人给我画的图、写的字什么，我都保留起来。

余老师借了两本书让我回旅馆看，一本是郑寿全《医理真传》，对我很有帮助，我对医理很感兴趣，一个晚上就看完了，并将重点归纳到小本上。第二本是《太氏药谱》，我对秘方不太感兴趣，可是对传记感兴趣，等于看了个热闹，所以收获不多。

这天晚上，我趴在旅馆的床上，心里想：好像对余老师的诊脉、处方有些明白了。心里头涌动着一股无法言明的愉悦，这种愉悦刺激着我的大脑，兴奋得睡不着觉。是不是应该也像在渭南时一样，写出来给余老师看看？这样既可以让余老师明白我所学习掌握的情况，也可以印证自己的所学，是个两全之法。现在已是夜晚，脉象不准，还是明天早上写吧。

2010 年 9 月 17 日。清晨，起床之后，我便摸自己的脉象，在处方签上写下了用药思路：枇杷叶 20 克，半夏 10 克，枳壳 10 克，麦冬 15 克，沙参 10 克，丹参 10 克，当归尾 15 克，柴胡 8 克，白芍 10 克，薄荷 10 克，炒枣仁 10 克，生地黄 10 克，熟地黄 10 克，红藤 10 克，苦参 6 克，艾叶 10 克，桂枝 8 克，苍术 10 克，女贞子 15 克。

早上迫不及待地来到任之堂大药房，见到余老师，我赶紧告诉余老师，这是我按照余老师的思路，根据自己的脉象处的方。余老师拿起来一看，再摸了摸我的脉，说，嗯，不错，挺有悟性的。你看没看过我的《医间道》？我说，《医间道》？好像没有看过。2010 年 8 月之前我一直在渭南学习，也就是六七月份的某一天才看到《我的医学故事》，8 月北京拜师、集中培训，不久就来到了十堰，我还没来得及仔细阅读余老师的博客呢。

　　接着，余老师脸有喜色地说，那我以后在北京开任之堂，你就去那里坐诊吧。我听后雀跃之余，很受鼓励，内心有一种像武侠小说中描述的某个不太聪明的、运气比较好的、直爽的、诚实人在无意之中、机缘巧合地得到某种武林秘籍的感觉。

　　病人离开之后，我又有机会向余老师提问了，余老师，您怎么判断病人有颈椎病？余老师又给我讲了讲如何从脉象上推理疾病症状。当天，我有点机械地记住了，还不太明白其中的深意。比如，左寸左尺弱的病人有颈椎病，尺沉关郁的病人有胆囊炎、背痛，双尺弱则腰痛，等等。

　　得到余老师鼓励的这天，似乎信心倍儿足，也似乎窥视到了余老师的脉法"门道"，心中一阵高兴，并且决定第二天独自去爬武当山，看看是否遇到传说中的"仙人"。中午回到旅馆，就跟老板娘打听好了乘车路线，中午便去买了双软布鞋。老板娘说，最近上武当山的缆车坏了，正在检修，只能徒步爬上去。我说，没事，我也想挑战一下自己的耐力极限。

　　爬上武当山真不错，确实挑战了自己的极限，雨中登上了金顶，一次次地在自己的鼓劲儿中坚持、再坚持。爬山时呼吸要配合好，深呼吸，将山里清新的空气深深吸入丹田，再慢慢呼出。爬山便不会觉得特别气短或者无法忍受的疲劳。上山、下山一共花费了八个多小时。下到山脚下，有点迈不动腿的感觉，一步也不想挪动了。但出门在外啊，还得坐车回十堰火车站，再打车回旅馆。有点累瘫了的感觉!回去后给余老师报了平安。

　　第二天按时来到任之堂大药房。这天是 2010 年 9 月 19 日，如往常一样，余老师看病、摸脉、处方。我也是摸脉，看余老师处方，提问。我又忘了颈椎病的脉象了。余老师解释说，左尺肾阴济肝木，如果肾虚不能封藏水液，则随肝气上冲于左寸颈部，则使颈椎受湿而病，这就是颈椎病的脉象左手寸尺都弱。哦，原来是这样的，我心里想，是了。余老师也重视双手气机的升降，这点渭南的孙老师也重视。左手气机以上升为顺，右手气机以下降为顺。左手任何一部郁滞，尤其是关部郁滞，则气机上升受阻，导致升降失常。反之，右手任何一部郁滞，导致气机下降受阻，右手影响左手，两手气机互相影响。把这些道理想明白了之后，结合中医基础理论知识，确实可以推断出病人的很多症状。这些不是胡猜，而是疾病的表现或者趋势。所以从脉象上看，不仅可知"已病"，还能知"未病"。这在我之后的多次摸脉中得到了印证（疾病在量变到质变的过程中凸显）。

我归纳了一下，从脉象上看，大概有这么几种克乘关系导致出现病理变化，右寸肺与左关肝的关系可以是肺金克乘肝木，肺金过盛则制约肝木生发导致肝木郁滞，而肝木郁滞阻碍气机上升，所以左寸心脉常不足；肺金亢盛或不足皆不能生水；左关肝木与有关脾土的关系可以是土湿木郁或者为木郁克乘脾土；左手脉的病机可以是心肾不交、肝气郁滞（化火）而心气不足、肝木乘土、胆火扰心、木陷水中等；右手脉的病机可以是肺胃上逆、脾肾阳虚、命门火衰等。按脉象的病机处方等于抓住病情中的一对主要矛盾，按三部六候补泻等于抓住几对矛盾，无论哪一种都是有效的，理法方药自在其中。

2010年9月20日。这两天我都让余老师把最近一周甚至更久一些的方子拿出来给我学习。因为一旦领悟了余老师的脉法，就能明白处方思路，并且能够以方测脉，反推出病人脉象或者病机。我一张一张地翻看处方，遇到没有见过的用药，或者不明白用药思路，就向余老师提问请教，余老师一一作答。余老师非常注重药材的特性，也经常使用一些不常见的药材。孙老师那里使用的都是非常普通的药材，所以在余老师这里很多药材我不认识，自然也不知道其特性。我在小本上记下了每天我新认识的药材，它们是丹参、红藤、鸡血藤、当归尾、黑豆、牡蛎、艾叶、苦参、火麻仁、露蜂房、淫羊藿、伸筋草、穿山龙、紫石英、海浮石、生牡蛎、蜈蚣、全蝎、芒硝、龙胆草等。一些常规药对的配伍，如艾叶、苦参和红藤；白术、茯苓和干姜；黑豆和生牡蛎；黄芪、青风藤和黑豆；玄参和牡蛎，等等。它们的贡献在11月份我去重庆的临床中便逐渐显露出来了。

9月21日我便要离开十堰了。这里的学习收获是丰厚的，我是幸运的。出发前，余老师给我摸脉，在我上次自己处方的基础上去掉了沙参、熟地黄，抓了5付药带回北京。出于对中药的喜爱，我从余老师这里带回了好多地道的、野生的中药，余老师说我把他的好药都给拿走了。余老师和孙老师都很重视取象比类。取象比类小可看药，大可悟道。每一味中药都有四气五味，即寒热温凉、酸苦甘辛咸；每一味中药都有升降沉浮之性，最终收归大地；每一味中药都有其独特的生长环境、季节等；每一味中药都有不同的植物形态、特征。从这所有的一切都可以领悟到它的特别用法，比如红藤，皮色红入血分，肉色黄入脾经；切片中有络纹可以入络；根茎类具有较强生发之性；红藤中有无数的小孔，对于整根的树枝而言即是疏松通道，因此有疏通作用和利湿作用。凡是植物切片中比较疏松的中药都能利湿，如木通、鸡血藤、青风藤、通草、灯心草等。

回北京的火车上，对面铺位的一位先生问起我为何来十堰？我说学习。他说人家都去北京学习，你怎么来十堰学习？我说学中医、学摸脉，这里有好老师。他笑说你给我摸摸看，我说行。摸完脉后把他的症状都给推理了一遍，分析了一遍，他不停点头称是，说他看了不少地方也没好。我说你回去了就找余老师看病吧。后来他果然去了，还给我发短信反馈了两次效果。

行走在江湖之间，中医与脉法伴随着我，走到哪摸脉到哪，走到哪分析病情到哪。在火车上、在商店之中、在休闲之处，就这样一伸手、一搭脉，谈起中医，谈起疾病。我也希望能像罗大伦博士一样，无论走到哪都能"赠你一脉"。

任之堂主人之脉法感悟

2010 年 9 月我去十堰拜访任之堂主人余老师，小驻数日，略得脉法之义。因虑其虽为吾之所得，然"版权"为余老师所有，故不敢发表在博客之中。这次复往十堰，余老师对拜学之人倾囊相授，故余无虑记于下，谨示余老师以校正。

寸口三部脉不仅反映人体五脏六腑之气之盛衰，而且还反映五脏六腑之气机顺逆。左手三部寸、关、尺主气机之上升，右手三部寸、关、尺主气机之下降，即谓之左升右降，与人体躯干之左升右降相应。而单看左手，亦自有升降，左尺肾阴升而左寸心火降；单看右手，亦自有升降，右寸肺气降而脾气升。

◎堂主人余老师的脉法

包括四部分内容。一方面，对气机的升降失常进行诊断。强调重视左右手气机的顺逆：升降正常为顺，升降相悖为逆；当升不升或升之不及为逆；当降不降或脉气上跃腕横纹为逆；单手脉上重下轻或上轻下重皆为逆。即《内经》中曰：太过不及皆为病。因此，引伸出平脉，即非病态脉象。何为平脉？平脉即言脉气之平和，粗细相当，大小相当，以无郁滞感为平。另一方面强调是否有郁脉的存在。何为郁脉？郁脉从"郁"字而得，"郁"即壅滞、不通畅之意，即《内经》曰：察九候独小者病，独大者病。郁脉即《内经》言独大者。在手感上亦能明显感觉到脉象"壅滞"感或脉象的"粗大"不均一。第三，也是最显示中医神奇之处，能通过脉象结合中医理论推理出病人的基本症状。第四，从脉象及脉势上得出诊断之理法方药。

◎郁脉的部位及含义

郁脉可以存在于双手寸、关、尺任何一部，如一道屏障阻碍气机的畅通，因而影响双手气机的升发和肃降。郁脉最常见于：

（1）左关：大者为肝，细者为胆。肝主疏泄，疏泄正常才能保证全身气机正常。而七情所伤最易导致肝气失于疏泄，疏泄不及而生郁也，出现胸闷、乳房胀痛、喜叹气，男性脂肪肝，女性乳腺增生、月经血块及痛经。肝胆经脉互为表里，肝疏泄不及影响胆汁下泄，久则胆郁，出现胁痛、肩背痛。左关郁滞化火则口苦、性急易怒。

（2）右关：浮沉不同。胃主受纳，脾主运化。脾胃经互为表里。胃气不降则胃郁，饮食壅滞胀满，食积，胃胀。脾滞则多为脾阳不足而湿郁脾滞。右关化火则嗳气泛酸。

（3）左右关部皆郁滞：整个中焦满闷不舒，气机痞塞、壅滞。郁滞久则化火成瘀，心急易怒，口苦，胸闷痛。还会导致清阳不升，浊阴不降。

（4）左寸：浮取得郁脉为小肠经气郁滞，小肠经不通影响心脉，出现心慌心悸；稍沉取得心脉郁滞，心主血脉，多为心包络脉瘀血，出现心部疼痛。

（5）右寸：浮取得郁脉为大肠经气郁滞，传导障碍，表现为大便干燥或便秘；稍沉取而得郁脉为肺气壅遏，肺失宣降，出现咽喉不适、咳嗽等。肺主皮毛，宣降失司，郁热内生，而至痤疮繁发。

（6）尺部：尺部郁滞多为湿邪壅滞下焦，易化热而成湿热。其中有肾阳真不足与假不足，区别鉴于足踝下太溪脉，太溪脉有力为肾阳被湿郁遏，太溪脉无力为肾阳真不足。

（7）左右手寸关之间：此处郁滞多为阳气上升受阻，气、痰、湿郁于胸膈。

（8）左手关尺之间：此处郁滞为小肠腑有积滞。

（9）右手关尺之间：此处郁滞为大肠腑有积滞。

简单之事写出来略显繁杂，实际上摸脉时指下了然。

◎气机升降失常的几种典型类型及临床表现

气机升降失常包括气机升发太过、气机生发不及、气机上重下轻、气机上轻下重、气机壅遏中焦等，其中都有郁脉影响所致。

（1）气机生发太过：脉象上显示为脉气上跃掌横纹。

（2）左手脉气上跃掌横纹：火性上炎，因此，此种脉象升发太过即为化火，可以是心火，也可以是肝火。临床上可以同时出现左关部郁塞，胆火扰心，临床表现为口苦口干、心烦易怒、睡眠浅易惊醒、性急毛躁等。

（3）右手脉气上跃掌横纹：肺胃气不降反上逆，浊气随之上泛，临床上出现咽喉、食管及胃部不适，甚至灼热感、溃疡面，打嗝或泛酸；与大肠相表里，故而大便初硬，或可出现痔疮或脱肛。

（4）气机升发不及：通常表现在左手或右手寸关之间郁滞，甚至双手寸关之间郁滞。表现为膈中痰气互结，气机上升受阻，升发不利，清阳不升。临床表现为头昏沉不清醒，或有头昏，头部恶风，蹲起时眼前发黑，胸口满闷不舒，或自觉有痰。

（5）气机上重下轻：这不等于气机升发太过，但脉象显示气机上冲之势，气血并聚于上焦，而虚于下，显得头重脚轻，上热下寒。临床表现为下盘不稳，走路腿软，腿怕冷发凉，心烦易怒，头胀痛，容易脸红。

（6）气机上轻下重：明显下焦阳气被寒湿郁闭，清阳不升，气机下陷。腰部以下湿重，阴部潮湿，腿冷或沉重或浮肿，双脚冰凉。

（7）气机壅遏中焦：也属于气机生发不及的一种，但双关部郁滞明显（双关独大），寸、尺均不足，即脉大而短。清阳不升，浊阴不降。临床表现纳少或纳呆，大便少而不畅，胸闷滞，头昏沉，腿无力，不喜运动，易疲劳等。

◎脉势及理法方药

我印象中 2010 年我应该不知道什么叫脉势，这次余老师提起来，哦，原来这就是脉势。等于给不同的公共汽车路线进行编号，如 22 路、15 路。

（1）小柴胡脉：左手寸关之间郁滞+右寸郁滞。理：肝木郁滞反侮肺金。法：疏肝解郁，佐降肺气。方：小柴胡汤做底方加减。药：增强疏肝力度，可加香附、郁金、木香。

（2）桂附地黄脉：双手气机上逆。理：阴不涵阳，虚阳上越。法：引火归原，引气下行，交通心肾。方：桂附地黄丸做底方加减。药：降气之药如枳实、竹茹、枇杷叶；加龙骨、牡蛎固摄肾水，以安龙火。

（3）补中益气脉：双手气机上轻下重。理：湿遏清阳。法：升阳提陷或升清降浊。方：补中益气汤加减。药：增加升清力度则加葛根、桂枝，增加降浊力度则加附子、黑豆、泽泻。

（4）逍遥散脉：气机壅中焦。理：肝郁乘土或土湿木郁。法：疏通中焦。方：逍遥散合四逆散。药：增加行中理气则加木香、桔梗、枳壳或枳实，健脾益气则加苍术、白术。

（5）交泰丸脉：气机上重下轻。理：阴不涵阳，虚阳上越，而致心火亢盛。法：引火归原，引气下行，交通心肾。方：交泰丸化裁。药：加龙骨、牡蛎固摄虚浮之龙火。

（6）附子理中汤脉：左手气机上轻下重＋右手气机上重下轻，即左尺郁滞、右寸郁滞。理：心肾阳虚。法：温补心肾之阳。方：附子理中加桂枝汤。药：加泽泻、黑豆利湿则阳自旺。

此脉势将一些常见典型脉象提炼出来并列举一二，犹如武功之剑招或拳套，有一定的套路。它是以脉诊为主，其他望、问、闻为辅助的诊断手法，此脉法一旦确定脉势，则理法方药自然而成，有是病用是药。余认为，诊病的最高境界或与武学相似，无招胜有招，不受一方一药之限，在脉法与用药上则须把握一个重要原则，即《内经》所言：虚则补之，实则泻之；补不足，损有余。何为虚？不足为虚。何为有余？实则有余。在脉上如何体现？郁脉则是实脉，郁脉在左寸心部则为血瘀，郁脉在左关肝部则为气郁，在左尺则为湿郁，在右寸肺部则为气闭，在右关胃部则为胃气壅滞，在右尺亦为阳为湿遏。郁脉即为实脉，则要损之有余或泻之，那么，血瘀则先行气，气行血自行，少佐以活血化瘀；肝气郁则疏肝理气；湿郁则利湿解郁；气闭则宣降除闭；气滞则行气除满；阳为湿遏则利湿升阳，湿去阳自旺。同样，六部之虚脉亦如此，虚则补之。然当注意，五脏皆有体用，体为阴则用为阳。久郁则易化火化热，火热易耗气伤阴，故而损有余之后仍当补其不足，此为补之一也；而脉中之不足，亦当补之，此为二也。切脉时，何为脉之不足？有实则有虚，有郁之处，其旁则虚。气机上升皆受阻，受阻之上为虚。如左关肝郁则气机无以上升到寸部心脉，心脉常不足。左尺肾脉郁滞严重，常关部、寸部皆气机不利。以此类推，凡脉皆如此。六部脉不能皆郁（极少），然六部脉或能皆不足，此为阴阳气血俱损也，调之则为气血同补也。

◎方脉互推

郁脉之理法方药随脉而出，则亦可从用药上反推病人脉象，如任选三方分析。

方药一：香附、郁金、龙胆草、葛根、黄芪、木香、枳实、竹茹、附子、白术、茯苓、干姜、白芍、生甘草。

推断病人脉象：右尺郁滞，左关部郁滞，左寸不足且上跃之势。推理症状：头昏沉不清醒，急躁易怒，胸闷，痰多，腰部湿重，怕凉，双腿困重，易疲劳，或有膝关节不适，不易入睡等。理：肾阳被湿郁遏，肝郁化火，清阳不升，浊阴不降。方药分析：香附、郁金疏肝解郁，龙胆草苦寒泻肝胆之火，黄芪、葛根升举清阳，木香行气宽中，枳实、竹茹降逆，附子、白术、干姜、甘草利湿温阳，白芍收敛肾阳，恐浮火上跃。

方药二：黄芪、白芍、桂枝、生姜、大枣、香附、郁金、当归、苍术、白术、茯苓、葛根、木香、炒薏苡仁、鸡矢藤、枇杷叶。

推断病人脉象：整体脉象偏弱，左关稍郁，右关弱，左寸不足，右关尺间稍郁。推理症状：面黄纳差，心烦，头昏沉，腹满，或有大便少。理：脾虚肝郁。方药分析：黄芪建中大补中气，尤其虚劳羸瘦，香附、郁金、当归疏肝养血，苍术、白术、茯苓、炒薏苡仁健脾利湿，木香、葛根升举清阳，鸡矢藤、枇杷叶降气除积以增下行之力。

方药三：生牡蛎、白芍、虎杖、玄参、当归尾、桂枝、白芍、枳实、竹茹、茵陈、大黄、栀子、淫羊藿。

推断病人脉象：左关郁滞，左尺不足，左寸不足。症状：口干咽燥，面黄，心烦易怒，眠差，小便黄，可能存在肝脏疾病。理：肝郁化火且灼伤阴液。方药分析：与上面两案同样存在肝郁，但此处未用疏肝之药，考虑到阴液已伤，而疏肝多为辛燥之品，用之更伤阴液，故而玄参、牡蛎滋养肾水以补肝阴之亏，当归尾、白芍活血养血以补肝体，虎杖、枳实、竹茹、茵陈、大黄、栀子以清久郁所生之湿热，虎杖、淫羊藿以补久病而致肝肾之虚，白芍、桂枝以调气血阴阳。

◎用药

如朱良春朱公所言，病机既出，贵在用药。因此对药性的掌握及配伍尤为重要。一些对药如玄参、牡蛎，泽泻、黑豆，淫羊藿、小伸筋草，桂枝、白芍，枳实、竹茹，白芍、当归，乳香、没药，柴胡、枳壳，桔梗、牛膝，桃仁、红花，黄芪、葛根、木香，苦参、艾叶，丹参、火麻仁、火麻仁、鸡矢藤，丹参、银杏叶、枇杷叶、降香，等等。

第 90 天 风湿痹痛药酒方

5月23日

◎治疗各类痹痛，要问三个为什么

第 11 个病人，风湿痹痛，浙江人，男，48 岁，企业家。这次来任之堂，吃了一周药后，就不痛了。老师说，疼痛只是疾病的反应，是疾病的标，疼痛虽然解除了，可经络、血脉的痰湿还没有完全解除，脉象还是通而不畅。

我们治疗各类痹痛，要问三个为什么。第一个就是问为什么痛？不通则痛嘛！第二个问题就是问为什么不通？是痰湿瘀血，还是气滞？第三个问题就是这些痰湿瘀血或者气滞从哪里来，是脏腑气机升降失常，还是外感风寒湿邪？这三个问题问完后，我们治疗起来心中也就有底了。

我们大悟，原来医生治病除了问病人病痛外，还要把病根问出来。病人只会告诉你哪些地方不舒服，但医生却更需要知道是什么原因引起的不舒服。

于是老师给他继续守方，把方中的青风藤换为鸡血藤。青风藤，利水通经的作用比较强，以其通利的个性，能够治疗各种风湿痹证、麻木肿痛。但是凡物有一利必有一弊，它通利的作用很强，病人久服后就容易亏耗气血。所以老师在后期调理中往往用鸡血藤代替。鸡血藤力量没那么强大，更平和一些，而且它疏通血脉之中还带补。《药性赋》中说："鸡血藤补血气，痹瘫之血虚宜投。"鸡血藤通经络建立在补气血的基础上。风湿痹证或中风偏瘫后遗症，只要有血虚的症象就可以用。

中医的秘传心法，不是单个偏方秘方，而是里面剂量与药味的加减变化。往往一进一退一两味药，整个方子的境界就不同了。

这个病人也是换完药后更舒服了。

◎一只脚凉是经脉不通

第 17 个病人，女，54 岁，是本地的。

她跟老师说上次吃完药后，胃就不痛了。这次不是来治胃的，来治疗脚，最近她走路老觉得腿脚不是很有劲，特别是脚凉得像冰一样，这是什么问题？

老师说，你这是一只脚凉，还是两只脚都凉？她说，这条腿凉，这条腿不凉。

老师说，一条腿凉，一条腿不凉，是经脉不通，阳气过不去。如果是两条腿都凉呢？那就是身体虚寒为主，治疗的方法不一样。经络不通的以通经络为主，要用到穿破石，打通经络；虚寒的以补脾肾为主，就要动用附子，扶阳助火。

随后，老师摸她的脉说，你脉神还不够，小肠脉也不通。说完，老师就念方，用桂枝汤加红参，补脉神。

病人说她最近脖子也有点疼，走路比较沉重，所以老师用黄芪、白术、葛根、五加皮。黄芪、白术建中气，葛根把气往脖子一引，五加皮把气往腰脚一引。《药性赋》里说："五加皮坚筋骨以利行。"就是说这味药服后，腿脚会强健起来，走路都有劲多了。所以瘫痪、行走不利以及发育迟缓的病人，都少不了这味药。这四味药一加上去，病人上、中、下三焦气不够、力不行都管到了。

小肠脉不通，加火麻仁、猪蹄甲。腿部发凉，血脉不通，加乳香、没药、穿破石。这方子就成了。我们看老师用方，先凭脉用药，病人脉无神，迟缓，桂枝汤加红参主之，这是对脉治疗。病人气力不足，走路沉重，颈部痛，有颈椎病，黄芪、白术、葛根、五加皮治之，这是对病治疗。病人脚发凉，是血脉不通，阳气过不了，所以用乳香、没药、穿破石通之，这是对证治疗。

治疗风湿痹痛，最大的通道不在血脉，也不在经络，而在胃肠。《内经》曰："六经为川，肠胃为海，九窍为水注之气。"所以老师通经脉之前，往往会先考虑病人胃肠道通不通畅，胃肠道一通，经络就好通了，胃肠道不通的，要先把胃肠道调通畅，然后再通经络，这也是治病用药先后的一个窍门，所以老师用火麻仁加猪蹄甲。

方药为：桂枝15克，白芍20克，生姜15克，大枣5枚，炙甘草8克，红参20克，黄芪30克，白术20克，葛根30克，五加皮20克，乳香10克，没药10克，穿破石40克，火麻仁20克，猪蹄甲10克。3付。

病人又问，大夫，有没有泡药酒的方子，我想泡瓶药酒，平时磕磕碰碰，老容易搞伤，有药酒可以保平安。

老师说，可以啊！便叫我写方：桃仁30克，红花15克，透骨草15克，小伸筋草15克，松节50克，冰片15克。1付。老师说，你用高浓度的酒精也行，用白酒也行，泡上一斤半，10天后就可以用。

这是非常寻常的药酒方，对于平时风湿痹痛、跌打碰伤，可作外用按摩。

第91天　三道汤法降三浊

5月24日

◎上热下寒的脉象

今天第4个病人，男，35岁，慢性咽炎3年，咽喉老有痰，吐不干净。

他跟老师说，大夫，我这体质怎么办？吃热的就上火，吃凉的就伤胃。

老师说，那就吃平淡的，你身体不好，你就不要再勉强自己了，干嘛非要吃辣的凉的呢？是啊！胃病，三分靠治，七分还要靠自家养。

痰饮也是吃出来的,有些人很喜欢吃香的喝辣的,就把身体上焦心肺吃出炎症火热来,很难受。于是就吃些凉药、冰冻可乐、水果来泻热,想不到上焦的热邪没能够泻掉,反而把下焦肾阳给伤到了,造成了下焦寒凉、上焦火热的体质状态。这时吃寒的热的都不对,要吃清淡的,让身体修复过来。

那么多上热下寒体质的病人,很多也是问题出现在这里。所以老师摸到这种上热下寒的脉象,即上大下小,一下子就断出病人咽喉、食管、胃都有炎症,不舒服,而且冬天下半身还容易怕冷,吃东西也不好消化,还容易得痔疮。于是老师"寒热对流"的治疗思路应时而生。

第9个病人,重庆过来的,来复诊。老师问,吃完药后,大便好些了没?

他说,好很多了,一上厕所就通了,以前吃饭没味,现在吃饭香多了,就是睡觉还打呼噜,睡得不是很好。老师又给他用麻子仁丸,不过还加了红参、白术、葛根。因为病人肠道通开后,就可以进行调补了。上次病人来时,舌苔厚腻,这次干净多了。老师说,肺脉、胃脉都好了很多。

张从正说:"陈莝去而肠胃洁,癥瘕尽而营卫昌。"莝是什么?就是杂草。用陈腐的杂草来比喻胃肠道的垢积,这些垢积一通开,拉出去,肠胃就干净了,肠胃一干净,舌苔就变薄,舌苔一变薄,味觉就恢复了。以前病人吃饭没味道,现在吃起来就香喷喷的。癥瘕是什么?就是指体内一切气滞血瘀凝结成的包块、肿瘤、息肉等,这些东西一旦消除后,气血就慢慢恢复。

所以,老师对这个病人效不更方,在麻子仁丸的基础上,加入补气的药。病人往往通肠过后会显露虚象,这时乘虚而入,正好调补。

病人睡眠还没有完全恢复过来,晚上睡觉时还会打鼾,这是身体肠道浊邪还没有排尽,宜将剩勇追穷寇,所以还要继续釜底抽薪。

◎寸脉浮取不到,是身体腑气不通

第12个病人,女,50岁,医院检查是心脏病,经常心慌心悸,是十堰本地人,老病号了。这次来复诊,她说,服完药后,手脚心变暖了,痰也没了。她的心与小肠脉郁住了,下焦尺脉粗大,有水气。

老师用桂枝汤加三组药,分别通她的脉道、肠道、水道。方子为:桂枝 15克,白芍 20克,生姜 10克,大枣 5枚,炙甘草 8克,黄芪 25克,银杏叶 20克,红景天 20克,火麻仁 20克,猪蹄甲 15克,炒薏苡仁 25克,泽泻 15克。3付。

这个方子理法思路相当清晰,病人心脏病,手脚怕冷,乃心阳不足以温通肢末，所以老师用桂枝汤加银杏叶、红景天、黄芪，打通心脉。

病人咳痰多，寸脉浮取不到，乃身体腑气不通，痰湿上涌，所以老师用火麻仁、猪蹄甲通腑气，炒薏苡仁、泽泻引水湿之气从下部走，以绝痰根。

病人服药后最明显的感觉就是心不慌了，手脚暖了，还有气往下顺后，痰就没了。从这个病人身上，我们可以看到，治痰根本不用局限在痰上，要把眼界放开点，放到周身气机、脉道、肠道、水道的通畅上。

按老师的说法是，顺其性，养其真，把肠道、膀胱往下排浊的性给顺了。用火麻仁、猪蹄甲、炒薏苡仁、泽泻把病人下焦肠道、水道通一通；再用桂枝汤加银杏叶、红景天、黄芪把病人心脉的真气精血养一养，这样就把病人的水道、脉道、肠道都照顾到了。

通水道，老师用炒薏苡仁、泽泻，水道一通，心脏压力就缓了。

通脉道，老师用红景天、银杏叶，脉道一通，心脏压力也缓了。

通肠道，老师用火麻仁、猪蹄甲，肠道一通，心脏压力也缓了。

这样三道（脉道、水道、肠道）既通，三浊既去（浊气、浊水、宿便），心脉就起来了，心慌心悸也消失了，手脚也暖了。我们把这个方路称之为"三道汤法"，还编了一首方歌：

> 三道汤法如大江，通脉银景桂枝汤。
>
> 火麻猪甲排肠浊，泽泻苡仁泻水良。
>
> 三道既通三浊去，此是三道通治方。

第92天 风药能拨通内外气血

5月31日

◎ 风能令水干

老师这次西安之行，除了见识了太白山中丰富的草药外，还拜访了渭南名医孙蔓之先生，从老先生身上学了宝贵的经验——风药的运用。这个经验了不得啊！这可是老先生行医大半辈子，最为宝贵的经验总结之一。

有了这个思路，再去看唐朝的《千金要方》《外台秘要》，还有宋朝的《太平惠民和剂局方》，就相当于你拿着一把钥匙去开一座宝库一样。没有这把钥匙，看到宝库，却不得其门而入，读起书来就很费劲。有了风药的运用这把钥匙，读起古方书来，就能够明白为何他们用风药用得那么频繁，而且有效，还可以把药方传世。

原来风药不单用于祛风除湿，这祛风除湿只是风药最基本的一种用法，再深一层去用风药，就是用它拨通内外气血顺畅运行的功效。

比如，第6个病人，老师也现学现用，给这个病人用了风药。

这病人两关郁，非常烦躁，胸闷，舌苔白腻，月经期乳房胀痛。老师就给她开了逍遥散加羌活、独活，都是小剂量的3～5克。

这病人第二次来复诊的时候，厚腻的舌苔就退去了，胸也不闷了。除了这个逍遥散本身辨证用得准确之外，还有这个风药的奥妙在里面。

什么奥妙呢？老师说，风能令水干。病人舌苔厚腻，还带水滑，是因为胃中有湿浊，这些湿浊要祛除，靠什么？就像袜子湿了，要靠什么弄干？我们一下子想到要用电吹风，电吹风吹出来的风是怎么样的呢？是温热的。温热的风能够把湿袜子吹干，那些辛温的风药也可以把胃中的湿浊吹干，这就是风令水干的道理。

所以病人来复诊时，水滑的苔就干了，正常了，人就清爽了。这小剂量的风药，起到干燥水滑苔的功效，真是用风药的妙处啊！

方药为：柴胡10克，白芍20克，当归15克，白术10克，茯苓15克，炙甘草8克，生姜15克，薄荷10克，羌活5克，独活5克。3付。

◎ 未病防风，有病祛风

为什么这样用风药呢？老师说，气不活泼，加少量羌活、独活，可以流通五脏真元。《伤寒论》说："若五脏元真通畅，人即安和，客气邪风，中人多死。"仲景已经在《伤寒论》中透露了治病的要诀，就是要让人体元气流转起来，元气没有流转升降起来，吹一阵风，人也会得病。不是风邪厉害，而是人体气机不畅通。这句话也体现了张仲景治未病的思想。治未病用什么药？用风药。治未病的关键在于流通五脏元真，令五脏元真灵气流通起来，风药就有这个能耐。

没有外感病的时候，可以小剂量运用，比如3～5克，拨动脏腑气机。感受风邪，头痛颈强、周身酸胀时就可以大剂量地用，比如10～15克。这样说来，"未病防风，有病祛风"，都可以用到风药，是因为"风为百病之长"啊！

"防风"是用小剂量风药在五脏之间建立一个流通活泼的气场，诚如古人所说，气血冲和，百病不生。人体气血能够像水流一样，相互冲击对流起来，身体是很难生病的。而"祛风"呢？祛风是用稍大剂量的风药，这时就不局限于在五脏间建立气场，而是把侵入体内的风邪，由肌肉、血脉到皮肤毛发，层层逐出体外。

我们大家晚上跟老师一起尝药，风药的代表羌活、独活熬汤，最明显的感觉就是喝得少一点，觉得像喝酒一样，心胸活跃温暖，再喝多点，就觉得背部毛孔都开张冒汗。老师喝后，额头有小汗，正好把上山采药触到的寒气赶出体外。可见同样的风药，大小剂量使出来，完全是不同的效果，这就要我们在实践中去体悟了。当然，同样剂量的风药，用在高矮胖瘦、不同体质的人身上，更是有不同的效果。

◎ 大风散气，少风通气

我们病人、学生十人左右，一起尝这风药，同样小半杯，有人出头汗，有人出背汗，有人不出汗却也觉得比较清爽，可见这中药因人体质的差异，用药是有秘诀的，这都要靠自己去揣摩。

在尝药后，老师对风药做了一句总结：大风散气，少风通气。这就是说，风药用量大，会耗散人元气，可如果碰到身体皮毛被风寒湿邪闭住的时候，却需要量大点的风药，即使耗散一些气血，也要把风邪祛散出身外，邪去而正安。除非是身体特别虚弱的人，不宜重用风药，以免有散气之弊。

风药除了祛散体内风邪的功用及流通身体脏腑真气的作用外，从更高的角度来看这风药，用药的境界又不同，这就是以后要谈到的风药更精彩的视角。这在老师博客《太白山归来二》中，老师与孙蔓之先生的对话中就有。

怎么说呢？风药，李东垣说，风者，春也，木也，生发之气也。他用这股春生之气来用风药，意境高远。所以老师提到，许多肿瘤肿块，甚至疑难杂病的病人，都表现出一派秋冬肃杀之气，所谓枯木逢春，可吐新芽，用风药就是把身体那股生机给唤醒过来。如同春风又绿江南岸，又如同春阳融雪，把冰块（肿块）给吹化了。

站在这个角度上，去看《脾胃论》，那就不得了，里面的升阳除湿汤、升阳散火汤、补中益气汤等，每一首方都了不得。难怪后世说："外感法仲景，内伤从东垣。"老师叫我们要带着风药的精髓去读《脾胃论》《兰室秘藏》，将受益良多。

◎ 太白无闲草

太白山归来，老师一路上虽然风尘仆仆，脸上却挂着丰收满足的笑容，看来这次太白之行收获甚丰。果然，老师说，这一次出去，才领略到还有这么多美好的东西，山里的风光极好，非常清灵。

这次还带回来许多药材标本，比如枇杷花、鸡头黄精、赤芍、景天三七、细辛、药王茶等。老师兴奋地说，太白山里好药太多了，一抓一大把，真是太白山里无闲草啊！

比如枇杷花，在海拔三千米高的地方，不说是仙种，也沾有仙气。高山上本来就是阳极的地方，再加上枇杷树开的花朵，花又是一株草药中阳气最汇集的地方，正如人体的头面。枇杷花就是枇杷的头，头为诸阳之会，而病呢？病是阴邪，特别是痰涎重的病阴气很盛，阳能够胜阴，仙能够制鬼，所以高山上的枇杷花，更有祛痰降气之功。

世上但知用枇杷叶，却很少知道用枇杷花，因为花稀有而难得。《药性赋》里说："枇杷叶下逆气，哕呕可医。"那枇杷花呢？降中带升，能降能升。因为枇杷的特性，它具有降气的特性，又因为它是花朵，花升子降，又具有独特的升清功效。

所以按老师的说法来看，这枇杷花对于咳嗽痰多，脑袋又缺氧，肺气不足的病人来说，正合拍。

◎鸡头黄精与细辛

接着，聊一下黄精这味药吧。宋代张抡《踏莎行》云：割断凡缘，心安神定。山中采药修身命。青松林下茯苓多，白云深处黄精盛。百味甘香，一身清净，吾生可保长无病。八珍五鼎不须贪，荤膻浊乱人情性。

据说，入山采药的人，在古代都要先焚香沐浴，清净斋戒，才能找到山中灵药。这回老师是素食后入山，虽然没有挖到茯苓，却采到了很多黄精。

今天上午我们大家都尝了黄精，那可是上等的鸡头黄精啊！有的一根黄精上长了四五个鸡头，老师说一个鸡头要一年，这四五个鸡头，可是囤积了四五年的天地精华。尝起来甘甜，非常平和。这黄精可是山中采药者或修道之人上等的资粮啊！老师带回来的只有一斤左右，真舍不得吃。

黄精者，得黄土之精，善补脾肾。张至顺老道长说，太白山、华山都有专门卖黄精的。那种黄精九蒸九晒，蒸一回，就减少一分油腻，晒一回，就增加一分阳气。九蒸九晒下来，可以代替人参了。其实，三蒸三晒的话，黄精的元髓就差不多出来了。这是说老年人吃黄精比吃人参还补得快的道理。

老师说，想知道李子的味道就要去吃李子。想知道药材的味道，除了看书本上前人总结的功效，药房里观察饮片外，还要到实地去观察草药生长的形态，以及亲自采挖来尝一尝。

这次我们跟太白山的草药守护者一起入山。细辛长在阴暗寒凉的地方，旁边的水是冰冷的，周围长着一大片一大片的细辛，如同山中的野菜一样。看了这细辛，又尝了它味道，就知道这细辛辛味有多大，可以麻舌，一点点就把舌尖给麻住了，可见古人说"细辛不过钱"是有道理的。

我们尝完细辛后，当天晚上，浑身腰背都像被打通了一样，第二天醒来，全身都是劲。想想这细辛能祛风湿，搜刮筋骨深层次的寒湿之邪，让人气血顺畅流通，真是名副其实啊！

老师说，我们要买两本书，一本是关于专用细辛的，另一本是关于专用大黄的。这次上太白山采到了最好的细辛，还有最好的大黄——金丝大黄，这两味药都是治病的猛将。一个中医，手中掌握几味猛药，能灵活运用，就像一个领导手下有几个很能干的助手一样，能灵活发挥好他们的才干，就几个都够了。

于是，我们就到附近湖北医药学院的医学书店，买了原人民军医出版社出版的《名医用细辛》《名医用大黄》两本书。老师认为大黄这味药，从常规看它是泻药，但从《神农本草经》的论述来看，它能推陈出新，还是一味"大补之药"啊！小剂量用，保持肠道通畅，血脉活跃，这就是"以通为补"。

第93天　有灵动之气的蜈蚣

6月1日

◎ 塘水足鱼安然

第6个病人，是从陕西渭南过来的，也是长途跋涉，舟车奔波，来找老师看病，可见看病真不容易。病人说有轻微的焦虑症，身体消瘦，吃不胖。

老师把脉后说，你肝胆有湿热，脾胃又虚。他问，那该怎么治疗？

老师说，你要想想为什么会焦虑？他有些迷茫。

老师帮他解答说，你是思虑太过伤了脾，谋虑太多伤了肝，而且伤久了，肝木又盗用肾精，亏了肾，肾纳不住气，心脉就更加收不住了。

我们也明白了肾虚的人为何容易焦虑，道理也在这里。就像水塘里的鱼，你放水到水塘快干的时候，那些鱼没有不焦虑难安的。

人体也一样，肾水耗用得太多，心里绝不会好受，即使你不想焦虑，它也由不得你。这样看来，肾阴虚的病人容易心火旺，道理也就在这里。

老师治疗焦虑的病人，查他肾气亏损多少，用杜仲、桑寄生、川续断、五加皮补他的肾水。塘水充足后，鱼就安然地悠哉游哉，游行其中。人体肾水补足后，心火自然就会下去，当他想睡觉时立马就能睡觉。而不像那些经常待在电脑旁，肾精亏虚的人，当他想睡觉时大脑还在转个不停，根本没法自制，这就叫焦虑。

老师治疗这样的焦虑症，还少不了两味药，即首乌藤、合欢皮，而且是重用。首乌藤交通阴阳，合欢皮令心肾相交。

这两味药治疗情志性疾病是少不了的。而且因为首乌藤是何首乌的藤，又有补肾水的功用。合欢花因为是花朵，能开心美颜，古人称："萱草忘忧，合欢蠲忿。"合欢花能够以欢喜来消除忿闷。

◎ 救逆汤

第 7 个病人，脑动脉硬化，吃了很多西药，特别疲倦。吃了老师的中药后，她很高兴地说，还是吃中药舒服，最起码人能睡好觉，颈部、脑部也舒服多了。

老师笑着给她把脉说，你阳气还是收不住，睡眠质量还是不高。病人点了点头。

老师给她开了桂枝汤加龙骨、牡蛎、磁石、川牛膝等药。

方药为：桂枝 10 克，白芍 15 克，生姜 15 克，大枣 5 枚，炙甘草 8 克，龙骨 30 克，牡蛎 20 克，磁石 20 克，川牛膝 15 克，黄芪 25 克，蜈蚣 2 条。3 付。

为何这样用药呢？因为她长期吃西药，身体烦躁闷乱，这样，人不知不觉就会焦虑起来，当下药物问题引起的焦虑症特别多，这叫"药源性焦虑""医源性焦虑"。

中医解决"药源性焦虑""医源性焦虑"，有着它独特的魅力。这在《伤寒论》中张仲景早就说了，他说，那些因为错用了药，或者因过度用火针、艾灸的病人，气机会处于亢逆烦躁状态，这时用什么药呢？就用桂枝汤加龙骨、牡蛎，或者用小柴胡汤加龙骨、牡蛎，张仲景称之为"救逆汤"。

我们中医经常接诊一些在西医那里治了很久的病人，要把他们的身心纠正过来，这就叫作救逆。怎么纠正？他们有的吃药太多吃坏了肠胃，有的手术失败，身心残破，焦虑得很。

这时，老师往往先站在神志的层面上，开桂枝加龙骨牡蛎汤，让他定定神，让身体的气场能够稳定下来。这也是老师用龙骨、牡蛎的一个心得。

我们问老师为什么加入蜈蚣？老师说，蜈蚣通经活络，善于逐走，特别灵活，跑得很快，中医取这个象——灵动之气，用于治疗血脉不畅、经络不通，还有生殖方面的精子活力差。蜈蚣加入汤药中，对动脉血管硬化性疾病也有效果。

老师说，一般有三种情况会考虑使用蜈蚣。第一种是顽固性头痛，以其久病入络，久治不愈，用蜈蚣是搜剔经络深层次的邪气。第二种是顽固的腰背疼痛，利用蜈蚣走督脉的特性。第三种是男子阳痿不育，蜈蚣既能壮阳，也能提高精子的活力。

第 94 天　桑叶又名神仙叶

6 月 2 日

◎ 心肠同治

第 6 个病人，男，39 岁，肝胆区有胀痛感，觉得很堵，脸上长痤疮，颜色暗。

老师摸脉后说，你脉弦数，中焦肝胆脾胃郁得厉害，弦主肝胆病，主痛症，主气滞，所以要疏肝解郁、理气止痛。你寸脉浮取不足，小肠还有积，大肠有水湿，所以治疗起来要调肝肠。病人问，我这个胀痛是怎么回事？

老师叫他伸出舌头来，舌苔白腻，舌尖红。老师说，你肝胆有火，肠道有寒，脾胃湿重。你身体是寒火两重天，不能对流。你是不是看东西模糊，平时很疲倦？

他点点头说，那该怎么治呢？老师说，很简单，你肝胆火旺，而胃肠却寒凉，是长期气不顺，又吃了寒凉的东西导致的。气不顺了，你肝胆的火就不能下行到肠胃中去。是不是要吃泻火的药？老师说，不能吃泻火的药，你越吃泻火的药，火越大。你要吃顺气的药，要把肝胆的火引到胃肠中去，让肝胆的郁热流通一些给胃肠，这样肝胆也不胀了，胃肠也调和了。所以你身体补火泻火都不对，要跳出补泻来。

病人又问，医生，我这脸上痤疮，怎么老好不了？老师说，脾气好了，痤疮就好了。痤疮就是一团不通的气在那里。治疗周身上下内外的包块，小到痤疮，中到肝囊肿，大到各类肿瘤，都离不开顺气的药。

老师给他开通肠六药，再用穿破石、香附、枳实、竹茹打通肝胆经，引肝胆郁热下移肠胃。再用红景天、银杏叶补心脉之不足。病人寸脉浮取不足，乃心力不够，长期劳心后引起小肠动力也不足，所以排便也不畅。用银杏叶和红景天补劳损之心，配上通肠六药，就是起到心与小肠相表里，心肠同治的效果。最后加入少量的羌活、独活，以其大肠有湿，此二味风药能宣通湿滞。

方药为：火麻仁 20 克，猪蹄甲 10 克，艾叶 6 克，苦参 5 克，金荞麦 20 克，红藤 15 克，穿破石 30 克，香附 15 克，枳实 15 克，竹茹 20 克，银杏叶 15 克，红景天 15 克，羌活 5 克，独活 5 克。3 付。

病人后来复诊时，肝区的壅堵感消失了。真是百病皆生于气啊！气顺则病消。

老师用穿破石、香附、枳实、竹茹，就是令肝胆之气能够下顺胃肠，使肝肠之间不至于寒热两重天。

◎两味重要的风药——羌活、独活

第 11 个病人，女，36 岁，皮肤湿疹，瘙痒难耐，脸上也有些痤疮，困扰了她好几个月。这些湿疹在外侧手阳明大肠经上特别明显。

老师摸脉后说，两边寸脉浮取都无力。要想治好你的皮肤病，需要加强你的心脉功能，不然的话，湿毒就排不出去。原来寸脉主上焦，主外，心脉不够力，整个皮肤表层湿浊就难以排出去。古书里说："心布气于表。"这五个字已经告诉我们，治疗表面皮肤疾病，离不开治心。

老师用银杏叶、红景天和火麻仁、猪蹄甲两组药，把心和小肠合在一起治。病人排便细少、黏湿，说明心脏把热力下注小肠的功能减退，这两组药正好助心排浊于小肠。病人大便有些黏，是因为大肠有水气，水气不化，皮肤湿疹也退不了。

除了把心经的力量引到小肠中外，接下来还需要把大肠中多余的水气渗利到膀胱中排出去，只要病人排便能够成形、不黏腻，皮肤病就好得快。针对这点，老师又用了两组药，羌活、独活，炒薏苡仁、泽泻。

羌活、独活，从风气的角度把水吹干；炒薏苡仁、泽泻，从湿气的角度把湿浊从大肠渗利到膀胱排出去。《内经》说："膀胱者，州都之官，气化则能出矣。"用羌活、独活，加上炒薏苡仁、泽泻，正符合膀胱的生理功能。

羌活、独活是风药，管气化的；炒薏苡仁、泽泻是渗湿利湿药，管膀胱出水的。这四味药，一合在一起，就是《内经》里说的，"气化则能出矣。"这四味药也是升清降浊的思路。羌活、独活，风药引清气上升；炒薏苡仁、泽泻引水湿下走。

昨晚大家一起尝了羌活、独活的煎药。第二天起来，王蒋说，大便是近来最干爽的一次。我们自己尝药后，就知道羌活、独活确实能够把肠道中的水气化开，大便干爽，皮肤湿疹就好得快。

病人脉神气不够，所以瘙痒迟迟不愈。老师又加入参附龙骨牡蛎汤，助身体元气下纳，也把水湿往下收。大凡皮肤病日久，瘙痒难愈，他的神气都会处于虚浮散乱状态，这参附龙骨牡蛎汤能够把散乱虚浮的神志往下敛，往命门里面纳。

◎上下不一应从下，表里不一当从里

朱良春老师曾提到治疗疑难杂病，要特别注意用这句话，即"上下不一应从下，表里不一当从里。"用这句话来看老师的处方，就更能理顺了。

病人头面湿疹烦痒而手脚却冰凉，是上面有虚热，下面有沉寒，所以用参附龙骨牡蛎汤，把虚热收下来，这叫"上下不一应从下"。

病人皮肤湿疹是表皮的问题，而大肠有湿，小肠有积，则是里面脏腑的问题，皮肤的湿浊要通过膀胱、大小肠排泄而去，这就是老师用火麻仁、猪蹄甲、炒薏苡仁、泽泻的道理，这也叫作"表里不一当从里"，治皮肤病要通里面的大肠。

从这两句话也可以看出，为何病人经常用清热泻火的药，还有皮肤外用抹膏都治不了，因为她从上治而没从下治，从表治而没从里治。

老师还加入炒白术一味药，白术生用重用可以通大便，炒用则可以助脾化湿气。脾功能健运了，不用刻意去化湿，湿气就会自动被脾脏利用起来。

方子为：红景天 15 克，银杏叶 15 克，火麻仁 20 克，猪蹄甲 10 克，羌活 8 克，独活 8 克，炒薏苡仁 25 克，泽泻 15 克，红参 15 克，附子 20 克，龙骨 20 克，牡蛎 20 克，炒白术 20 克。3 付。

病人复诊时说，为什么吃药的时候皮肤好些，不吃药的时候皮肤又痒得难受。老师说，你有没有喝牛奶，吃鸡蛋、花椒、辣椒与海鲜呢？

病人说，有的时候会吃一些。老师说，药只能管住你的病，不能管住你的嘴。病从口入，就怕你不忌嘴。

◎青核桃皮治皮肤癣疾特效

下午，老师说去爬山，一是因为天气好，二是老师这次从太白山归来后，又长了见识，对于牛头山中许多草木又有新的见地，有些以前不太注意的，现在知道了那些草木的名称与用法。

进到石谷里面不远，老师从一个大石缝中发现了一株草药，叫我们拿出工具来采挖，老师说这叫昏鸡头，在太白山时才认识的。毛老师说这昏鸡头治疗头昏，效果不错。果然，老师查阅《四川中药志》，昏鸡头专治头昏、头痛、血气胀痛。而《陕西中草药》也提到昏鸡头可治高血压、头昏头痛，能凉血解毒、活血化瘀。

我们三两下就把这昏鸡头给挖了出来，油绿茂盛的枝叶，下面长着一丛根茎，根茎短小，连成一撮，看起来还真有点像鸡头，这是从它形状上来命名的。我们从鸡站立着昏昏欲睡的动作神态中，也可以联想到这味药为何叫这个名字，因为它治疗像鸡那样的头昏有效果，所以非常形象。

该怎么用这味药呢？很明显，临床时碰到高血压的病人，头晕头痛，又摸到他的脉象胀满上越，把这昏鸡头加到天麻钩藤饮中，那就是画龙点睛之笔。

有个女大学生，头昏了 5 年，严重影响大学生活，甚至有辍学的冲动。老师给她用昏鸡头 40 克，当归 30 克，就治好了。后来她说要带昏鸡头回家去，于是大家就上山帮她采。这昏鸡头和当归也是很好的配伍，治疗血虚肝阳亢。昏鸡头能平肝，当归能补血，一个降逆火，一个生发血气，所以治疗头昏有效。

沿途到处都是野核桃树，一串串核桃挂在树上，油绿油绿的，特别喜人。十堰市是盛产核桃的地方，老师说再过个把月，我们就可以尝到核桃了。现在核桃还是青绿色的，老师摘了一个，用药锄砸开，我们一起尝了一下核桃肉，还嫩得很，带些酸涩，还吃不了。老师说，这青色的核桃外皮，把它剥下来，治疗皮肤癣疾特效。

到达石谷的终点，有一个小瀑布，小瀑布下面有株桑树，老师就在那里采桑叶，边采边说，今晚我们就尝尝桑叶水。

这山谷中的桑叶，跟寻常乡野的桑叶不同，长得比较清秀，叶子经山风吹洗，一尘不染，如同超凡脱俗的仙子，在这瀑布下的山谷里，随风摇曳。

有病人问老师，余老师，听说这桑叶可以减肥，是吗？

老师说，是啊！桑叶，古代又叫神仙叶，神仙是什么？就是轻身、耐老、延年。吃了桑叶可以让人身体轻快，容颜耐老，不单有减肥之功，还有美容之效。

一般人只知道桑叶能疏散风热、清肝明目，治疗风热感冒或眼睛红赤，这是桑叶的常用之法。桑叶还有它独特的用法，《神农本草经》说它能除寒热、出汗。也就是说桑叶善治身中虚汗，虚劳之人，怕寒怕热，容易出汗，这桑叶就管用。

老师采摘桑叶时说，这桑叶拗开有些白色乳汁流出，还能带补。果然，我们回去查阅《本草新编》时，发现桑叶还有让我们意想不到的功效，就是它可以补骨中之精髓，添肾中之精，不过要制过的桑叶，效果才好。生的桑叶以清虚热、止汗出、凉肝木为主；而制过的桑叶却可以补真阴、生精血。《本草新编》里说：老人男女之不能生子者，制桑叶为方，使老男年过八八之数，老女年过七七之数，服之尚可得子，始知桑叶之妙，为诸补真阴者所不及。所用桑叶，必须头次为妙，采后再生者，功力减半矣。所用蜂蜜者，以黄蜜为上，白蜜次之。

晚上，老师就叫王蒋熬了桑叶水，大家一起感受一下这味神奇的中药。桑叶对于我们经常看书、面对电脑、眼睛有虚热感、视力减退的人来说，正合拍。

◎吃喝病与生气病——方子背后透露的时代信息

今天晚上给一个皮肤病患者配一料药丸。老师说，以前医者配药丸，是当作非常神圣的事情来做的。有些人是在寺庙里面配，有些人是在药王塑像前配，对着佛菩萨或者药王，是为了燃起恭敬心。"举头三尺有神明""配药虽无人见，存心自有天知。"有了这股敬畏之心，做药丸就不会流于草率马虎。

老师又强调，做药丸要做得粒粒如同一人手中出，大小均匀。不单做药丸要有这样的心态，做任何事情都要有这样的心态。

山西的杜铭泉今天也过来做药丸。他年轻有为，不到 30 岁，也自己开了药房，自己坐堂，用的也是中医中药治病。这次到老师这里来求医访道，也是为了把中医的思路再理顺一下。

老师先叫他说说之前学医的心得，以及开药房后治病一年多的体会。

杜铭泉就说他在山西时跟一位老中医抄方，这老中医开方普遍都是以十二味药为底方，略作加减变化。前来找他看病的人，还真不少，而且效果还不错。

这十二味药杜铭泉一一给我们说了，藿香 15 克，佩兰 15 克，砂仁 15 克，蔻仁 15 克，青皮 15 克，陈皮 15 克，香橼 15 克，佛手 15 克，神曲 30 克，鸡内金 30 克，厚朴 15 克，枳壳 15 克。

我们一听，透过这首方就可以看到这位老中医的风采。老中医用这首方，治疗的是这个时代的通病，即吃喝病与生气病，我们中医又称之为"肝胃不和"，即饮食伤了胃，生气又伤了肝。老师也笑着说，这老中医是一个高手啊！

杜铭泉还说到，有一些病人吃完药后会觉得气力不够，容易脚软。我们一听，会心一笑，就明白了，理气顺气的药容易耗气，所以把病治好后，人体会把虚的一面显现出来，这时一些补虚的药，黄芪、西洋参就可以上了。

老师也说，治病用方，要选什么方呢？第一就是要看是治什么病；第二要看你用药剂量的大小，同样的理气药，你可以用小剂量，流通真气，还有带补的作用，也可以用大剂量，攻邪散气，不过就会消耗元气；第三点就是要看方药队伍里配伍是否合理，升降是否相互协同。

◎治痹三药——黄芪、当归、鸡血藤

老师问他平时治病用药有哪些独特的心得？杜铭泉提到他治疗中风后遗症

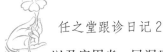

以及肩周炎、风湿痹证常用到三味药，有比较好的疗效。这三味药即黄芪、当归、鸡血藤。他说黄芪最大剂量他用到150克，鸡血藤也用到30～50克。

老师又问他为什么用鸡血藤？杜铭泉说，鸡血藤比较平和，一方面它能补血也能活血，补中带活；另一方面它是藤类，通络善走，疏通血脉的作用也比较强。用上鸡血藤，可以使黄芪补气的作用，补而不滞。而当归自然就不必多说了，中医有十方九归之说。当归能够令血脉有所归属，也可以令血虚得补，血瘀得化。

这三味药，其实在老师这里也是常用药。而且老师还把当归分为当归身与当归尾来用，用得更细。老师用的当归是从药材公司进的当归个子，由学生们一起切制加工，这也是药房之所以能用到上好当归的原因所在。

◎反酸败酱草与阳痿蜈蚣

杜铭泉又提到治胃炎的体会，凡见到病人有反酸烧心之感，在辨证方中加20克败酱草，1付药就不烧心了。

为何治疗肠痈的败酱草，能对胃炎烧心有特效呢？原来败酱草能从胃中直达肠道，引热浊顺着肠道下行，这样烧心反酸就下去了。

《病因赋》里说："咽酸尽为乎食停。"病人反酸，是因为饮食停聚在膈中下不去，郁久成热。败酱草能引胃中郁热下行肠中。

杜铭泉又谈到治疗不孕不育和男子阳痿。他说他以前跟过济南的一位中医，这位中医善治阳痿，他用药有个特点，就是基本上都加入2条蜈蚣。

杜铭泉当时想不明白，问了这中医，中医白了他一眼说，回去看书吧！杜铭泉记忆特别深刻，马上回去查阅资料。原来蜈蚣这味药归肝经，除了息风止痉、解毒散结外，还有重要的通经疏络作用。阳痿按《内经》来论，有两方面的依据，一是治痿独取阳明；二是肝主宗筋（阴茎），肝主疏泄，肝经下络阴器。可见阳明胃肠不足，动力不够，化源缺失，会导致阳痿。

厥阴肝因为压力抑郁，不能疏泄，气不能下达阴器，也会像《内经》里说的，"阴器不用，宗筋弛纵"。针对第二点肝经的问题，从肝来论治阳痿，现在公认的就是四逆散加蜈蚣，效果不错，或者用逍遥散加葛根、蜈蚣、仙茅、仙灵脾。

老师用取象比类的方法来看这蜈蚣。老师说，蜈蚣特灵活，跑得很快，你到山野里去抓它，一下抓不到，想要再抓就很难了。特别是蜈蚣的头，极其灵活。中医就取这个象，这股灵动之气。不单可以疏泄肝经治疗阳痿，还可以治疗精子活力差。

老师又说，蜈蚣含有异体蛋白，也是非常香的。《神雕侠侣》中，洪七公在雪山顶上抓蜈蚣烤着吃，吃得津津有味。金庸这样写自有他的道理。芳香的蜈蚣，能健补阳明胃肠。蜈蚣活泼灵动，治脑血管硬化、头痛、痴呆，往往也有奇效。

◎ 猪蹄甲主五痔

杜铭泉问老师，大药房里每天猪蹄甲用得挺频繁的，这猪蹄甲有什么特殊的作用呢？老师就说，猪蹄甲主五痔，它作用的方向是往下的，从胃肠能够直接下到肛门痔疮去。你看那猪走路刨地，蹄甲是往下面去的，故它有类穿山甲的作用。

有的药商会用猪蹄甲来冒充穿山甲，但猪蹄甲跟穿山甲又有极大的不同。猪蹄甲是往下走，穿山甲上下左右无处不到。猪蹄甲性情平和，以走肠道为主；穿山甲性猛烈些，能通周身上下经络。再者，猪蹄甲是在秽浊的猪圈中长期生存下来的产物，它在秽浊的场所中却没有腐烂，天生万物，一物克一物，这猪蹄甲就能解毒祛秽浊，能够引肠道秽浊之物往下面降。

这样，猪蹄甲的性味功效，我们就非常形象地了解了。老师常把猪蹄甲和火麻仁合用，一个下降排浊，一个润肠通腑，相互协调，共同把肠道污浊涤荡出去。

第95天　治腰酸腿痛的食疗方

6月3日

◎ 少生气，少吃饱

第 4 个病人，乙肝。老师把完脉后说，脉这么弦，关部郁得这么厉害，你要戒酒和鸡蛋啊！病人说，那我该怎么办？老师说，以前怎么样，现在全反过来。就是因为你以前不良的生活习惯才会得病，反过来就是健康。以前吃香的喝辣的，现在就吃清淡的素菜，以前吃饱撑着，现在就吃到七分饱，带点饥饿感。

病人又问，大夫，为何我头胀，老觉得疲倦呢？老师说，你肝长期超负荷运载，就像汽车一样，超载，爬坡爬不动了。你以前暴饮暴食，把肠胃吃胀了，脑袋哪有不胀的。肠胃的饮食要靠肝来疏泄，肝疏泄不过来，它也累了，郁闷了。

原来这就是老师临床上最常见的肝郁脾滞的病人。肝为什么会郁？生气郁闷堵在那里就叫肝郁。脾为什么会滞？吃太多油汤渣滓、鸡蛋、肥肉、糯米，肠道转动不过来，脾运化不了，就滞塞住了。所以对于肝郁脾滞的病人，老师就两条建议，一是少生气，少吃饱；二是多干活，多劳动。至于方药呢？还是加强版逍遥散。

中医是以不变应万变的，不是跟着病名走。一个肝癌的病人，或肝硬化的病人，或者一般肝炎肝气郁结的病人，或者乳房胀痛、头痛的病人，只要是两边关部郁住，出现肝郁脾滞的脉象，用的方药大致都一样，都是以加强版逍遥散为主。

老师说，脉把准后，用药可以达到执简驭繁的效果，既不会被病牵得团团转，又能够大大提高临床效果，轻松得很。

今天肝病的病人还真不少，不是因为老师这里病人多，而是因为整个社会这种病都逐渐增多，是病毒厉害吗？是药物不够先进吗？都不是！按照老祖宗的说法，正气存内，邪不可干。邪之所凑，其气必虚。至虚之处，便是容邪之所。

人会虚劳，是自己搞虚劳的，不是别人传给他的。因为自己搞虚劳了，病毒才有生存的机会，所以说肝病是不良生活习惯病。要根治它，必须彻底改变不良的生活习惯，回归健康的饮食作息生活。

哪些习惯会让五脏劳伤呢？想太多事情，头脑停不下来，这叫劳心，心血亏耗得厉害。喝太多酒，吃太多辛辣的，这叫劳肝，肝血消耗得厉害。饮食过饱过胀过肥腻，这叫劳脾，脾脏运化不动了，这叫脾虚。吸烟太多，伤肺，肺都被熏得像烟囱一样黑，这叫劳肺。久坐电脑旁，熬夜打麻将，亏耗肾精，这叫劳肾。这五劳都会给疾病进入身体的机会。

◎气化脱肠四药

第35个病人，男，47岁，没别的嗜好，就喜欢熬夜打麻将，搞得眼花，肝血少，腰酸痛，肾亏，也有肝炎、胆囊炎。

病人尺脉亢盛，他这样的虚劳病人，按老师经验来说，不大可能出现尺脉盛的表现。于是老师就叫我们摸摸病人脚上的太溪脉。果然，病人太溪脉沉弱得几乎摸不到。老师说，这就叫鸠占鹊巢，他的肝、肾、肠道都被痰湿困阻住了。

我们再看病人的舌头，舌尖红，舌下静脉曲张，这是长期熬夜劳心之人最容易出现的舌象，这种舌象也是用丹参的指征。舌根厚腻，是下焦痰湿重浊的反映。

老师对这种病的治疗，轻车熟路，几付药下去，舌苔退去，这病就好转了。

老师又摸摸病人两边左右手的寸脉说，浮取无力，乃小肠有积，大肠有湿。左边的寸脉浮取，管小肠；右边的寸脉浮取，管大肠。浮取无力，乃肠道有积有湿。

化小肠积，老师用通肠六药。一般的小肠积滞，老师用鸡矢藤来化。如果是顽疾，就会选扣子七。扣子七这味药，能消痞积、顽积。这是阅素灵医生治疗小儿顽积、痞积的一大经验。这样，治积就更有底气了。一般的轻微积滞，我们会用鸡矢藤，重度顽积就把扣子七请出来。这扣子七连肿瘤积滞都可以消，更何况是一般的肠积、疳积。这味药，湖南、湖北很多，它长得像竹子节一样，一节一节的，节处膨大，形状就像一排稀疏的纽扣，而且它的功效类似于三七，又不亚于三七，故又叫"竹节三七"，它主要分布在海拔两千米以上的高山中。

扣子七功效最奇，据说云南白药最重要的保险子里就有它。扣子七能祛瘀生新、止血消痈。外可用于跌打损伤、腰部劳伤、吐血衄血，内可用于肠道息肉、血管瘤或各类肿瘤。单用这一味药打成粉，治疗小儿疳积，效果特好。如果小孩平时比较虚的，再混合参苓白术散服用，效果更好。

气化大肠、膀胱湿热，老师用"气化胱肠四药"。气化胱肠四药，就是炒薏苡仁、泽泻、羌活、独活。把羌活、独活加入炒薏苡仁、泽泻利水药中，是增强膀胱、肠道的气化能力，这点也是老师从孙蔓之老先生那里取回来的重要经验，把羌活、独活运用到气化水湿中去。因为孙蔓之老先生运用风药羌活、独活、荆芥、防风治疗肠道泄泻，有独到的效果。老师灵活变通用于治疗大肠有水湿，大便不成形，用上风药，起风能令水干的意象。风药是治疗肠道湿热的点睛一笔，它能让肠道通气，肠道气一通，水湿就能很好地循环气化。

宏姐跟老师通电话时，把孙蔓之老先生用风药的经验总结告诉了老师。她说，老先生用风药，有风一药羌活，风二药羌活、独活，风三药羌活、独活、防风，风四药羌活、独活、防风、荆芥，风五药再加一味川芎，风六药再加一味柴胡。病人肠道湿浊，或外感风湿，用一风吹不动，可用二风、三风。但风药用量又不宜太大，太大也会亏耗元气。

老师说，身体乃至大自然六气的流通少不了风，风大了多了不行，少了人也困倦。比如，春风拂面，轻轻吹来，我们会觉得很舒服，没有这股春风，种子发不了芽，青蛙、蛇虫出不了洞，鱼儿、候鸟也不活拨。可见，风能令人清醒，用风药治疗当今的疲劳综合征正合拍。但不能用太多，量太大了，就拔肾气，就如台风一过，拔树倒屋，一片狼藉。下焦亏虚、阴虚火旺的人，也要慎用风药。

用风药要达到怎样的效果呢？老师说，如春风解冻，如夏风醒脑，如秋风避暑。

总之，用风药要用柔和之风，要用"春风又绿江南岸"那种意境，用风药如春风吹拂五脏六腑，让脏腑功能苏醒过来，使五脏元真通畅，人即安和。

◎八月札炖猪腰子治腰酸腿痛

下午，老师带人家一起去爬牛头山。才走到半路，老师就发现山坡杂树丛中有不少木通，结着大小不一的八月札。八月札在我们印象中是专治胁痛、胃痛的，能够疏肝理气。而老师这次却有一个新用途，这也是他从太白山带回的一个偏方，就是用一个八月札，加上一对猪腰子炖服，专治腰酸腿痛。

老师说，要试一下这个民间小偏方。老师摘了几个八月札，这八月札现在还是绿色的，形状跟猪腰简直一模一样，就像一个肾一样。郑姐说，八月札成熟变黄后，有点像香蕉，吃起来酸中带甜微涩，蛮可口的。

随后，我们大家又到了小溪边的穿破石丛林，这些穿破石，很多都有几十年的树龄了，根金黄，枝带刺。正逢夏季，抽吐着绿色的树叶，结着满满的果实，圆圆的，绿中带刺。林兄问老师穿破石的功用？老师边挖边说，穿破石善入肝经，对肝囊肿、胆结石、子宫肌瘤，效果都特别好，药性平和，不伤人。有些农村地方还用穿破石熬水治疗身体劳损，他们把它当作保健药茶喝。由于穿破石打通经络的效果非常好，与丹参配在一起，治疗血脉不通引起的高血压，效果非常可靠。

穿破石的根扎到石缝里，真是名副其实，看来它非得把石头穿破不可。穿破石就有这股倔强之气，不是石头、硬土，它还不乐意在那里扎根。这让我们看到了一位迎难而上，不向任何挫折低头的汉子，或者叫它勇士更合适。人体的血脉不通畅，就是因为这股勇气不足；身体会有结石、瘤块，就是因为血脉运行不够通畅。这穿破石以它多年修炼的功夫，助人体打通血脉，勇往直前，真是功莫大焉！

采药者要留药，不可赶尽杀绝。古人有"采大存小，采密留疏"之说，这是可持续发展的采药眼光与品德啊！老师采穿破石，两条根茎的，只取其一。

采完穿破石又向茶场深处走去，林兄说，要看老师采菖蒲。

菖蒲，《神农本草经》说它能通九窍，一般医生会用它治疗耳鸣，或者心窍不通。那都是上面七窍的问题，而九窍应该还包括下面前阴、后阴两窍。所以老师说，可以试一试，把菖蒲用于前列腺增生，尿频尿急，排尿不畅，相信它对泌尿生殖系统的孔窍开合也有帮助。我们查阅资料，果然发现有中医师用六味地黄丸加远志、菖蒲，专治前列腺增生、精子少或精窍不通。这精窍属于下窍，也是九窍之一啊！

这不正是中医用药的不可思议之处吗？难怪老师要反复赞叹《神农本草经》的的只言片语。就这菖蒲，"通九窍"三个字就有得琢磨，用好了，可以治疗不少疾病啊！《药性赋》里说："菖蒲开心气散冷，更治耳聋。"如果把菖蒲只用于耳鸣耳聋，那就太屈才了。

第96天　口腔溃疡特效药

6月4日

◎医案研习教育

当我们读完了一批医书，准备再向老师借时，老师就推荐说，可以看《景岳全书》了。我们一直以来都在回避看这些大部头的医籍，如《景岳全书》、叶天士的《临证指南医案》。一是因为我们古文功底还不够，二是临床心得还不多，三是我们一贯的习惯，吃柿子总想先捡软的吃，看书就要看那些通俗易懂，看完就能学到一招半式的。比如，刘力红的《思考中医》，罗大伦的《古代的名中医》。

老师跟我们说，这次从孙蔓之老先生那儿除了祛风药的运用这可贵的临床经验外，还把老先生的医案研习教育带了回来。老师也建议我们看叶天士的《临证指南医案》。明清以后，医案为最。

老师跟我们说，现在你们的医理、中药、方剂都有了一定的基础，也抄了几个月的方，现在开始要专心于研读医案，可以少看那些个人偏见比较重的医书，因为很多是写给中医初学者看的，读起来虽然会很轻松，虽然可学到一招半式，看起来读了不少书，有不少成就感，到真正临床时，还是比较难琢磨出规律的。

你们要去看古代医案所用的每一味药，就像下棋一样，琢磨每一味药用与不用的道理。又像制造玉石一样，如切如磋，如琢如磨。这样，读起医籍来，虽然很艰难缓慢，持之以恒后，进步却是不可估量的。

◎善治口腔溃疡的蒲黄

今天有好几个口腔溃疡的病人，我们跟老师抄方这几个月，发现有个规律，就是某一种疾病，它会在某个时间段内出现得很频繁。比如，天气变化剧烈的时候，风湿病、感冒多见，现在天气逐渐转热后，口腔溃疡越来越多了。

今天第5个、第7个、第24个病人，都有比较重的口腔溃疡。

碰到这种情况，除了辨证论治，老师还会加入口腔溃疡的特效药，即生蒲黄、生甘草，或者把这两味药加进汤药里，或者直接用生蒲黄30克，生甘草15克，熬成水，含在嘴里漱口，效果还不错。

杜铭泉也经常给口腔溃疡患者开蒲黄这味药，不过他更简单，直接用生蒲黄粉点口腔溃疡面，溃疡创口就慢慢修复了。原来这生蒲黄有活血止血、消肿止痛的功用，古医籍记载它能够消除舌面肿胀。让我们来看一些它治病的机制吧。

口腔溃疡，就像烂了一点肉一样，有些还会出点血，痛得很，溃疡面周围血脉也不通畅，还会肿起来。根据这些病变情况，我们再想一想，生蒲黄活血止血、消肿止痛的功效，不正与口腔溃疡合拍吗？

今天杜铭泉看见老师治疗痤疮，用枇杷叶、桑白皮肃降肺气，这好理解。而老师还用乳香、没药，各用 10～12 克。来复诊的病人，普遍都有好转。

杜铭泉就问，这乳香、没药用于痤疮是什么道理？我们就跟他讲，诸痛痒疮皆属于心。痤疮，它是疮，它会痛，痛是因为血脉不通，有热毒蕴积在那里，这乳香、没药就可以活血止痛。书里说："没药、乳香，散血凝之痛。"这是第一点。

还有第二点，痤疮是皮肤上长个包，病人喜欢用手去挤去抠，搞得皮肤不是破损，就是形成疙瘩、肿结。我们来看乳香、没药另一大功效是什么？是消肿生肌啊！所以古代把乳香、没药放在伤科、疮疡外科中，而老师则把这种药性机制用于皮肤科，还有胃溃疡，用的就是它能消除创面瘀血、止痛、助其生长的功用。

有个当地的腰痛病人，来找老师看，她一只手按着腰说痛。老师说叫你当场见效。于是叫我们帮她拍打。腰背委中求。《内经》曰："肾有邪，其气留于两腘。"我们拍打她的膀胱经委中，她娇气得很，只打了十多下，就痛得受不了，不想打了。

我们跟她说，拍完 30 下就不拍了。帮她拍打完后，叫她再跺脚 200 下，结果才跺了 100 多下，我们问她腰还痛吗？她说，奇怪，痛了几天，怎么就一下子不痛了呢？效果这么好，你怎么不早告诉我？我们跟她说，你那么怕痛，那么怕拍打，都不是诚心来治病。你是在养病，拍那么多病人，还没有哪个像你这么娇气怕痛的。

比如说，腰痛的，要戒水果，因为水果寒凉伤下焦；胆囊炎、肝病的，要戒鸡蛋与酒，因为鸡蛋壅堵胆管，酒生湿热伤肝；慢性咽炎的，要戒花椒、辣椒，因为花椒、辣椒伤肺；肿瘤、重病的，要少吃肉，多吃素，让血脉清净起来；还有痹证的，要加强锻炼、跺脚、撞背、练功……很多病人口头上答应或点头，可真正坚持做到的，实在太少了，这就是在养病，而不是在治病。

◎仙鹤草之功

今天下午，我们去爬山。回来的时候，老师发现沿途有很多仙鹤草，我们边走边采仙鹤草，下山的时候，已经采满了一大袋。还记得我们以前提到的草药名里面沾仙带灵的都不简单，仙是什么？是重阳啊，鬼是什么？是重阴，而人是什

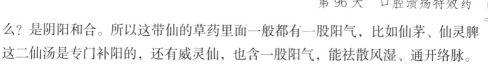

么？是阴阳和合。所以这带仙的草药里面一般都有一股阳气，比如仙茅、仙灵脾这二仙汤是专门补阳的，还有威灵仙，也含一股阳气，能祛散风湿、通开络脉。

仙鹤草，老师常用于治疗出血症，因为仙鹤草苦涩性平，有收敛止血之功。所以《药性赋》里称仙鹤草"敛诸血之溢"，各种类型的出血，仙鹤草都可以配入治疗，因为它还有带补的作用。

民间又称仙鹤草为脱力草，那些劳苦大众因过用体力，常致脱力劳伤，一时体力难以恢复，神疲乏力，这时用仙鹤草 50～100 克，加 20 枚大枣，浓煎取汁服用，调补气血，补充体力。对于那些劳伤腰骨的人，仙鹤草也有良好的补虚强壮作用。

余国俊先生在《中医师承实录》中提到他老师善用仙鹤草治疗外感疾病。原来伤风感冒缠绵难愈的大都是因为体力亏耗过度，一时难以恢复，这时把仙鹤草加入柴胡桂枝汤中，往往有很好的效果。

关于仙鹤草的活用，这里还要提到一本书，叫《石恩骏临证方药经验集》，其中就有仙鹤草治疗痢疾肠炎的经验总结，取的是仙鹤草解毒消炎，又能收敛止血的功效。用仙鹤草治疗自汗盗汗也有奇效，中医叫汗血同源，仙鹤草能收血止血，也能体现它收汗止汗的作用。仙鹤草还能治疗久咳不愈，血为气之母，仙鹤草能够收血，也能收气，特别是那种虚咳，气收不住，仙鹤草既能补虚，也能收涩。

仙鹤草还用于治疗心脏病、心律失常，特别是心气、心血、心阴不足的病人，用之最宜。为什么呢？心主血脉，仙鹤草收敛止血，也能把心气往内收，心气能够收而不浮散，心律也会因之而平稳起来。

我们还在《太氏药谱》中看到仙鹤草治疗严重贫血或血小板减少性紫癜，把它加到八珍汤里，起到补虚强壮的作用。

石恩骏先生还把仙鹤草用于恶性肿瘤，取的是补虚、抗疲劳、提高免疫力的功效。临床也发现，它可以增强白细胞的数量与吞噬能力。

晚上做浓缩药丸，老师给我们讲到做药丸的一些细节。

首先，丸者，缓也。药丸在人体内发挥的是缓慢持久的过程，所以疾病在后期收功的时候，往往可以考虑服用药丸。还有那些子宫肌瘤、血黏度高、不适合长期服用汤药的病人，也可以用药丸缓慢图治。

老师这里做药丸主要是以浓缩丸为主，为何要做浓缩丸？浓缩的可是中药的精华啊！有些中药如夏枯草、小伸筋草、枇杷叶、薄荷等，这些中药往往体积巨大，要吃的话可能要吃一大堆，这时就需要把这些中药提炼成精膏，精膏量少，便于服用。可见浓缩丸的一个目的就是降低服药的分量，可以以少量的药取得较大的效果。

浓缩丸一般是把一部分药拿来打粉，一部分药拿来熬汤，最后把它们混合在一起。那么什么药适合打粉，什么药适合熬汤呢？打粉的一般都是含淀粉比较多的，比如山药、茯苓、莲子、芡实、白术，还有比较名贵的，比如人参、天麻、鹿茸、扣子七。一般一两个月的药丸量，需要的中药打粉大概是 500 克左右。

老师还提到打粉的药，不要选择那些毛毛草草、效果平和的，要选那些药力足的，小量就能发挥大效果的，这样病人服用才有大意义。比如，降胃气，不选用竹茹打粉，而选用赭石打粉，因为竹茹量大，效果轻；而赭石却量小，效果好。

至于煎汤的，一般的中药都可以煮，不过要注意像荆芥、薄荷、羌活、独活、防风这些芳香的中药，不适合久煎，久煎后，芳香气味都跑了，剩下的都是药渣子。

第 97 天　一篇绝妙的养生古文

6 月 5 日

◎大道至简的养生之道

"昔在京邸，遇东鲁宋老人太初，年九十有四，须发皓然，颜如童子。下榻福清道院，日惟静坐一室，三餐之外无所嗜好。余曾叩问其摄生之术，曰：饮食但取益人，毋求爽口，弗食与体相妨之物。自言幼时脾胃素弱，故生平不食瓜果油腻炙煿。虽佳品罗列，未尝朵颐，故能保此残年。纵口腹而不自惜其身，不可为智。此言胜药石，余尝志之。"大道至简，短短的这一百多字里面养生之道都有了。

老师常跟病人说，你不要轻易听那些"营养学家"说的，也不要轻易信那些健身教练，你要了解养生之道，直接看那些百岁老人是怎么过日子的，就全明白了。

以前读这段医古文，有些费劲，因为心比较浮，看书喜欢看现代大白话的，古文读起来比较艰涩，现在就不同了，可以很快地读进去。

文是基础医是楼。秀才学医，笼中抓鸡。古文是学医的一把金钥匙！

作者写这篇古文时，非常感慨，他参访山东的宋太初老人，叩问老人的养生之术，何以老人九十四岁，还依然眉清目秀，颜若童子？

看！古人请求学问，不是用请问，而是用叩问，这可是行大礼。常言道："下人不深，不得其真。"做人做事，不够恭敬，是得不到其中奥妙的。所以古人这一个"叩"字，就形神具备，把做学问求知的态度一览无遗。

　　老人给作者提了几点非常平常的建议，作者却认为这些言语比灵丹妙药对身体还要有好处。我们来看一下有哪几点。

　　一是老人家能"静坐一室"。仁者乐山，智者乐水。仁者寿，为什么仁者寿？仁者的心能像大山那么平静。

　　二是"三餐之外无所嗜好"。这句话说得太好了，没有一定经历的人，还体会不出这八个字的奥妙。我们也是读了不少养生书籍，才对这句话深有感触，而且在现实中看到有践行这句话的例子，所以深信之。

　　我们家乡有位老人，98 岁了，耳不聋，眼不花，反应也很敏捷，生活居然还可以自理，她家里已经是五代同堂了。我们就去拜访她，问她有什么养生方法？她只说了八个字：一日三餐，一生平安。她的儿孙买了好多好吃的东西给她，堆得满屋子都是，她一点不吃，全分给邻居小朋友。老人家只管把三餐吃好，什么水果、牛奶、营养品，三餐之外的，她一概都不沾，饮食非常有规律。我们听后，对"大道至简，养生在于平常"这句话感悟更深了。老人并没有吃什么补品，但她身上却啥都不缺。道理何在呢？三餐规律，气血冲和。没有夜宵，也没有零食。

　　三是"饮食但取益人，毋求爽口"。南怀瑾老先生说过："洪福不算贵，清福方为贵。"清福是什么？就是粗茶淡饭，五谷杂粮，这些东西对人体是真好。洪福是什么？就像达官贵人，每天吃香喝辣，山珍海味，非常爽口，最后却吃到整条消化道都有问题了。所以归根结底，洪福不如清福贵。

　　今天第 14 个病人，又是小孩常见病，不爱吃饭，他妈妈拿香蕉哄他吃，他都爱理不理，吃几口就不吃了。老师说，这孩子眼袋都出来了，青瘀，不能吃香蕉了。

　　她说，我小孩老口臭，不爱吃饭。老师说，小孩口臭，是因为胃肠里有积，你不要再给他吃垃圾食品，他会慢慢好过来。老师开了小柴胡颗粒加午时茶冲剂。

　　老师说，这两种药一配合，把小孩常见病感冒、食积都治到了，这不是单纯治疗疾病，而是针对小孩少阳体质——肝常有余，脾常不足。原来小柴胡汤能顺肝气，疏达其有余；而午时茶则能健脾胃，调理其不足。

　　第 34 个病人，老师摸他脉象后说，你食道、胃、胆都不好。原来病人右脉寸关郁住，降不下来。这是很明显的肺、胃、胆都不降。对于这种脉象，老师往往会用上枇杷叶、赭石、枳实、竹茹，这四味药是降肺胃胆气的。

　　这病人点头说，他慢性咽炎好几年了，胆囊也切除了。老师说，你胆囊虽切除了，胆经还在那里，所以胆气不降，以后不要再吃花椒、辣椒了。

　　病人说没有花椒、辣椒怎么下饭呢？老师说，吃饭是为了养命，不是为了

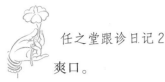

爽口。

每天在老师这里看到太多不忌口的病人，或者管不住嘴把病给加重了。饮食口味太重，那是在加重身体的负担。病人不是过于辛辣，就是过于肥腻，要么就是过于咸。辛辣的东西伤肺，把身体湿浊都往上发，发到咽喉成咽炎，发到食管、胃，就是食管炎、胃炎，发到胆，就是胆囊壁毛糙、胆囊炎。看来，爽口的代价还是挺大的。上面古文中，最后一句话总结得太好了，叫作"纵口腹而不自惜其身，不可为智"。是啊！扁鹊六不治里面，其中有一条，就是"轻身重财者不治"，病人自己都不爱惜自己的身体，那找医生又有什么用呢？

第四点是"弗食与体相妨之物"。我们换一种现代的说法，就是少吃那些带血腥的东西，特别是动物的内脏。这些东西妨碍身心健康。我们看肉食动物，虎、狼、猫之类，满嘴尖牙，而草食动物，牛、马、羊之类，却满嘴磨牙、切牙。我们人类呢？32颗牙齿中，有28颗是磨牙、切牙，只有4颗是尖牙，说明人类是杂食动物。那么杂食的比例是什么呢？不就是28比4吗？一个人28天是素食，只有4天可以吃肉，这也是中华民族几千年来非常健康的膳食结构。

而现在人类所谓的尖牙其实也在退化，失去了尖牙的功用，故素食才是人类最健康的饮食习惯。现在老师带头素食，学生们也吃得很好。半年来，发现有些学生以前脾气大的，素食后脾气好了很多。以前读书心静不下来，素食后，心明显能静下来了。这素食不单是有益于身体，还有益于增长智力啊！它能让心静下来，心主血脉，上通于脑，心能静下来，大脑思路就非常清晰，智慧就来了。

今天第8个病人，老师一开方就是肿瘤四药，再加上老师独到的心得——穿破石。原来这个病人是食管癌晚期。病人家属问老师该怎么调理？老师说，在保证营养的基础上，少吃肉，多吃素，最好吃全素。

确实，很多病人，家属以为疾病已经到晚期了，干脆想吃什么，好酒好肉都给他办到，以为这是尽孝，孰不知这种不懂养生的举动，把治疗的最后一线机会都给泯灭了。老师治疗肿瘤病人，基本都建议他们尽量吃素，少吃血腥之物。为什么呢？肿瘤是血腥之物，血腥养血腥。要想带病延年，就必须把饮食彻底清淡下来。病人家属又问，还有什么要注意的？老师说，还有两点，一是不生气，二是不怕死。

五是"不食瓜果油腻炙煿"。这对因饮食吃伤而得的疾病都管用。老师凭脉开医嘱，叫病人按脉戒口，让病人也心服口服。

比如第12个病人，胃痛反酸，来复诊。老师用降肺胃的药，把热移到大肠中去，他吃了几付药就不反酸了，胃也好了。他很奇怪，以前吃了很多清热解毒的药，都没把热毒降下去。老师说，你体内这些上逆的热气，不是不好，它们都是能量，都是好东西，你不应该排斥它，要把它们引到身体需要的地方去。

老师还诊断他有痔疮，因为他肺脉亢盛，肺与大肠相表里，肺热没法下移于大肠，大肠久了也会因为排便困难而多发痔疮。

老师说，你要把胃病治好，以后就别吃花椒、辣椒了，烧烤、油炸的东西，更不要沾嘴。他以前正是喜欢吃这些东西。不把这种饮食习惯改过来，容易得食管癌。肺脉亢盛、心浮气躁的人是绝对禁食辛辣、烧烤的。而油腻之物呢？中焦郁堵的最不应该吃。油腻之物有哪些？比如牛奶、鸡蛋、肥肉、糯米以及炒菜的油汤渣滓。

第 17 个病人，干饮食行业的，经常大饱口福，可按照中医养生角度来看，大饱口福非福啊！果然，老师摸她的脉说，你中焦郁得很，经常乳房胀痛吧？她点点头。而且你肚子周围很容易长胖。她又不好意思地点点头。

你容易得胆囊炎、胆囊壁毛糙。她说，是的，医生，去年就有慢性胆囊炎。

老师说，你现在记着，鸡蛋、牛奶、肥肉，绝对不要吃，这些油腻的东西，把你中焦堵得严严实实的，是不是经常爱发脾气啊？她笑着点头。

老师给她开了加强版逍遥散，目的是打通中焦肝胆脾胃。

老师摸脉摸到关脉郁住的，这是中焦肝胆脾胃经不通了。给病人的医嘱，那就是戒油腻，如牛奶、鸡蛋、糯米、肥肉、油汤渣滓。

第 22 个病人，耳鸣几个月都没好。老师摸他脉说，你六脉都很沉啊，整个脉都闭在里面。脉很沉，病就很深。脉越沉，病就越不好治。

病人说他感冒后耳鸣就一直没好。老师说，你吃水果吧？他说，吃啊！

老师说，为啥要吃呢？他说，吃了可以通大便啊！

老师说，你脉沉是寒秘，越吃大便秘得越厉害，越吃水果寒凉就越往下焦走，邪气就越出不来。我不是吓你，久了是会得重病的。

老师又说，你现在两条腿是不是觉得很累？而且月经来时肚子很痛，月经量也少？还有你平时脑袋总是晕晕沉沉的？这病人很惊讶，她没有说出症状，为何老师这么清楚呢？老师说，你的脉都告诉我了。

老师说，你再吃水果，你会痛经，月经来得很少，久了就会闭经，手脚也冰凉，吃到下面寒气重，脚跟老人一样走不动，吃到阳气升不起来，头脑老是昏昏沉沉。你吃出大病来的时候，都还不知道问题出在哪里。

老师儿是把脉下焦虚寒的病人，或脉沉，或脉摸不到，这样的人绝对应该忌食水果，因为水果会把下焦仅有的阳气都给消耗掉。对于熊熊大火来说，一勺水可能对他影响不大，而对于油灯小火来说，一杯水就有随时覆灭的可能。下焦脉沉细无力的病人，脉象不正像这油灯之火一样吗？医生都巴不得马上把他的火扶起来，而很多病人却因为自己的无知，戕伐着自己的生命之火。

上面那段古文说："纵口腹而不自惜其身，不可为智。"这句话说得多好，只知道满足口腹之欲，却不知道爱惜自己身体的人，是最不智的。

宋太初老人基本不吃寒凉瓜果，因为寒凉冻伤下焦，也不吃油腻厚味，因为油腻厚味阻滞中焦，更不吃烧烤辛辣，因为烧烤辛辣烁伤上焦。

来老师这里看病的，有三种体质最常见：一种是上焦浮火，满脸都是痤疮，甚至面部都走形了；第二种是不管男的女的，大部分都会挺着小肚子，当然不是怀孕；第三种就是手脚一摸都是冰凉的，这是下焦寒凉过度，寒冰之地，草木不生啊！所以俗话说，"冰冻断人种，烧烤毁人容。"这句话真是深刻啊！

人能够从这三点来管住自己的嘴，很多疾病都可以管住了，不吃这三类食品，那就是保护好自己的上、中、下三焦了。

老师不仅摸脉下药，还摸脉开医嘱。凡是摸到寸脉上越的脉象，就知道是虚火上亢，或热扰上焦，一般都叫病人不要再吃辛辣之物，还有酒、烧烤也要戒掉，像天上飞的鸽子、长羽毛的禽类都要少吃，因为这些东西会让寸脉更浮越，人体更难受。如果摸到中焦关脉瘀滞，这样的病人一般肚子都偏大，要少吃肉、鱼、蛋、奶，多吃素，少吃肥腻，多吃清淡的。如果摸到尺脉沉细弱，这类病人平时一般是凉饮、水果、冰冻可乐喝多了，叫病人要远离寒凉，多晒太阳。

医生职责不仅是用药给病人治病，还要用知识帮病人解惑。生病起于无知，这些饮食养生的原则细节，都是超越金钱的知识啊！现在藏红花、冬虫夏草这些药材卖到上万块，说明什么问题呢？一方面说明药材珍贵稀有，另一方面说明人们也日益重视身心健康。当药材和千金挂上关系时，可以想到生命健康才是最贵重的。

六是"虽佳品罗列，未尝朵颐，故能保此残年"。如果上面是吃什么的智慧，那么这第六点就是怎么吃的智慧。宋太初老人，即使在有很多好东西吃的情况下，他也不狼吞虎咽，更不会吃饱吃撑，所以他身体养得很好，颜面像童子一样透亮。

这是非常懂得吃饭的人，我们可以看周围的人，吃饭狼吞虎咽的，皮肤多粗糙，而且容易得胃病、口腔溃疡。吃饭细嚼慢咽的，他们的皮肤多细嫩。

许多病人常问老师该怎么美容，其实答案就在这里，饮食中就有美容的窍门，而且还不用花钱，那就是细嚼慢咽，未尝朵颐。

最后，这段养生古文，提到"此言胜药石"，可见知识比良药更管用，知识能防病于无形，而良药只能治病于已成。《内经》曰："不治已病治未病，不治已乱治未乱。"这道理是多么深刻啊！这段养生医古文，可以作为我们行医者养生的原则，也可以作为病人医嘱的指南。

　　我们能拜读这篇古文，也是有机缘的。一次跟老师到十堰的旧书摊去淘旧书时，恰巧发现有一批 1985 年的中医杂志，叫《中医刊授自学之友》，有 10 本左右，全被我们买过来了，一本才两块钱。七八十年代的文章里面干货很多，也很真实。当我们看到这篇养生古文时，阅读后就想通了很多东西，于是介绍很多任之堂的学生都背诵了。

第 98 天　脉诊是个大学问

6月6日

◎《药王孙祖诰》

　　现在去大药房的路上，除了背《清静经》《黄帝阴符经》外，这几天大家还把《药王孙祖诰》背会了，并且用毛笔把《药王孙祖诰》写在挂历纸上，老师说要装裱挂起来。《药王孙祖诰》实在是写得太美了，这是萧道长给老师的，老师再转发给我们抄录下来。以后，我们做药丸之前，就可以背《药王孙祖诰》。

　　诰曰：志心皈命礼，太极宫中，全真天上。擅回生之妙术，阐大道之荟华。幼号神通，长多奇迹。羡门广成之誉，睿赏非虚。齐梁隋唐之朝，年华莫测。峨峰谢表，书墨迹之无痕。肘后天机，入龙宫而启秘。谕该三教，方著《千金》。洞药境之医王，实玄宗之领仙。大悲大愿，至妙至神。降龙伏虎，救国救民。灵感孙大真人，慈悲救世天尊。

　　孙思邈少年时就聪明伶俐，能日诵经书千言，可惜才高身弱，少年时一直生病，为了治病，拜访了无数名医，吃尽了无数汤药，花费了无数金钱，为治病而用尽家财。他因此而立志学医，只要有一技之长的医生，他都不惜重金，不远千里，去拜访学习。待他学成后，史书上记载他治病每多奇迹，起死回生，其中最令人称道的就是"降龙伏虎"的故事，他入山里为老虎拔牙刺，又替龙宫太子治病。

　　唐太宗继位时，召孙思邈入京城，发现孙思邈年过半百，居然容颜气色、身形步态如同少年一般，非常感慨地说，有道的人真是值得尊敬啊！像羡门、广成子这样的神仙人物，原来世上还是有的，怎么会是虚言呢？

孙思邈经历过齐朝、梁朝、隋朝、唐朝，到底他活了多少岁，现在仍是一个谜，有说是一百二十岁，有说是一百四十一岁，有说是一百六十五岁，但可以肯定的是，他是活了一百多岁，因为他的《千金要方》就是一百多岁写的。

孙思邈游历过蜀中峨眉，又入终南太白山隐居采药，有隋朝皇帝杨坚召孙思邈做国子博士，孙思邈拜辞称疾不就。唐太宗更要授予孙思邈爵位，孙思邈固辞不受，再次进入峨眉山炼"太一神精丹"。据说孙思邈《千金要方》中含有十三首龙宫秘方，隐藏其间，道破天机。当时孙思邈替龙宫太子治病，治好后，龙王问孙思邈想要龙宫的什么宝物，金银珠宝任他选，孙思邈一一都摇头不要，只要龙宫里面流传的十三首秘方。这虽然是个传说，但也让我们读起《千金要方》来更有神奇之感。

孙思邈堪称三教通才，他说："人命至重，有贵千金，一方济之，德逾于此。"故作《千金要方》。

◎寒温并用

背完《药王孙祖诰》，刚好到大药房。王蒋说，看！病人比我们来得早多了，还比我们干活干得积极。原来浙江的一位病人正在使劲地锤龙骨。这些病人都非常热情，过来不单是看病，药房里能帮得上忙的，他们都不惜出力，又是切菖蒲，又是挑白术，又是剪当归，又是锤龙骨，大家忙得不亦乐乎，边干活，边谈笑，毕竟天南地北，能会聚于此，亦是一种缘分，大家都非常珍惜这种短暂的相聚时光。

我们问这位浙江的病人，牙疼好些了没有？他高兴地说，以前治了好久，又是肿，又是痛，都没办法。这次吃了几付药，感觉牙齿两边明显没有以前那么热痛、硬梆梆了，变得松软些了，牙肿也消了一半。

老师为他把脉后说，你虽然好了很多，但身子和心还处于矛盾状态，你身子想休息，可脑袋却不让你休息，处于对立状态，身心不一致，所以才老上虚火。

他说，是啊！我就是上了火也吃不得凉的东西，一吃肚子就不舒服。老师说，你六脉亢越，内心的自我要与身体的我合二为一，人就舒服了。你这个牙火，还只是个小问题，要把神定住，才是大问题。

老师还是给他守方为主，我们来看老师给这位病人开什么方吧？这个病人既是牙龈肿痛，浮火上炎，下面肚子又受不得凉药，如果能直接用清热泻火治好的病，相信病人就不会千里迢迢跑到老师这里来治疗。

老师用什么药呢? 还是用寒温并用的思路来选药, 用了五组药。

　　第一组是黄芩、黄连、黄柏。第二组是干姜、肉桂、附子。这两组药, 寒温并用, 是老师治疗各种疑难杂病的一大心得。老师说, 身体绝不像你们想象得那么简单, 有热就清热, 有火就泻火, 有寒就温补, 这都是教材上说的大道理, 可具体放在人身上时, 那就复杂多了, 人体很少像教科书上说的那样纯寒纯热, 都是寒热虚实错杂居多。就像一个大企业, 甚至是一个国家一样, 啥人都有, 善恶忠奸都在里面。我们医生用药, 就像是指挥着千军万马的元帅, 又像是管理千百员工的经理。药物任你调配, 五脏让你驱使, 你是在调动一个内在天地。《内经》里说:"提挈天地, 把握阴阳。"这是医者的至高境界, 其实我们每天都在这样做, 这样追求。

　　这调动内在天地, 就必须赏罚分明了。没有赏, 人体清阳就升不上来, 人老觉得没劲; 没有罚, 心中那股浮躁之浊气就下不去。

　　老师这姜、桂、附一出, 温阳暖下焦寒; 芩、连、柏一上, 泻火去上焦热, 这其实也是在广用交泰丸的宗旨。交泰丸其实就是黄连和肉桂两味药, 老师把两味药变为六味药, 就是加大了阵容, 药多而理法分明, 所以杂而不乱。难怪这样用上去, 病人别的不管, 牙火下来了, 肚子也不寒了, 能睡个好觉了。

　　第三组药是龙骨、牡蛎、赭石。龙骨、牡蛎安魂定魄, 老师用得很多。现在很多人心神与身体不一致, 按中医来说都需要安魂定魄。而赭石呢? 降胃气, 重可祛怯降逆的同时, 还有镇定之功。阳明胃经是人体最大的热气流通之处, 古人称为"多气多血之经"。老师说, 赭石乃治胃之妙品。《病因赋》里说:"牙宣者, 阳明之热极。"很明显, 牙龈肿胀, 甚至出血, 是阳明胃经之热, 还有阳明大肠经之火上攻于齿的缘故。赭石只管到胃, 把胃气往下降。病人肺胃俱盛, 还有肠道之热呢? 降下来的热必须有个出路, 如果只降而不通, 身体就会反弹得厉害。就像治水一样, 只是堵而不疏导, 水患会变得更厉害。

　　这时, 老师又用上第四组与第五组药, 力图全面把热势降下来排出去。

　　第四组药是竹茹、桑白皮、川牛膝, 引上焦、中焦肺胃浮火下行。

　　第五组药是火麻仁、猪蹄甲、通草, 这是最后的接力棒, 把上面引下来的热接住, 通过大肠排浊, 排出体外。

◎诊脉诊的是什么

　　今晚, 老师在民间中医联谊会讲脉学。

　　老师说, 首先我们来谈一下, 诊脉诊的是什么? 老师在黑板上写了两个, 一个是诊病，一个是诊证。老师说，诊脉若理解成诊病，那就失去了脉诊的意义了。诊病就是诊出子宫肌瘤、胆结石、痔疮、胃溃疡来，你拿这种诊病来与西医仪器比较的话，永远处于劣势。诊脉不是跟西医对比，若跟西医对比，就失去了脉诊的意义。

中医讲究辨证施治，诊的是一个证。诊好一个病，你有千百种治法，叫同病异治，是没法确定具体治疗方法的。所以诊病对临床处方用药的意义不大。但诊证就不同，每个证都能确立治法，但只要确立了治法，处方用药就有依据。有了依据，你就知道汗、吐、下、和、消、清、温、补这八法该怎么用。所以中医治病的依据是证，而诊脉的目的就是找出证来。疾病病名有千万种，但中医常见的证型就那几十种。诊证的脉法思维，对治疗疾病有提纲挈领的作用。

现在病人也很想知道自己得了什么病，医院的设备也千方百计帮病人找病，好像找出病来很高明。其实从中医角度来看，肝癌、乙肝、肝硬化、肝囊肿，只要是属湿热的，都可以按肝胆湿热来治。如果非要跟着疾病跑，那你会进入云里雾里去。所以那些高明的中医，他们是抓住证，不会跟着病跑，以不变应万变。

"善诊者，察色按脉，先别阴阳。"这句话是《内经》的诊脉纲领，怎么别阴阳呢？《内经》说："阴阳者，天地之道也""积阳为天，积阴为地。"天地是最大的阴阳，故"清阳为天，浊阴为地，地气上为云，天气下为雨，雨出地气，云出天气"，这是天地的阴阳升降运动。而人作为天地之间万物灵长，是阴阳和合的产物。

阴阳升降出入，也合天地之道，升清而降浊。《内经》曰："故清阳出上窍，浊阴出下窍；清阳发腠理，浊阴走五脏；清阳实四肢，浊阴归六腑。"人体上面七窍是清阳之气出入之地，而下面二窍则是浊阴大小便排出之地。这是以上下来分阴阳，阴阳能升能降。清阳从四肢腠理发出，浊阴归走于五脏六腑，这是从内外来分阴阳，阴阳能出能入。可见阴阳的运动，既有上下的升降，也有内外的出入。即《内经》曰："出入废则神机化灭，升降息则气立孤危。故非出入则无以生长壮老已，非升降则无以生长化收藏。是以升降出入，无器不有。"可见人时时刻刻都处于升降出入的阴阳动态转变过程，清阳上升，九窍为用，浊阴下降，六腑通调。呼吸吐纳，皮肤开合，也是清阳浊阴在出入。所以老师治病，调的是这个升降出入，脉诊的也是这个升降出入。升清而降浊，入清而出浊。

◎ 把脉就把这个脉势

老师接着又讲到浮中沉、寸关尺诊脉的内容。

老师说，浮取天，沉取地，不浮不沉，乃为人和。寸脉候天，管上焦表皮；

尺脉候地，管下焦内脏；关脉候人，管中焦经络百脉。每一个部位，浮中沉又有不同的代表意义。浮取为阳，沉取为阴。浮取管六腑，沉取管五脏。寸关尺又分别代表着上中下，寸部候心肺上焦，关部候肝胆脾胃中焦，尺部候肾膀胱子宫卵巢下焦。

一个脉你搭上去，很明显中焦关脉有个郁点，这是中焦不通了，说明那里有个郁结。郁在哪里就反映哪里有异常。这个异常点，你可以进入精细侦察模式，究竟是在关尺之间，还是寸关之间，究竟是在胸膈，还是胁肋。

如果这样细分下去，脉诊又很容易进入到诊病的模式，即微观脉法。但我们不这样做，不钻这个牛角尖，而是退一步，从大处着眼，从阴阳入手，找出新路子，把脉就把这个脉势。它郁在那里，是上行不了，还是下降不行。用左升而右降，肝升而肺降，脾升而胃降，更或者后面督脉升，前面任脉降，利用这宏观角度的气机升降，完全可以把那微观的病变点化开。

比如，病人右关部有郁点，反映出胃的气机不降，而病人去拍片，刚好看到胃里有溃疡。这就是用脉诊来指导病人去拍片，更有针对性。然后在治疗上，我们调的是整条消化道的升降，以大升降来带动胃的小升降。

又比如说，病人下焦有郁点，可以反映出子宫或卵巢的病变，也可以反映出肾或腰背的病变，更可以反映痔疮、脚气或阴囊潮湿。然后我们用药调的是整个前面腹部和后面腰部的气机升降，降腹浊而升腰部督阳。像踩自行车一样，前面的踏板踩下去，后面的踏板升起来，这样自行车就能前进了。人体也一样，前面的腹浊降下去，后面的督阳升起来，就有劲了。

你把脉把得越细，就进入越多的层次，越复杂难明，像西医精细化分割那样，诊断得越细，治疗越是一头雾水。你要站在道医的层次上，在任督的升降大趋势之中去把脉治疗。虽然你也可以通过强化训练，把病非常精细地诊出来，可如果不利于从整体上分阴阳、处方药来治疗，那意义就不大了。

◎正常的脉象是什么

中医讲究知常达变。诊脉要先知其常，才能达其变。那正常的脉象是什么？

脉象也像树木一样，是不断地往上往外生长的。而对于人而言，也是从尺脉生关脉再生寸脉。比如左手肾水，它在尺部，生的是关部肝木，肝木又生寸部心火。

如果不相生，就会得病。比如，熬夜过度，肾水亏虚，不生肝木，肝木就会委靡不振，这时要治肝木，首先要滋肾水，叫"虚则补其母"。滋水清肝饮、一贯煎就是这样来的。

又比如，病人经常生气抑郁，脉结在关部，而出现贫血、口唇淡白、心慌、失眠多梦，这是肝木肝血不足，不足以生心火心血。所以治疗这样的病人，首先要疏肝解郁，令气血能条达于心中，令木能生火，则心血自足。比如逍遥散。

又比如，病人右手尺脉为命门之火、肾中元阳，往上面关脉生，就是脾土，脾土又往上面寸脉生，就是肺金。病人右手关尺沉取无力，是命门火衰，火不生土。这样的病人往往完谷不化，大便稀溏，所以治疗起来，往往选用桂附地黄丸，补火生土，以壮命门。

而病人平时容易感冒，疲倦，气力不足，经常流清鼻涕，也容易得荨麻疹，皮肤瘙痒。看似是肺开窍于鼻或肺主皮毛的问题，其实是土不生金。脾土不能生肺金，饮食不能为肌肤，所以皮肤腠理开合就容易失常。这时往往选用玉屏风散，或者补中益气汤，培土以生金。

万物有生就有克，生发不足会得病，相克太多也会得病。人体左手候的是督脉，右手候的是任脉。左手克的是右手，比如，左寸心火克右寸肺金，左关肝木克右关脾土，左肾水克右命门火。心火太亢克肺金，这时就要泻火保金，病人往往两寸脉亢盛，用黄连温胆汤。左关肝木克右关脾土，导致肝郁脾滞，运化失司，这时往往要疏木达土，用加强版逍遥散。

正常的脉象是不浮不沉，一团和气，无刚硬燥烈之感，亦无低沉疲倦之气。号脉不能只见树木，不见森林。这不是中医脉诊的目的，中医脉诊是号脉势。

比如，病人整个寸脉都浮越，这说明病人整个阳气都往上发，轻轻搭上去就搏指，甚至脉上鱼际，而你重按下去，反而摸得不明显。这是虚阳往上亢，下面肾水收不住。这样的病人往往长期过用心脑，思虑过度，神往外飘。

把到这样上越的脉势，在治疗上心中就有底了，就有依据。上越者收之。这时老师往往会选用黄连温胆汤加龙骨、牡蛎。用黄连温胆汤，直接把上越的火气降下来；用龙骨、牡蛎，是把上越的脉势往下收。

有阴必有阳，有上越自然就有下陷。又比如，你浮取不到病人的脉，沉取才勉强摸到，脉沉而细，沉主里，细为气血少。在关部、尺部还可以摸到，可到寸部却很难摸到。这是病人气血不足，整个阳气都往脏腑里面陷进去。这时你号脉号出了这个气机下陷的走势，治疗起来心中就有底了，下陷者举之。这时，你选补中益气汤或升陷汤，大方向就不会错。

那第三种，中间郁住的呢？当然是直接疏通它，这是第三种典型的脉象。就是病人两手关部脉都郁住了，关部脉郁，是中焦肝胆脾胃经脉堵住了。

这样的脉象，一般妇女小肚子周围都会长得非常粗大，男人容易得脂肪肝，腰部也不舒服，因为他中焦升降不开。这种病人你不能泻，越泻他四肢就越无力；更不能补，越补他就越堵。这种左右两手关部郁住的脉象，临床上很常见，左关郁住，是常生闷气，肝郁；右关郁住，是经常饮食过度，脾滞。肝郁而脾滞，你一想到这个脉证，治疗的时候心中就有底了。用什么方法呢？直接疏肝开脾，用的是加强版逍遥散。就是教科书里逍遥散的原方，加上枳壳、桔梗、木香这三味药。单纯用枳壳、桔梗、木香这三味药，对中焦郁堵引起的各种疾病都有效。

　　如果病人又要求减肥，想要把小肚子给消掉，配上苍术和鸡矢藤，一升清一降浊，把脾胃升降的功能打开。脾胃升降一打开，中焦的郁闷之气就化散开来了。所以说中医减肥，并不是局限在那些肥肉上，而是通过调整脏腑、脾胃的运化功能，通过脾胃把水湿运化搬运出去，身体自然轻松，减肥的目的就达到了。

　　这也是老师为何经常用枳壳、桔梗的道理，两药一升一降，中焦脾胃升降一调，周身气血的开合就有序了。百病不治，必到脾胃中去调，调的就是脾胃的升降。

　　老师说，这也是他目前临床上碰到的最常见的脉势之一。

◎如何凭脉用药

　　老师举了一个典型的脉象，给我们分析如何凭脉用药，凭的就是这股脉势，这也是临床上见到的非常多的一种脉势。

　　有个女的，姓张，40岁。我们来看如何通过诊脉来看她的病机，给她用药。这个病人浮取只能摸到寸脉，中取、沉取的时候寸关尺三部脉都可以摸到。这种脉象就叫作上大下小，它代表什么样的病机呢？我们看她左手，心肝脉管血，浮取易得，右手肺脉管气，浮取易得，寸脉主的是上焦，是头脑。可见这个病人，整个气血都并走于上。左手脉主的是督脉往上升，右手脉主的是任脉往下降。病人很明显是左边升发太过，右边又降不下来。这样的病人，脖子容易出问题，脑袋容易发胀。由于气血都往上亢，所以头重脚轻，腿无力，腰膝酸软。

　　我们再看她的任脉，降不下来，管什么？首先管咽喉、食管、胃这条消化道降不下来，降不下来容易出现什么病？打嗝反酸，慢性咽炎，食管炎，口苦，胃胀。由于任脉降不下来，气血又不能很好地往下走，下面子宫就容易有寒，子宫一有寒，月经就开始不调了。这样的病人，你到西医院去检查，可以查出一大堆病来，血管性头痛，咽炎，食管反流性胃炎，腰椎间盘突出，颈椎病，子宫肌瘤，胃溃疡，这么多的疾病，你该怎么下药？

西医也头痛，每个病都有一个针对性的用药，这么多病，难道要像吃饭那样吃药。而从中医角度来看，辨明白这个证的话，就很好办。

病人气血并走于上，用龙骨、牡蛎这两味药把气血往下收，一个收右路，一个收左路，她喝下去就有效。如果想见效快的话，稍微加点川牛膝，那就不同了。川牛膝，不单是治腰膝以下疾病，用它来补肝肾，治疗腰脚疾病是小用，用它引上部风火实热痰瘀诸症往下降，这才是它的大用。川牛膝不是用它治疗某种病，而是治疗这种脉势。所以老师在咽喉炎中用到它，月经不调中用到它，老年腰腿不利索中也用到它，只要是右边脉势降不下来的，老师随手就是川牛膝。把川牛膝一用上，不单治疗上焦的火，还能巧妙地把上焦的火引到下焦来，暖下焦虚寒的问题。这样避免了用清热解毒药，既浪费了自身的火，又伤了自身阳气的弊端。

身体会发热上火，就有它发热上火的道理，或上下不通，或内外不和。所以老师常对我们说，中医治病就像在劝架一样，我们不是帮凶，是和事佬。帮哪一方去打架都是不对的，我们不能轻易用原子弹杀灭的方法，最好是化敌为友，引自身之热疗自身之寒，以和为贵，使上下内外能相互沟通。

这三味药龙骨、牡蛎、川牛膝就把气血并走于上的脉势收住了，如果病人打呃厉害，那就加点枇杷叶、竹茹，把咽炎、食管炎，甚至胃炎都管到了。严重的胃炎，胃气上逆，一味赭石乃治胃之妙品。

可如果这个人血压偏高，肝阳上亢，头晕头痛呢？镇肝的决明子，以及敛肝收肝的山萸肉，都可以随手用之。当你知道这脉势是怎么走的，治疗起来就很简单了。高者抑之，低者举之，中焦不通者疏导之。

又比如，这个女的不是40岁，而是70岁呢？你摸到这种脉象，用来指导用药又有不同。因为70岁的老人家容易出现心脑血管意外。这时，红景天、银杏叶、丹参、菖蒲就要考虑用了。如果她是个30岁左右的白领，生活压力大，情绪紧张，这时你又要考虑她是不是长期熬夜，如果有的话，伤到肝阴，那么一般会眼胀痛，视物模糊。这时，枸杞子、菟丝子、酸枣仁都可以考虑用上。

如果伴随着失眠，心静不下来，焦虑不安，这时栀子、淡豆豉和合欢皮、首乌藤都是常见有效的药对，可随证加减用之。

不同年龄阶段，药物的加减变化是有些差异的。有痰的，经常打呼噜，可以化痰，用海浮石、半夏；有瘀血的，可以活血，用赤芍、当归尾；有气滞的，容易生闷气，橘叶、钩藤都可加入。但整体的脉势，都以这龙骨、牡蛎、牛膝往下收为主。这三味药就把脉象透露出来的七成的病机都治住了，剩下三成病机的加减，就是个人在临床上用药的心得与喜好了。

老师说，这样治病叫以脉测证，以证定方。

◎ 单用扶阳只解决一半的问题

老师又画了一个脉图，给我们讲扶阳派的精髓脉象。

老师说，比如有一个病人，左手寸脉浮取不到，这是心阳不足，也反映他后背颈椎阳气不能上达头顶。这病人因为清阳不升，所以头脑晕晕沉沉的，怕冷。而左手沉取三部脉象都有，中取关、尺部都可以摸到，这种脉象是典型的上小下大。

我们再看他的右手脉象，这病人右手浮取只能取到寸脉，沉取三部都有，中取寸关部都有，很明显右手是肺脉之气上逆，是任脉降不下来，胃气上冲，反酸呃逆，女人月经量少，而且上肢肩部容易酸胀。

这种脉象，姜、桂、附就用上了。附子、干姜扶右手脾肾阳气，桂枝扶左手心阳。这样的病人到医院检查，很难查出什么病来，但却常年身体不舒服，杂病很多。

清阳不能升，头就晕；浊阴降不下来，脑就胀，心就烦。这时，单用扶阳只解决一半的问题，扶阳把他六脉虚损的地方补足，可还要恢复他的升降，令左路心肝能够上升到颈部头脑，右路肺胃能够下降到肠腑丹田。这时用柴胡、生麦芽就可以升肝，升左路。用枇杷叶、竹茹就可以降肺降胃，降右路。

左路一升，还可以加点葛根，颈部就不会怕冷僵硬，头脑就不会晕沉；右路一降，可以加些赭石，这样气往下顺，放几个屁，胸中烦闷之感就没有了。

老师用扶阳药也融入升降的思路，肝升而胃降，督脉升而任脉降，背脊阳气升而胸腹消化道降。这样，用上扶阳的药，它能够在体内转圈子，循环对流，就不会出现壅补呆补之弊。

虽然有些中医能够把脉，把得精细准确。老师说，我们不跟 CT、B 超比，我们把脉是为了治疗，把脉既要能够把出证来，还要能够把出治法、方药来，这是把脉的意义与目的。

◎ 太溪脉与鸠占鹊巢

最后，老师又画了一个脉象，这个脉象是常中有变。

老师说，病人左手寸脉浮越，而关尺脉却正常，摸起来都有劲。然而这个病人却诉说他双脚畏寒，并且沉重怕冷，这应该是肾阳虚，双手尺脉应该不够劲啊？怎么又说尺脉正常，这难道叫脉证不符吗？难道是脉有假吗？难道要舍脉从症吗？

老师说，脉象不会骗人，这根本不存在舍与不舍的问题。这时你要换一个思路，摸病人的脚上太溪脉，一摸他的太溪脉，沉取都摸不到，这样你心中就有底了，是真的肾阳虚，那为何又说尺脉仍然有劲呢？那是因为"鸠占鹊巢"啊！是因为痰饮水湿埋伏在腰部，是腰部有湿邪，所谓至虚之处便是容邪之所，这时你只需要把腰部的湿邪一去掉，脉象立马就改变了。把鸠一赶走，那巢就空了，就还原病人肾阳虚的脉象了，这就是号太溪脉的意义所在。这样的病人，即便尺脉有劲，号太溪脉，沉取不到，照样要用温脾肾、祛痰湿的办法，如附子、白术、茯苓、干姜。邪浊去后，脉象恢复空虚了再补，否则这样的病人是补不进去的，越补越堵。

老师说，把脉不能纠结于微观，往微观发展是西医的思路。中医要看这个大局，当你对某些疾病思路上理不太顺、看不太清时，你就要想到自己站的高度够不够。你是站在三生万物的角度看，还是站在道生一的角度看，这样很不同。

比如，你站在一棵树前面，只能看到一棵树干，可你退到十几米以外就能看到树的全身，中医就是看这个整体观，看这个高度与广度，所以把脉还是要回归到阴阳升降、气机流通这个角度来看。

第 99 天　一扇升降之门

6月7日

◎ 中医不是难学，而是不得其门而入

跟诊日记是写我们任之堂学子跟诊学习中医的总结，我们也希望这些点滴的总结对其他中医学子能有一些启发。因为很多人想学好中医，却苦于名师难遇。还有一些人已经学了好多年的中医，但由于环境所限，要么西化了，要么就改行，实在可惜。跟老师一同毕业的，一个班五六十人，最后真正干中医的只有十来人，而像老师这样开中医诊堂，体现传统中医特色的，除了老师外，再也找不到第二个。可见学院派培养中医也不太容易了。

当然，还有民间的自学中医，比如从黑龙江来的周东亮。他从 19 岁开始自学中医，到现在有 15 年了。现在他还在厂里打工，可已经把助理医师、执业医师资格证都考到手了。老师叫他诊病、开方、用药，他还是有些底气不足。

当年我们在广州中医药大学读书时，铁杆中医邓铁涛老先生对学生说过这样一句话，中医 60 岁才算成才。中医如果真的这么难学，那么中医的传承该怎么办呢？

老师说，中医不是难学，而是不得其门而入。老师为我们打开了一扇升降之门，让我们学习中医有了清晰的思路。

比如这个女病人，舌尖红，舌苔薄白，舌下静脉变粗且带瘀紫。

周东亮把完脉后说，这病是肝郁化火，然后处方丹栀逍遥散，请老师定夺。

老师边摸脉边叫病人伸出舌头，你只看到了疾病的部分病机，看问题要多方面看，要有整体观念。病人左寸脉上越，关脉瘀堵，反映肝郁化火，病人烦躁失眠，没有错。但你们看，舌下静脉瘀得这么厉害，有比较明显的血脉不通。这个病就不仅局限在肝郁化火的层面上，还有血瘀。病人的月经颜色也应该是偏暗的。

病人说，是的，而且每次来月经小腹都会痛，严重时痛得出冷汗。

老师继续说，你用柴胡没有错，可用了 15 克，量太大了。用 15 克柴胡是发表，她脉象本来就上亢，这样用上去，整个脉势就会上亢得更厉害，我们用它来疏肝，5～6 克就足够了。舌尖红，病人有心火，用栀子也没有错，可用 15 克，太重了，苦寒反伤胃，用到 10 克，就已经不少了。你要看到她上面的火是怎么来的，不能单看火就清火，火清不掉，或者清掉了，人也搞垮了。虚火上亢，应该引导，不应该清泄打压，就像教育小孩一样，引导教育比打骂教育要好。她尺脉偏弱，是虚火上亢，你要引火，而不是清火。用龙骨、牡蛎各 15 克，她的脉势就能够往下收。

还有，你问到病人脾胃状况如何？她这右路关脉降不下，是胃气上逆，有没有反酸打呃啊？病人点点头。老师说，看来不仅存在肝郁化火的病机，还存在胃气上逆的病机。肝郁化火，用丹栀逍遥散没错，但剂量要拿捏好。胃气上逆，竹茹、半夏各 20 克加进去，整个方子就活了。如果还有血脉瘀堵，你也可以加入川牛膝 15 克，既引热火下行，也活血化瘀。

老师当场把这个方子略作调整加减，就可以用于治病了。

◎用升降来立法

大家听了都豁然开朗，一个疾病不是一个病机那么简单，有时它会两个或者三个病机同时出现，错综复杂，这就要考验医生辨证用药的技巧了。

老师是用升降来立法的，病人整体脉势都是上越的，单用丹栀逍遥散还是飘了些，所以老师加入竹茹、半夏、川牛膝，降胃气的同时也引火下行，还能活血化瘀，这是针对病机的用药。而对病人整体的气机，老师就用龙骨、牡蛎这组药对来降脉势。

老师说，气机是上亢的，就把它收下来。气机是下陷的，就把它提上去。气机是郁在中间的，就像盘古开天地一样，当升的让它像天一样升，该降的让它像地一样降，整个身体的气机就转起来了，这样病气就没办法逗留在身体里。

升的药，你可以选柴胡、麦芽、薄荷，甚至升麻、葛根。降的药，你可以选半夏、枇杷叶、竹茹，甚至赭石、川牛膝。知道了这个升降的思路，药物就随你调遣了，当你能做到心中没有成方，而不是想不起方的时候，你中医用药就入门了。

这个病人，我们再总结一下，周东亮是用丹栀逍遥散治疗病人肝郁化火烦躁的病机。而老师看得更高远、更深入，这个火是从哪里来的呢？是下焦收不住，冲上来的，所以单疏肝清火制不住，还要用龙骨、牡蛎往下收。老师再把病人脉时，发现关部胃气也降不下来。胃气是人体最大的气血出入之所，阳明胃经降百脉降。阳明胃经不降，单纯疏肝清火是清不下的，所以老师断病人有反酸打呃胃气上逆的表现，故用竹茹、半夏降胃气，用川牛膝把心胃之火引下来，暖肾与命门。

《大医精诚》说："省病诊疾，至意深心；详察形候，纤毫勿失；处判针药，无得参差。"医生诊病连细微的变化都要琢磨把握出来，更何况是大方向的气机升降！

这病人有气郁，又有气逆，还有脉势上越。看到气郁化火，用丹栀逍遥散；看到气逆打呃反酸，就知道加入竹茹、半夏或川牛膝；再看到脉势下虚上实，就知道用龙骨、牡蛎，把整个气机往下收。这个病用一疏一降一收三个思路，治疗病人气机的一郁一逆一越。方药：牡丹皮 10 克，栀子 10 克，柴胡 10 克，白芍 20 克，当归尾 15 克，茯苓 20 克，白术 15 克，炙甘草 8 克，薄荷 10 克，生姜 15 克，龙骨 20 克，牡蛎 20 克，竹茹 20 克，半夏 15 克，川牛膝 20 克。3 付。

第 100 天　学医的次第

6 月 8 日

◎悟比看书更重要

杜兄刚走不久，我们药房又来了蔡姐。老师说，平淡交情滋味长，我们任之堂，来而不迎，去而不留，所以以后也不搞欢送迎新了。

说起这位蔡姐，特聪明，以前她在新东方教托福，现在想改学中医，下了极大的决心。问老师能不能教她？来老师这里学医的，大多是半路出家，如果不是真下决心来学的，往往半途而废。以前老师也教过不少中医爱好者，可很多都半途而废，没能学下去。所以老师渐渐地把方向转为教医学院校毕业的学生，或者干过临床的中医，主要是帮他们理顺中医思路。这些人学了以后，能用得上，会坚持下去。

老师不论对方资质如何，看的是她有没有这个决心，下定这个决心就是好苗子。没下定这个决心，即便学了很多，也很难有成就。

蔡姐问老师学医的次第？老师先让蔡姐背《清静经》，蔡姐不解。老师说，学医，看书只是一方面，悟比看书更重要。学知识最终的目的是悟，悟后才能有所用。没有悟的知识，存在大脑里是一种负担。就像你看了很多的书，记了很多，脑子里就很胀，很伤脑。这是因为这些知识没有在道的层面上理顺。这时，需要的不是知识，而是领悟。比如一间空房子，你把家具都买进来了，却随便一堆，没有各归其位，看起来乱得很。其实只要一理顺，什么都有了。让床归到卧室，书柜归到书房，沙发归到客厅。各归其位，这样整个格局就变了。

现在学生们拼命地学习，就像拼命地进家具一样，这只是学习的一方面，还有另一方面更重要，就是要让自己的心静下来。这个静心的学问应该是世界上最大的学问，现在很多读书人都忽略了。我建议所有的中医学子，都要背背《清静经》，这是有助于体悟中医之道的经文。你们看！《清静经》里说，大道无形，生育天地。这道连天地都能生，更何况是用它来治疗一人一病了。所以我们不要拘束在疾病上，要看到背后天地的道。当你从天地的角度来思考问题时，你就有无穷无尽的灵感。这些灵感可以让你的思维迅速发生质的改变。

蔡姐也是好强之人，《清静经》背得很快，一气呵成，这大概是得益于她以前学英语的天赋吧！接着，老师就让蔡姐开始背《药性赋》。

老师让初学医的人，一般刚开始让他们背《清静经》《道德经》，先高屋建瓴，站在道的层面上，再去学各种术。

第二步就是打基础，精究医术。地基有多深，决定楼房能盖多高，所以《药性赋》《汤头歌诀》，以及中药、方剂教材随后就要跟上。

中医的教材，以上海科学技术出版社的第五版为业内人士公认编得比较好的。学医是道与术的完美结合，两方面都不可偏废，道非术不行，术非道不远。

◎药王的发心与医圣的立愿

有高瞻远瞩的目光，又有了基础后，接着要干什么？就是要把你的心愿给发出来。老师常说，心愿一发，震动十方。任之堂的所有成就，都是基于刚开始老师的那份心愿。我们也是因老师心愿的感召而来跟师学医的，这个大概就是同气相求吧。

我们学中医，要怎么发心立愿？我们只需要把医家里面最厉害的医圣、药王的心愿拿出来研读，基本就八九不离十了。所以这几天，大家都忙着背《大医精诚》与《伤寒论》原序，这两篇是医古文中的佼佼者，是医古文里面左右两只眼睛，一篇是药王的发心，一篇是医圣的立愿。

至于背的效果，该首推我们任之堂"背书第一"的阿发。他可以打坐背书到睡着。更厉害的是，他边干活边背书，背书熬药两不误。经常一边炒猪蹄甲、薏苡仁，一边朗朗上口地背。三天下来，《大医精诚》就给他背熟了。搞得我们学医这么多年的人，都觉得汗颜惭愧，再不努力赶上，这个脸可丢大了。

阿发一上午，又是锤龙骨，又是炒薏苡仁，又是拍打，还要背书，一听到有活干，二话不说，只认真做，这就是他心性单纯，学的知识很容易入心的原因。

学东西就是这样，学不学得进去，靠的就是记忆背诵，可用不用得出来，靠的便是悟。在老师这里，一边要背医籍，一边又有很多临床运用的机会。既背且悟，所以每天大家都在进步。

前面提到学医，要有高屋建瓴的眼光，即《清静经》《道德经》；第二步就要打下坚实的基础，如《药性赋》《汤头歌诀》；第三步，发心立愿，如《大医精诚》、《伤寒论》原序，这可是一辈子成就的决定性因素。我们看《中医经典要文便读》里第一篇是什么？就是《大医精诚》！把它放在首位，可见它的地位有多高，这可是中医学子的眼睛。这双眼睛没点亮，中医的好多好东西都看不到。

那么第四步呢？就是边临床边回归经典。晚上大家跟老师吃饭的时候，老师就叫大家一起背《清静经》接龙，大家都背得很顺畅。

老师点头说很好，以后把《任之堂中药讲记》讲好后，大家都有一定的药学基础，我们就开始背《内经》《伤寒论》，到时跟《清静经》的背法相同，用接龙的方法，你一句我一句，像道家弟子、佛家居士修学经文一样，我们学医也可用这种方式来修学经典。

第101天　奇效良方——止痒六味

6月9日

◎巧用天麻钩藤饮治咳

今天第8个病人是一位13岁的男学生，他妈妈陪他过来看病。这少年有湿疹，瘙痒难受。他妈妈反映说，夏天还好些，其他三个季节，湿疹更厉害。

老师说，水果、冰冻可乐吃多了吧！他点了点头。老师说，想要好得快，那些东西少吃点。他母亲说，以前找了好多地方都没治好，老是复发。

老师说，那你试试吃我几付药吧。这孩子身体有寒气，就让他进入夏季状态吧，正好现在春夏养阳，而这孩子也是在夏季皮肤湿疹比较轻，用姜、桂、附吧。

干姜、桂枝、附子，这三味扶阳的药就是在人体建立一个夏天的能量场。老师又配入龙骨、牡蛎，使温阳而不浮亢。然后加入《奇效良方》中常用的六味治皮肤瘙痒的药。方歌曰：威灵甘草石菖蒲，苦参胡麻何首乌，药末二钱酒一碗，浑身瘙痒一时无。以这十一味药为主，调方两次，后来复诊，湿疹就退下去了。

第 11 个病人，咳嗽好多年了，近一周加重，断断续续不好，还经常头晕。

老师把脉后说，脉弦，关脉为盛，还是用天麻钩藤饮加味，加穿破石、丹参、火麻仁、猪蹄甲。穿破石、丹参是通血脉的，火麻仁、猪蹄甲是通肠道的。

这药一喝下去，2 付就见效了，不怎么咳。原来，把血脉打通了，也把肝阳降下来了。复诊时脉势明显柔缓了很多。病人脉象弦硬的话，是疾病在加重，而脉象柔缓则是疾病在缓解。

书里没有天麻钩藤饮治疗咳嗽的记载，但是对于肝阳上亢、关脉弦郁的病人来说，老咳嗽不好，天麻钩藤饮把他的脉势调顺后，就好多了。

中医看的是疾病的证，治疗的也是疾病的证，咳嗽只是疾病的外象反映。

病人问大夫，我这病能不能根治？老师说，说简单也简单，说难也非常难。每个病都不是无缘无故得的，在你平常生活中一定有不好的生活习性在那里。虽然吃了药好转，但你坏习性不改，爱生气的话，疾病照样还会回来。怎么改呢？老师说，心胸要像大海一样，不要像一盆水，大海经得起风吹浪打，一盆水一掀就翻了。

有个病人看到老师桌上摆了绿茶，还摆了西瓜，便对老师说，不是说不可以吃水果、喝凉茶吗？老师说，食其时，百骸理。应季时令的，适当吃点可以。比如你夏天吃苹果、梨，那是去年冬天产的，就不行。又比如，你身体上热下寒，或虚寒体质，吃凉果肯定也不行。

病人问，那我也可以吃些？老师说，你最好别沾。正常人身体气血通透，当心态平和时，吃的东西进去，它会上下对流，很顺畅；心态不平和时，气血就不通透，这时连喝水都塞牙，水果、凉茶更会把寒气冰伏在里面，搞得气机更加不流畅。

病人又问，医生，你经常叫别人少想事，少思虑过度，你整天看病，应该比我们更思虑过度，想得更多吧？老师笑着说，要活在当下，当思则思。我上午是想多了，说多了，可我下午去爬山，啥都不想了，跟神仙一样自在快活，你能做到吗？

病人摇头说不能，说他没有一时是安静的。老师说，想问题可以，但是要能够想得出去，收得回来，该吃饭的时候就吃饭，该睡觉的时候就睡觉。如果连吃饭、睡觉的时间都不能停下来，那就是大问题了。

病人又问，我这肝部胀闷是怎么回事？老师说，你以前发太多的火，就像火山爆发一样，胸中的血脉都会鼓起来，血脉一鼓胀，你就会觉得很胀闷。

那月经出血，老止不住该怎么办？老师说，就像一个大水坝漏水一样，你要从里面堵，不能从外面堵，从外面堵堵不住，从里面堵才能堵得住，所以有人内服云南白药有效，就是这个道理。

第 102 天　《医林改错》的两个方子

6月10日

◎少腹逐瘀汤治痛经

今天要特别谈到两个复诊的病人。这两个病人，老师都是按瘀血来论治，效果都很好。一个是瘀血在子宫，用少腹逐瘀汤；一个是瘀血在咽喉，用会厌逐瘀汤，会厌就是咽喉部。这两个病都有很多年了，在别的地方也治疗了很久。两个病的共同之处就是舌底静脉曲张变粗，瘀血很重，已经称得上是瘀血体质了。

所谓久病必入络，久病必有瘀血。疾病久治不愈，从瘀血角度来论治，往往能收到意想不到的效果。论瘀血治病，集大成者当然要首推王清任的《医林改错》了，这本书老道长也极其推崇。老师书桌上也放着一本，有些疑难怪病，治疗起来不是很有头绪时，老师往往会翻翻这本书，启发启发思路。

这个病人痛经了好多年，每次月经来时都会痛得冷汗淋漓，而月经量也非常少，平时老觉得小腹部有些堵。老师上次给她摸脉后说她子宫有寒，寒主收引，血脉瘀阻在那里。于是叫我们开少腹逐瘀汤。

这少腹逐瘀汤，原来是《医林改错》中专用种子安胎的，把它用到少腹疼痛、痛经、月经来时有瘀血块，效果非常神奇。按王清任的说法，病人子宫若真的有瘀血，这少腹逐瘀汤能把子宫内瘀血化尽。少腹逐瘀汤方歌为：

少腹茴香与炒姜，元胡灵脂没芎当。

蒲黄官桂赤芍药，种子安胎第一方。

病人吃了药后来复诊，跟老师说，大夫，这药真神，这次吃了3付药，月经很顺畅，不痛了，以前月经量很少，现在也多了起来。

老师说，不怕你子宫里面的瘀血、寒气排不干净，就怕你又把寒气、瘀血吃回来。以后小肚子不要受凉了，夏天虽然热，不要碰冰水凉果，背部少对着空调吹。

病人说她以前可能雪糕吃多了。老师说，你试一下月经刚来的时候，喝上一两瓶冰冻可乐，或吃一些冰冻雪糕，它马上就不来了。它瘀在里面，以后就会有大问题。你看你手上的月牙都长得不透亮，我告诉你啊，我亲身试了，我只要一喝冰冻啤酒，这手上指甲的月牙很快就下去了。这冰寒之物，寒凝肝脉，肝脉收缩，疏泄不出来啊！你知道了冰冻之物对女性的害处，以后你就会谨慎些了。

汤方为：小茴香 10 克，肉桂 3 克，干姜 10 克，当归 15 克，川芎 10 克，赤芍 12 克，蒲黄 10 克，五灵脂 10 克，没药 10 克，延胡索 10 克。这是少腹逐瘀汤，复诊时，老师还加入杜仲 15 克，川续断 15 克，黄芪 25 克，炙甘草 8 克，羌活 5 克，独活 5 克。子宫瘀血、寒气排出后，脉象变柔缓了，就可以进补了。

王清任《医林改错》中称赞少腹逐瘀汤："此方治少腹积块疼痛，或有积块不疼痛，或疼痛而无积块，或少腹胀满，或经血见时，先腰酸少腹胀，或经血一月三五次，接连不断，断而又来，其色或紫，或黑，或块，或崩漏，兼少腹疼痛，或粉红兼白带，皆能治之，效不可尽述。"

◎会厌逐瘀汤治声带息肉

又有一个病人，女，42 岁，整个气色偏暗，老师也是从瘀血角度论治的。这个病人长了声带息肉，十几年了，说话声音沙哑干涩，而且病人说她的咽喉一直都很痒。痛、痒这些感受，都是气血不通的表现。

老师摸脉后说，你这个是气滞血瘀，脾肾阳虚，脉沉且涩。

病人问，大夫，你看我这病有得治吗？治了那么多年，我都心灰意冷了。

老师说，试试吧，以后咳嗽千万不要随便吃止咳镇咳的药。病人问，为什么呢？

老师说，你想想，如果你在炒菜的时候，不小心被油烟呛到了，或者你吃饭的时候被米粒呛到了，你会上医院去打吊瓶吗？你会不会吃止咳镇咳的药呢？当然不会，咳出来就好多了，如果你强行镇压下去，憋住气出不来，那以后就麻烦了。人体咳嗽是一种保护性反应，咳是咳不死人的，但吃错药，强行镇咳是会坏事的。

病人听后如梦方醒，似乎在回忆她以前是否经常服用止咳镇咳药。

久病不治必寻到瘀血。瘀血的脉一般是偏于涩滞的，瘀于下焦，就用少腹逐瘀汤；瘀于中焦，用血府逐瘀汤；瘀于上焦，头部的用通窍活血汤，咽喉部的用会厌逐瘀汤。老师说，就给她开付会厌逐瘀汤吧。会厌逐瘀汤方歌为：

> 会厌逐瘀是病源，桃红甘桔地归玄。
>
> 柴胡枳壳赤芍药，水呛血凝立可瘥。

这方歌里说得很清楚，凡是水呛在咽喉，或是瘀血凝在咽喉，呼吸说话不利的，这会厌逐瘀汤都有效果。我们一看会厌逐瘀汤，其实就是血府逐瘀汤去掉川芎、川牛膝，加上玄参。一两味药的变化，主治的变化居然那么大，它可以使一个治疗胸中瘀血的方子变为治疗咽喉瘀血，我们问老师为什么？老师说，玄参至咽不上头，川芎上头不留咽。玄参在这里既加强引经作用，也治结热毒痛，乃清利咽膈之物。

方药为：桃仁 10 克，红花 8 克，当归 10 克，赤芍 12 克，柴胡 8 克，枳壳 12 克，桔梗 15 克，玄参 20 克，生地黄 15 克，甘草 8 克。

老师又按她脉说，脉沉迟细，沉迟为阳虚，细为血少。若病人阳气不足的话，瘀血是推不动的，所以老师加入红参 15 克，附子 10 克，桂枝 10 克。这三味药起到推动血脉、振奋阳气的作用。还加入木蝴蝶 15 克，因为木蝴蝶是治疗咽喉咳痒极好的一味药。

当病人来复诊时，效果非常明显，病人说她咽喉不痒了，不痒就不会咳嗽，就不会难受。虽然说话还有一点沙哑，但已经不大碍事了。

《医林改错》中的两个方子经老师这么一活用，我们为之叹服。难怪老道长极其推崇这本书。农村以前有些武师、拳师或江湖跌打医生，他们都很喜欢《医林改错》这本书，而这本书的作者王清任正是武状元出身。

很多病虽然不是典型的外伤，但按照瘀血来治疗，效果也非常好。

第 103 天　发表通里治牛皮癣

6 月 11 日

◎热蕴三焦成壮火，通肠发汗始安康

以前我们也见过牛皮癣，但是从来没有见过这么厉害的牛皮癣。

今天这位病人，周身上下从头到脚都长满了牛皮癣，那牛皮癣所到之处，皮肤一片狼藉，看的人没有不起鸡皮疙瘩的。我们发现连周围其他围观的病人，有一些都情不自禁地后退了几步，惟恐沾了病气上身。

他也因为自己这一身的牛皮癣，一直都低着头，不敢与人正视。老师叫他抬起头来，他都畏畏缩缩，精神特别紧张。

老师叫他把衣服掀起来，前胸和后背密密麻麻都是，有些地方还布满了指甲的抓痕，搔破后流了血，还结了疤。

老师问他，介不介意拍个照，只照皮肤，不照脸，我们可以做个前后治疗效果的对比。虽说治啥别治皮，但老师还是有足够的信心治疗这种顽固的牛皮癣。老师去找相机，阿发在外面背《大医精诚》："……其有患疮痍、下痢，臭秽不可瞻视，人所恶见者，但发惭愧凄怜忧恤之意，不得起一念芥蒂之心，是吾之志也……"

病人连寸口脉周围都是牛皮癣，老师毫不犹豫地给病人把脉。老师说，脉实而有力，不是虚证，可以治疗。老师问他什么时候发的病？小伙子说他 2006 年染了一次头发后，就得了牛皮癣，由轻到重，这 6 年以来，越来越厉害，打吊针，用药膏，吃药片，都反复试了，一年比一年厉害，也越吃越害怕。

老师说，你想不想治好？病人笑了笑说，哪有不想的。

老师说，你如果想治好，也有办法。你以前啥都试过了，就有两样，肯定没试过，一是忌口，二是静心。少吃荤，多吃素，连鸡蛋、牛奶都不要沾口。

病人说他最爱吃鸡蛋了，经常吃鸡蛋。老师说，鸡蛋是大发之物，你如果不戒掉的话，这病没法治。我们不禁摇头，病了这么久，治了这么久，居然连生病期间应该忌口这些常识都没弄懂，这样求医千里，又有何用呢？

不过这回他听老师说了，心里有些底了。老师把完脉后，叫他伸出舌头，舌苔黄腻，舌尖红，还有口臭。我们随后也摸了他的脉，脉象实大有力，连尺部都不虚，这是一个典型的实脉。老师说，三部俱实该怎么办？

我们立刻想到老师治疗各类湿疹，凡脉实者，都会用到防风通圣散。防风通圣散的思路，说白了就是两个，一个是发表，一个是通里。皮肤的那些癣毒、湿邪，之所以停聚在那里留浊不去，外不能发表于上，内不能通里于下，所以才愈发顽固。

《濒湖脉学》里论实脉为：浮沉皆得大而长，应指无虚幅幅强。热蕴三焦成壮火，通肠发汗始安康。单一个实脉，只要摸到了，凭脉处方就有底气，它把病机与治法都告诉我们了。实脉的病机是热毒蕴结在上、中、下三焦，出不来下不去，而治法脉诀里说得很清楚，就"通肠发汗"四个字。

老师抓住这个主要的病机，通肠就用通肠六味（火麻仁、猪蹄甲、艾叶、苦参、红藤、金荞麦），发汗就用风四药。风四药，就是老师这次从渭南孙蔓之老先生那里取回来的重要经验，即羌活、独活、荆芥、防风。《内经》里说，汗非风不出。用风药就可以把阳气升起来，把停留在皮肤的湿邪通过皮肤汗孔表散出去。

老师又说，诸痛痒疮皆属于心。用上红景天、银杏叶，直接给心一股能量，只有心脏动力强大，这些湿毒才能彻底被推动搬运出去。

皮肤的疾病，还要加些皮肤的引药。老师又加入蝉蜕、龙衣。这两样，一是蝉脱的皮，一是蛇脱的皮。中医取象比类，以皮通皮之意。

这个病人，久病顽固，毒邪深伏，这时需要既能解毒又能温通的药，这样的药非常少。因为解毒的药往往偏于寒凉，而温通的药又往往偏于燥热，这都不利于治病。老师说，有两味药，既能温通，又能解毒，就是露蜂房与蛇床子。

病人吃完7付药来复诊时，身上高起红肿的牛皮癣完全消退了，只留下一些斑迹。陪他来看病的家属眼里充满了期待，希望老师能把这病根彻底拔除了。

老师说，拔根不在我手上，而在你们手上。以后鱼、蛋、奶、发物不要吃了，葱、姜、蒜也少吃。夏天水果、冷饮更不要吃。

老师感慨地说，看来要写一些文章，专门讲讲各类疾病的保健饮食，还有禁忌。现在很多病刚开始都不是什么大病，就是因为没有足够的健康常识，一些最基本的饮食宜忌都不知道，或者知道了也不重视。

就像瘙痒等皮肤病，怎么能够经常吃鸡蛋和牛奶呢？我们每天跟病人说得口干舌燥，真正听进去的病人又有多少呢？

俗话说，病人不戒口，忙坏大夫手。看来接下来，我们要整理一些文章专门来说说饮食禁忌，还有锻炼宜忌（后来这些都归到《任之堂养生误区》里去了）。

第104天　补中益气治尿频

6月12日

◎夏季无病常带三分虚

夏天到来，胃肠道腹泻的病人越来越多。因为夏天阳气发越，耗散于外，而身体五脏六腑却处于相对空虚状态。看来什么季节得什么疾病，都是有一定原因的。

夏季无病常带三分虚，所以冷饮凉水更不能轻易尝。许多人为了解口馋，结果却得病吃药。

今天第 21 个病人就是这样，近来每天大便次数都很多，以腹泻为主，而且还出虚汗。

老师把脉后，指着他的关节说，你看你的关节晦暗、瘀紫，再看看你舌头，舌根白腻厚，你还吃水果。

病人问，那凉瓜可不可以吃？老师说，绝对不可以吃！你肠道火力太差，根本不能把凉瓜、水果腐熟。

大夫，我老出虚汗是怎么回事？老师说，是肠道的问题，你不仅容易出虚汗，还容易气喘，这是你自己的身体在救你自己。那些凉瓜、水果、冰饮到了肚子里，是身体要把它们的寒气排出来，下面是拉，上面是汗，是身体在保护你啊！如果不把它们排出来，体内会长东西的。

是啊！大夫，最近老觉得体力不够，上楼气喘，为什么其他人吃水果都没事？老师说，假没事的多，真没事的少。不是看他吃多少水果，而是看他肠胃好不好。肠胃好的话，吃进去排得很畅，手上血脉不会瘀紫壅堵，整个人很通透，那还可以。如果吃了后排得不畅，刚开始觉得胃胀，后来就开始变痰，这其实就是凉果这些化不掉的东西在体内开始堆积了。这时如果还不戒，再继续下去，就该长东西了。

现代人大多不明白这个道理，口爽味多终作疾！贪图口爽与疾病往往都是连在一起的。不想生病，就让肠道清静一些。

老师说，肠道不通，脾阳不足。于是叫我们开通肠六药，先通他的肠道。再用四君子汤，补他脾胃。最后加入羌活、独活，以少量的风药，把肠道的湿气往上宣通，靠脾和肺把它们运化开。再复诊的时候，这病人就不腹泻了，舌苔厚腻也退了。

最近老师把通肠六药和羌活、独活这组风药用得更加得心应手了。通肠六药，是把肠道积浊往下排；羌活、独活这组风药，把身体的清阳之气往上宣发，达到升阳而祛湿的效果。又因为它们是风药中的佼佼者，两者一配合，能除周身上下多余的风湿。用于腹泻的病人，能把肠道多余的水湿祛除干净。

方药为：火麻仁 20 克，猪蹄甲 10 克，艾叶 5 克，苦参 5 克，金荞麦 20 克，红藤 20 克，羌活 5 克，独活 5 克，红参 15 克，苍术 15 克，茯苓 20 克，炙甘草 8 克。3 付。

◎下陷者升举之

还有一个病人，男，28 岁，长期尿频。之前吃了很多补肾固精的药，比如六味地黄丸、五子衍宗丸，都没有效果。

老师说病人中焦关脉凹陷，脾胃清阳不升，神疲乏力，给他用补中益气汤的思路。特别提到用柴胡、升麻两味药的大作用，这两味药是升阳的，升阳祛湿治尿频，效果不错。果然，病人来复诊的时候，就说了这样一句话：这药我吃了后，感觉非常有效，尿频好了。

用补中益气汤治尿频，《内经》中就有这种治疗思路。经文曰："中气不足，溲便为之变。"这就是说，一个人中气不足的话，他的大小便都会出问题。有的表现为大便次数多，有的表现为便秘，有的表现为尿频多，但只要是中气下陷这种病机，不管你是便秘还是大便次数多，甚至是尿频，都可以用补中益气汤，把中气扶起来。

《内经》说："下陷者，升举之。"用补中益气汤，就是升举阳气。这样病人服用后，尿频、尿不尽的症状就好了。

第105天　人身的两个轮子

6月13日

◎通肠温心治背凉腹满

在老师这里待久了，好多怪病都可以看到。除了一些大医院检查出来的器质性疾病，各类肿瘤外，还有很多是现代医学根本查不出来的各种功能性疾病，说白了就是气机失调。今天有两个这样的病人。

一个是女的，肚脐下有个气鼓包，劳累的时候就会胀得特别厉害。她很害怕，但医院检查又说她没有什么器质性病变。像这类功能性的疾病，中医是比较在行的。

老师把脉后说，这寸脉浮取摸不到，沉取也比较弱。左手寸脉，浮取为小肠，沉取为心脏。知道该怎么用药了吗？

我们马上会意，一般病人寸脉浮取不到的，是小肠腑气不通。这类病人，老师一般是先通小肠。如果寸脉沉取比较弱，是心血也不太够，在通利小肠的同时，往往还需要温心阳、养心血。心与小肠相表里，心与小肠同治。

老师说，如果不加强她的心脏功能，只纯粹地通小肠的话，还不能彻底把她体内浊气通导出来。体内的浊邪有在肠道的，也有在下肢静脉血管的，还有皮肤长痘痘的。这些如果要从根本上治，都是要加强心脏功能。因为心脏功能不强，那些败浊之物就会形成残垢，黏在血管、皮肤、肠道上。

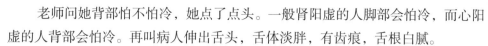

老师问她背部怕不怕冷，她点了点头。一般肾阳虚的人脚部会怕冷，而心阳虚的人背部会怕冷。再叫病人伸出舌头，舌体淡胖，有齿痕，舌根白腻。

于是确立治法：润通小肠，温补心阳。处方为：火麻仁 20 克，猪蹄甲 10 克，艾叶 5 克，苦参 5 克，红藤 20 克，金荞麦 20 克，扣子七 10 克，鸡矢藤 30 克，桂枝 12 克，红参 15 克，酸枣仁 15 克，红景天 15 克，白术 30 克。2 付。

复诊时，病人说吃完药觉得好多了，肚子都觉得小了些，拉出很多东西，没有以前胀得那么难受了，背部也不那么怕冷了。

◎任尔东西南北证，咬定升降不放松

第 36 个病人，也是怪病。他感觉背部有团气在上下乱跑，而且肠中经常感到有响声，按腹部不痛。老师问他以前有没有做过手术，或受过外伤。他说没有，大医院也查不出个所以然来，就是腹背有气在窜，特别闷。

这病人舌苔白腻，右关尺部沉濡，左寸浮缓。老师说，胃肠中响，是水走肠间，沥沥有声。水气在大肠化不开，背部有气在窜，是膀胱经向上升的力量减弱。

你是不是常觉得头晕？病人点头说是。很明显，胃肠中浊水不下化，而腰背膀胱经清阳不上升。还是用升阳除湿的方法，老师给他用荆防败毒散加减。

方药为：荆芥 8 克，防风 10 克，羌活 5 克，独活 5 克，川芎 10 克，柴胡 10 克，枳壳 10 克，桔梗 10 克，红参 15 克，茯苓 20 克，炙甘草 8 克，陈皮 10 克，龙骨 20 克，牡蛎 20 克，木香 10 克，枸杞子 15 克。2 付。

再来复诊的时候，他说胃肠中不响了，背上也没有刚来时气窜得厉害，头部也不怎么晕了。老师又在荆防败毒散的基础上加入香附与地龙两味药。

香附为气病之总司，通管周身气机流通。地龙就是蚯蚓，斩成几截，放在泥土中，每一截又能各自成活，可见它自身经络修复功能是相当强大的。

病人长期气窜，除了气机不顺外，还要考虑是否经络有损。对于经络受损的人除了理顺气机之外，还要修复经络。

老师说，你们以后在临床上可能会碰到很多这样的怪病，有时就会像老虎咬刺猬一样，不知道怎么下手。如果症状单一的话，就会有眉目，可如果复杂多样，就会觉得无从下手。但你们不要被疾病的表象给迷惑了，越是复杂的疾病，越离不开升降。要么是升清阳以降肠浊，要么是升肝以降胃，要么是升督脉以降任脉，要么是降肠腑以治脏病，要么是升清阳以治腑病。反正不管它是什么东西南北证，我们只要咬定升降不放松就行了，在大原则上就不会出错。这样下药一般就很有

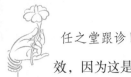

效，因为这是顺道而为，不是逆道而行。

◎脏腑阴阳气血循环图

近来老师这里送走了一拨旧人，又来了一拨新人。有吴兄、周东亮等，他们都是中医忠诚的爱好者。虽然有些在西医院工作，也有些不直接干医疗，但对中医的热情始终都不减。今天晚上，大家汇聚一堂，共同配药。新来的学生，配起药来有大有小，有多有少，不太均匀。于是老师又跟他们讲配药的技巧。

老师说，做啥事都有一个由粗到精、由浅到深的过程。这药是给病人吃的，必须要精心制作。我们配药前背《清静经》，就是要把心清静下来。当你的心清静的时候，你配的每一粒药丸都是一个模板，非常均匀。当你的心不清静的时候，搓出的药丸子忽大忽小，很粗糙。这搓药丸子也是在搓磨你们的心。

经老师这么一说，大家自然把配药重视起来，于是做出来的药丸明显均匀了很多。可见做一件事情，你有一分重视，就有一分效果，你有十分重视，就有十分效果。你随随便便，放任自流，效果就不理想。

由于又有一部分新学生到来，他们都希望理顺中医思路，老师今晚决定讲一节中医基础课。通过这节课，要把老师《医间道》里人体脏腑阴阳气血循环图讲清楚，这该是多么浓缩的精华。老师用这个循环图，写了一本《医间道》还写不完。

老师说这个脏腑阴阳气血循环图非常重要，就像建一栋房子的规划图，也像打一场仗的地形图。初学者心中有循环图，可以顺利进入中医之门；有一定中医基础的人，重新把这张循环图理顺，治病用药的水平将发生质的飞跃。对医者而言，脏腑气机升降循环是最重要的，时刻都离不了的，就像讲《论语》时刻都离不开一个"仁"字、讲《道德经》离不开"无为而治"、讲佛法离不开"四大皆空"一样。

《内经》曰："出入废则神机化灭，升降息则气立孤危。故非出入则无以生长壮老已，非升降则无以生长化收藏。是以升降出入，无器不有。"

脏腑是人体的根本，疾病会表现在外面，病根都会在相应的脏腑中。所以王清任说，业医诊病，当先明脏腑。著书不明脏腑，岂不是痴人说梦。治病不明脏腑，何异于盲子夜行。而这脏腑不仅包括解剖学上的实质脏器，对中医而言，更多的是关于脏腑之间生克制化的升降循环。

老师今晚就主要从脏腑气机升降循环来讲人体五脏的大致运化状态及用药思路。我们原本对脏腑的理解比较破碎，经老师这么一讲，整体感立马出来了。

就像在广州，虽去过很多地方，对每个地方都有一个了解，但对广州的整体印象还不是很清楚。这时有人送给你一张广州的详细地图，你再认真地研究一遍，以前不太熟悉的地方，突然间豁然开朗，顿然贯通。这样，你再也不需要地图，却能够自由穿行而不至于迷路，这是一件多么令人兴奋的事啊！

老师讲道生医，道为源，医为流，道为根本，医为枝叶，学医要站在道的层面上去领悟，就不会出现大的偏差。

◎三杯水中论阴阳，太极图里藏五脏

我们来看看，怎么把人体放到天地之间去领悟。老师先后画了三个杯子，一个杯子装满浑水；一个杯子经过几天澄清后，上面一半是清水，下面一半是浊水；一个杯子，是清水和浊水相互对流，产生了明显的太极阴阳图。

老师说，第一个杯子，就像往池塘里放水一样，很浑浊，像天地混沌初开，既没有阴阳的交融，也没有阴阳的对流，所以没有生物。

第二个杯子，经过清升而浊降，阴浊之气聚在下面成为地，清阳之气升到上面而为天，阴阳从此对立开来，就像牛郎织女星一样，阴阳两相对，也不能造物。

然后呢，在这天地之中，阴阳二气就开始相互运动，形成转化。这池塘里也就开始长鱼虾了。可见太浑浊了，一团死气，长不了鱼虾。到了上清下浊，缺乏升降运动，也不能长鱼虾。只有升降开始，天气下降为雨，地气上腾为云。这时就像《清静经》说的，"降本流末，而生万物。"这池塘里的水就变得似清非清，似浊非浊，清中有浊，浊中有清，于是就开始鱼虾成群，水草丛生。

然后，老师在小黑板上画了一个太极，并在太极里面把人体五脏六腑纳入。左边肝升，右边肺降。上下为心肾，中间为脾胃升降。这就是人体阴阳对流图。

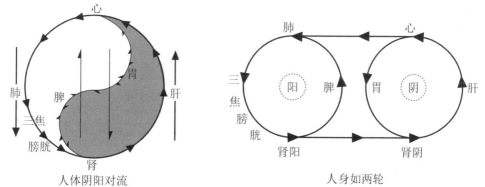

人体阴阳对流　　　　　　　　　　人身如两轮

这幅图再一分为二，形成两个轮子，就是《医间道》的人体脏腑阴阳气血循环图。围绕着这幅图，不仅可以谈病因病机，还可以谈治法方药，甚至可以谈脉象。比如，左手的寸关尺对应左边的轮子，心肝肾阴；右手的寸关尺对应右边的轮子，肺脾肾阳。这样，脏腑升降跟脉象一一对应起来，把脉势就可以把出脏腑的大势。

接下来，老师又在小黑板上绘制了四个圈，太极生出两仪，两边各一个圈，加上中间脾胃升降一个圈，还有整体一个大圈，这四象四个圈子就出来了。围绕这四个圈子，可以把整套中医理论体系纳进去。

最重要的是，可以直接用这圈子来把脉，治病用药，有图象，有脉象，有藏象，有药象，都可以围绕升降展开，所以这图被称之为"学习应用中医的指南针"。

◎ 滋水涵木与疏肝降火

老师从下焦肾开始讲解这个圈子。第一，是肾水生肝木。人体的肾阴统管周身之阴。肾水就在肝的下方，滋养着肝木，这样肝木才能条达柔顺，这叫水生木。

比如，来了一个病人，他很烦躁，你一摸他肝脉，郁得很，再摸他尺脉沉细无力，这是肝郁化火，伤了肾水，中医叫作子盗母气。这时我们治疗就要从左路肾阴，滋肾水、养肝木这一思路入手。这时用的大法就叫作滋水涵木法。

为何要滋水涵木？因为肝木盗用了肾水，水是生木的，水为木之母，木为何会盗水？因为肝木上有火，身体出于自救反应，它的肾水就会自动上来救济肝木，肝不停地化火，肾水就会不停地被抽用上来灭火，这就叫盗，盗就是偷盗、暗耗之意。所以常生气的人，也会导致肾虚。这时你如果单用疏肝清肝的药还不够，除了要养肝血外，还需要滋养肾阴。疏肝清肝用柴胡、薄荷，养肝血用当归、白芍，而滋养肾阴则可用枸杞子、何首乌、女贞子、山茱萸等。

第二，是肝木生心火。长期思虑过度的人，劳心太甚，就会耗用大量的肝血，使肝不能藏血。这样心火也亢，肝气也郁结。左路寸脉上越，关郁结。这样的病人很容易失眠、烦躁，单纯用养心安神的药搞不定，还要考虑到疏肝解郁、降心火。这就是典型的丹栀逍遥散证，治疗除了要解肝郁，还要降心火。

◎ 早期心病治胃，晚期胃病治心

第三，是心火下降于胃的过程。中医叫作火生土。心火衰微了，胃腐熟食物就没有力量。这样的病人，往往早上吃了饭，到晚上都不知道饿。像这种病人，一般是背部经常凉飕飕的，还容易担惊受怕。这时虚则补其母，你只要把心火下移到胃中来，这样背也不凉了，胃消化也有劲了。

很多大病重病或者慢性病的病人，到后期都会因为心火衰弱，胃消化不了食物，所以治胃一定要治心，特别是晚期的胃病更要治心。

因为胃的消化功能靠的是那股热气，这股热气就来源于心。就像土地长养万物，来源于太阳的照射一样。缺乏太阳照射的南北极，阴冷，草木难生。这时重要的不是健胃消食，而是暖心阳。心阳一振作，胃就有劲了。直接用点桂枝，补补心火，使心火能生胃土，就有效果了。黄芪建中汤中用桂枝也是这个道理。

有个常年咳嗽的病人，消化也特别不好。这病人特奇怪，只要碰凉水，他就会咳嗽，而且到了冬天，手脚冰凉，咳嗽加重，后背发凉。

老师把他左寸脉沉迟，右关缓弱，这明显是心火衰微，不暖肺金、胃土，肺金得不到暖和就咳，胃火得不到暖和，吃的东西就消化不了。

老师说，这种情况，你是扶他的肾阳呢，还是从心阳入手呢？你如果从肾阳入手，要转一大圈，而从心阳入手，则变得直接了，起效更快。

老师建议他服用肉桂粥，每天早上用 5 克肉桂细粉，加少量糖，调入一大碗白粥中，拌匀后当早餐吃。他吃了半个月，不咳了，背不凉了，消化也有劲了。一碗肉桂粥，就有这样的效果，里面的医道很简单，心火能生胃土，心火能暖肺金而已。

我们看老师画的脏腑循环图，心火分为两个方向，一个是在上焦直接平行到肺中去暖肺，另外一个就是心火直接降到中焦来暖胃。这就是老师用桂枝汤治疗肺寒咳嗽久不愈以及胃寒腐熟无力的病人，往往都有明显效果的道理。

对于心脉不足的，老师一般在桂枝汤中去掉白芍，加上红参。这个汤方一下去，病人普遍反映，吃饭有胃口了，背部也暖和多了，而且晚上不容易做噩梦。

第四，关于胃犯心。老师说，临床上见到很多胃溃疡、反酸的病人，他们的心脏也很不舒服。特别是有心脏病的人，稍微吃撑一点，好像是撑在胃，其实更难受的还是心脏。为何常反酸的病人，心脏会不舒服呢？

老师说，心火生胃土，是顺生，而胃反酸就是逆，逆伤心嘛！所以心脉就会不舒服，这叫"阴阳反作，病之逆从也"。

这样的病人，不是吃治心脏的药能够解决问题的，平时只要注重吃到七分饱，吃点胃炎散，马上就好了。所以老师这里胃炎散用得很普遍。

许多人不明白，为何吃撑了会伤到心脏？他们习惯性地想到，饱食伤胃呗！这是常理，从中医这个循环图来看，伤胃进一步就是伤心，胃逆而犯心。

所以，广东的国医大师邓铁涛善用温胆汤降胆胃之气来治疗心脏病。心脏病能够从脾胃来解决，奥妙也在这里。而徐文兵老师也有临床心得，早期的心病要治胃，晚期的胃病要治心。这句话在两个轮子里面体现得淋漓尽致。

◎草医郎中的丹参槟榔饮

第五，心火能够下移于胃。通过胃的腐熟，再下降去温暖肾水，肾水就不会过寒，这就是心肾通过中焦胃来相交。从图中我们还可以看到，心火的另外一条途径，除了借助胃气下降外，它还需要借助肺气的收敛作用下行。肺为水之上源，肺气收敛降浊，那么上焦的水湿就会被敛降化入三焦、膀胱，然后从肾中变为小便利出。

如果肺脉亢盛，不能向下敛降，那么水气就会积在心肺，造成心肺积水，严重的会危及生命。所以治疗风湿性心脏病，有个重要的思路，就是在开心窍、通心脉的同时，还需要借助肺脏敛降的功能，把多余的积水向下肃降，排出体外。

老师从一个民间道医手中得到的这个丹参槟榔饮，就是通过通心脉，敛肺肃降，引风火、痰水下行来治疗危重心脏病的。

有一个风湿性心脏病的病人，命悬一线，在当地医院住了几个月，快不行了，医生叫准备后事，家属哭哭啼啼地将病人拉回家。请这位民间中医去看，他一摸脉，生气地说，还没死，你们瞎哭啥！家属大惊，忙请教方药。郎中只开了四味药，枇杷叶、槟榔、丹参、石菖蒲。家属问，枇杷叶用多少？郎中说，枇杷叶要炒过的，用两大把。随手一把，起码有几百克。这药下去，第二天疾病就好转了，病人能起床了，后来慢慢地调养过来了。医院的西医们都非常惊讶。

老师得知后，马上登门拜访了这位民间中医，提了一瓶好酒，前后请教了两次。这郎中感念老师的诚意，才把他的方药用法说了出来。就这四味药，相当普通的四味药，用好了，却可以救命。

这四味药就体现了一个大法，我们看丹参、石菖蒲，是通脉开窍治心为主的。心中的积水该怎么走呢？要通过肺下敛到三焦、膀胱，所以草医重用枇杷叶，降十二经逆气，化十二经痰水。用槟榔也是通过肺与大肠相表里，使肺水能下行肠间，从大小肠、膀胱排出。通过肺来肃降，心脏邪气的气路通了，病人就慢慢恢复了。

◎老中医心传——痛泻要方治小儿百病

第六，就是中间脾胃这个圈子的重要性。脾胃是一个小升降，这个小升降调得好，可以带动周身上下内外的大升降。叶天士说："脾宜升则健，胃宜降则和。"

中间脾胃主要是论其升降，升降失常会出现好多种疾病。这在李东垣的《脾胃论》里论述得最详细。老师常用白术加枳实这个药对来升降脾胃。

首先，我们来谈尿频。正常人体进来的水液，到胃则"饮入于胃，游溢精气，上输于脾，脾气散精，上归于肺，通调水道，下输膀胱"。这是《内经》关于水入胃后的正常走势的详细论述。可如果异常呢？那就是水饮一进胃，就直接进入下焦水道，入膀胱了，失去了脾胃的升举运化。这是因为脾胃虚弱无力，不能把水运化开。这种病人往往说她怕喝水，一喝水就尿多、尿频。你摸她的右手关部虚缓无力，寸部不足，很明显是脾阳不升。陷者举之，这时你只要用健脾升阳的方法，用补中益气汤治疗尿频，效果很好。最近就有好几个这样的病人，我们取补中益气汤里柴胡、升麻的妙用，放在一般辨证方子里，治疗效果很好。

脾胃升降失调，脾不能升清，还会出现另外一种情况，就是泄泻。《内经》称之为"清气在下，则生飧泄"。这就是说，人体的清阳之气，如果郁在中下焦，不能靠脾升清升起来，那么他的大便往往不成形，一冲即散，很容易得泄泻病。胃肠泄泻，在小孩里面是最常见的。

老师去拜访了很多医生，跟他们交流，他们都很愿意把宝贵的经验说出来。老师说，这里面有方法，就是你跟人家交流时，不要老想偷人家的经验，这在同行之间是相当忌讳的。有些老先生，一辈子就那么几个经验，非常宝贵。如果不是机缘，他不会轻易说出来的。这个机缘也是事在人为的。跟他们交流时，你首先要把自己的好东西抛出来。当你坦诚相待，把好经验都说出来时，对方自然也坦诚相待，也会说出他的好经验。

有一位八十多岁的老郎中，老师去拜访他时，跟他聊起医药。老先生非常认真地跟老师说，我八十多岁了，就一个方子，用来治小儿病，用得很好。胃肠消化道疾病，我经常用这个方子。老师说，什么方子？老先生笑着说，远在天边，近在眼前，这方子就是你经常看到的，只是没引起足够重视而已，叫"痛泻要方"。

老师说，痛泻要方治小儿泄泻？老先生说，治小儿拉肚子，效果很好。白术要用炒白术。可如果你把这方子用来治便秘，效果也相当好，不过要用生白术，还要重用白芍。你再变通一下，把这个方子用来治疗小儿伤风感冒，胃口不开，迟迟难好，你就重点用防风、陈皮。加减变化一下，基本把小儿常见病都搞定了。

把痛泻要方拿来治便秘、感冒、食积，这都是教材里没有提到的，是扩大了这个方子的妙用。只有四味药的痛泻要方，它不是四味药，它饱含着起码四个理法。

白术代表着健运脾阳，白芍代表着柔肝缓急，这样肝、脾都调到了。小儿的病，不外乎是肝常有余，脾常不足。这种特殊的小儿生理脏腑结构，极容易导致肝木犯脾土，然后泄泻，肚子痛。防风代表着风药升发清阳，陈皮代表着气药理气开胃。特别是防风，我们不能小看这风药的作用，虽然它在这方中剂量不大，但却起到轻可去实、四两拨千斤的作用。

老师说，你在临床上碰到胃肠泄泻，大便不成形的病人，只要稍用点风药，或羌活、独活，或荆芥、防风，把中下焦的清气轻轻往上一升举，那么靠肺脾脏腑自身的功能，自会把这些水湿气化散开。

最近经常有长期泄泻的病人，舌根部白腻，这样的病人往往用上附子，大便就会变得很黏，因为附子把下焦的湿气变为热气。可如果用上羌活、防风这些风药，让下焦的水湿往上一升，靠脾来散精，再往上一运化，由肺来通调水道，下输膀胱。第二天病人排出的大便就相当干爽成形，舌苔也好多了。

用风药把肠中水气风干，通过脾升清阳的作用，肠道的水湿转一个圈子，就慢慢化开了，可见风药之功非凡。医书中通常都会提到，久泻的病人，脾气很虚，清阳下陷，这时加入升麻以升清阳，而达到止泻的作用，这是相当好的经验。升麻跟羌活、独活、荆芥、防风的道理一样，都是通过风药来升清。

◎种庄稼的医理

第七，中焦脾不能向上升清生肺。在圈子里面叫作脾土不生肺金。

很多小孩子老容易咳，而且一咳老不好，是什么道理？是中焦脾胃这个气机转得不好，结果导致脾土不能生肺金。土不能生金，就肺虚，肺虚就咳不止。中医有个治法，叫作培土生金，这个土就是脾土，这个金就是肺金。通过培土，脾上升，把精气运送到肺，肺气一足，固表之力就增强，外邪就能很轻松被逐出去。

像这种小孩久咳不愈，如果摸到他寸关俱虚，把玉屏风散用上，咳嗽很快就好了。这叫虚则补其母。《神农本草经》中说黄芪"补虚，小儿百病"。玉屏风散就是以黄芪为君，加上白术健脾胃，再加上防风这味风药令清阳能实四肢发腠理。四肢腠理一固密，邪气就不得而入。可见这黄芪对于小儿体质虚损是相当好的。

第八，讲完中焦脾胃，我们就来讲下焦。我们知道心火强了，消化就好，而肾阳足了，就不容易泄泻。讲下焦也离不开中焦，正如讲上焦也离不开中焦一样。

我们看下焦命门之火，能够生中焦脾土。肾阳属于火，脾阳属于土，所以我们经常说脾肾阳虚。锅中的食物要运化，需要看下面的火力，肾阳就是下面那团火。

人体有两个火，一个是君火，一个是相火。君火，君临天下，它是向下生胃土，这叫心火生胃土。心火为胃的腐熟功能提供热量，有了心火的照耀，胃才能健壮。心脏就好比太阳，太阳一照地面，土地得到温热，就能生长万物。

下面的肾火，生的是脾土。肾阳能够温暖脾阳，这样脾的功能才能健全，把从小肠吸收的营养物质上输到肺中去，为肺提供营养。通过肺宣发肃降，再把营养滋润到皮肤九窍、五脏六腑。而下焦肾阳就叫作相火，好比地底的岩浆。比如，你打个山洞，打得很深，里面也有热量，这就是地热。

我们农村人种庄稼，在春寒料峭的时候，太阳还不够猛烈，就搞个地膜，往地上一盖，让地热不散开，这样庄稼就好生长了。可见，土地下面本身就有热量往上透发，这正如肾阳处在下焦，往上暖脾土，脾土暖和后就能够生发万物了。

可如果出现虚火上亢，肾阳相火离了本位，收不住往上面跑，那么就会出现上热下寒的现象。这就像春天种庄稼，没有把地热用地膜盖住，地热耗散得快，土地就寒凉，庄稼就难以生长。对应到人体，肾中浮火往上亢，就不能温暖脾阳，于是就出现便溏、肢冷、完谷不化、腰膝冷痛，身体上面却出现一片浮火，慢性咽炎，口腔溃疡，这叫上热下寒，上实下虚。

这时，就要用伏火的思想，引火归原，用自身上焦的火来暖自身下焦的寒，使寒热对流，疾病不治自愈。老师常用的就是附子、龙骨、牡蛎、白术、茯苓、干姜。所以治胃不消化，就要温心阳；而治脾虚泄泻，就要扶肾阳。

用龙骨、牡蛎来伏火。用少量附子取少火生气之意。白术、茯苓、干姜能把脾中寒湿运化开。这样，火伏而脾运，火能生土，中焦脾胃消化吸收就会慢慢健全。中焦如沤，中焦就像煮饭一样，需要有足够的热量供给，才能把饭煮熟了。

◎暖肝煎暖的是肾

第九，谈到下焦肾，我们就看到轮子下面肾阴与肾阳。肾阴肾阳代表水火，水火是相互克制达到平衡的。老师说，火大则水少，水大则火少。火大则水干，知柏地黄丸主之；水寒则火微，桂附地黄丸主之。

老师又说，肾阳虚的时候，肾水是寒的，我们看肾水从左边上升到肝，这股阴寒的肾水，它到肝部就会寒凝肝经。这样的病人，一看手指甲泛青泛乌，筋骨因为寒凝收引而行走不便，是因为这些病人是肝寒吗？肝寒只是标，本在肾，是肾中的寒水上泛到肝中来。正如冬天的树凉，不是因为树本身凉，是因为扎根在土中的树木吸上来的水是凉的。水生木，凉水生凉木。整个水上升到肝木上，这一整条木都是凉的。而夏天的木是暖的，因为阳火够，把水温暖了，上升到肝来，肝就温暖了。这样一说，治疗睾丸痛的病人，是从肝入手还是从肾入手，答案就很明显了。

老师很推崇《景岳全书》中的暖肝煎，特别是暖肝煎中小茴香和肉桂这两味药的配伍。这暖肝煎专治小腹疼痛、疝气，以及肝经所过之处疼痛。它是通过温肾水来暖肝寒，通过行肝气来止肝痛。小茴香和肉桂两味药就是温肾水以散肝寒的。如果肝寒更严重，可加入吴茱萸、干姜，最厉害的可加附子。

有个妇女腹中冷痛多年，指甲青乌。少腹为肝经所过之地，老师就用少腹逐瘀汤，里面就有小茴香、肉桂、干姜。通过这三味药温肾阳来散厥阴肝寒。服药后指甲变淡红，腹痛、痛经也好了。所以，老师说肝寒要治肾。

而肺寒呢？按照转动方向来治。老师说肺寒则要治心。如果肝寒治心，肺寒治肾，那就走弯路了。下面我们来看，肺寒该怎么办？

◎ 太阳当空照，寒云自散消

第十，肺寒的治法。近来有好几个老人家都有常年咳嗽的病症。

老师说，这种咳嗽，你一摸他心脉很弱，直接止咳不对路，培土生金又太慢了。直接给他的心补上一团火，让火能过到肺上来，咳嗽立马就好了。

像这类病人，你一问他，背心准是凉的。胸背为心肺所聚，肺寒咳久不愈，是因为心阳虚。老师用上桂枝汤，加红参、银杏叶、红景天，或丹参、石菖蒲，或枳壳、桔梗、木香。以这几味药为底方，直接把心火一补，把心脉一通，把心肺中大气一转，背也就不寒了，咳嗽也就得以缓解。老师说，咳而背心发凉者，必须要从心火入手。你让他身体进入夏天状态，用心火来散肺寒，就好得快。这叫"肺寒则心火医"。太阳当空照，寒云自消散。

最后，老师再补上一段关于水循环的思路。老师说，很多时候天气热，搞到心肺火上亢，心烦，小便也是黄的，甚至会刺痛。这时，你要想到"肺为水之上源"，这句话你理解透了，很多病就会治了。一个人有没有好的小便，要从肺来看，"肺为水之上源"。天上的云，是地面水的上源，所有江河湖泊的上源。

如果膀胱、三焦下来的水是热的，小便则是短涩的，你用清热解毒反而容易伤了身体。你摸他的心肺火上亢，只须用几味肃降肺气的药，下面小便就正常了。很多人治疗发热、尿黄、尿频，一下子就想到要用泻火的药，要么清上焦火，要么清下焦火。火不靠清，要靠降，肺气一降，顺下来，火随之而降，就像下雨一样。降天上的肺火，老师常用竹茹、枇杷叶，或白茅根、芦根，或黄芩。

老师说，你们要留意这些中空的草药，如竹茹、芦根、白茅根。中空代表着虚空，中空善通表里气。它们能透、能清、能降、能流通。人烦躁是因为上焦心胸不空，压力大。这时用上这些降肺胃之气的药，让心热、肺热能从三焦降下，以温暖肾阳。这样自身热量又不浪费，自身烦热又得到消解。升降一对流，小便就顺了。

我们再看导赤散，里面有木通、竹叶，都是导心火，从肺、三焦、膀胱下行的。病人如果上焦热盛，小便黄赤，左脉亢盛的则用导赤散，导心火下行；右脉亢盛的则用枇杷叶、竹茹、黄芩、芦根，导肺火下移。

老师最后总结说，你们要把五脏循环扎根在心中，五脏之间是怎么生克的，是怎么转圈子的，要做到胸有成竹。

帝王治国，心中要有天下。医生治病，心中要有五行。这五行就像一扇门，门里面有一条缝，要靠你自己去钻。现在这个循环图就是给你一个缝，你要会钻。

学医的时候，很多人都会很茫然，因为没有人会给你一扇门，你能够找到一条缝，就不错了。所以很多人抓住了一条缝，就打开了一扇大医门。学医就怕心浮气躁，给你一个门的时候，你都不知道门在哪。

今天，我们大家听了老师讲这两个轮子的课，像装上了两只眼睛，正如把五行装到心中，打开了中医的一条门缝，看到了中医博大精深之处，也看到了传统文化的大门。大家不由得非常激动喜悦，原来中医可以这样看！可以这样把医理、医法熔于一炉！以前是从大处把中医思路理顺，现在再揣摩《医间道》中这两个轮子，这个脏腑阴阳气血循环图，中医治病用药的整体观才真正从脑海中隐约显现出来！

今晚，大家皆大欢喜，满载而归。

第106天　吊痧止痛效果良

6月14日

这个病人是十堰当地的，是个退休教师，也是个书法爱好者。他来时，由他亲戚扶着一步一步走，右腿僵直，剧痛不能着地，自己根本没法走。

老师摸他脉说，你右脉上越，胆囊、食管、胃都不好。他用沙哑的声音说，是的，有胆囊炎、食管炎。他还说有痛风，现在右腿剧痛，动不了。

老师又看了他的舌头，对我们说，这病人脉上越洪大，整个气血都往上调，这叫气血并走于上，上实下虚，所以腿脚无力、痹痛。他身体整体是处于夏天状态，我们用药，要让他身体进入秋天状态，把气血往下收。

果然，他平时整天抱着电视看，特爱发脾气，饮食无肉不欢，口中浊气特别重。长期久坐电视旁，把下焦肝肾精血都抽到上焦心脑来用，这叫盗肾水，肾水盗完后，肠道的精血，胃中的气，还有膀胱中的津，通通都往上调，结果呢？肠道缺乏滋润，大便难；胃缺乏滋润，秽浊之气上逆，不能下行；膀胱缺乏滋润，小便黄赤。诸如此类，都是因为看电视无度，平时烦躁，饮食厚味，把下焦津水过分地往上调所致。

所以老师说，用降气的药，让他身体进入秋天状态。治法为降气化浊，通肠利水。于是开方：枇杷叶 30 克，苏梗 20 克，竹茹 20 克，川牛膝 15 克，龙骨 20 克，牡蛎 20 克，炒薏苡仁 40 克，泽泻 10 克，羌活 10 克，独活 10 克，火麻仁 20 克，猪蹄甲 15 克，土茯苓 20 克，威灵仙 20 克，白僵蚕 15 克，大伸筋草 15 克，木香 15 克，醋柴胡 10 克，当归尾 20 克，钟乳石 25 克。5 付。

老师开完药方，叫我们帮病人吊痧拍打。凡筋骨痹证，吊痧拍打的效果都不错。

我们带他到旁边去，用交叉平衡的方法。病人右膝麻痛不能屈伸，我们就从他左侧肘弯到心包经这一条线上开始拍打。由于他身体还比较壮实，所以我们也比较用力。拍了几十下，肘弯内关周围出现一片红色的痧气。拍得他汗出涔涔，呼吸深沉，边拍边吐浊气。然后我们就叫他配合跺右腿，刚开始他不敢往下跺，当我们叫他由轻到重，慢慢地跺。拍一下，跺一下，刚开始跺得很勉强，可越到后来，跺得越起劲，越有力。周围观看的其他病人都啧啧称奇。

刚开始进来时脚都不能动，不敢碰地，拍打了左手内关肘弯后，右脚开始可以触地，甚至跺起脚来，跺脚也随着拍打有节奏地进行。他开始高兴起来，越跺越有劲，呼吸越来越顺畅，跟刚来时病怏怏相比，现在完全是一副雄赳赳的样子。

老师说，拍打就要有这个节奏，要让病人觉得像是哼着小调在治疗一样。

医者艺也，医术也有艺术的美感。开方有开方的美，把脉有把脉的美，吊痧拍打也有吊痧拍打的美。艺术，在达到一个高度后，都会去追求那种共性美。所以我们拍打病人时，都尽量让病人做到放松和谐，这就是医学之美。

拍完了手部内关，我们就开始拍他左腿委中，发现他左腿委中穴周围静脉曲张，比右腿还要厉害。我们就问他，你的左背肩胛周围是不是痛？他惊讶地点头称是。

他这次只是想来治他的右腿，并没有说他左背肩胛的问题，我们通过拍打左边的委中穴，一并给他治了。前后拍打了半小时，他不用家人扶，就能自行走路了，非常高兴。然后我们交代他，回去自己加强锻炼，少看电视。

第107天　任督反转的五大原因

6月15日

今天第 4 个病人，男，34 岁，久病都成半个医生了。长期失眠，又没有查出什么问题，病人很焦虑。老师把完脉后，他问，大夫，我这是什么病？

老师说，你这是精神紧张焦虑。他说，我试过很多办法，像逍遥散疏肝理气，四物汤活血化瘀，还用过蜈蚣、水蛭通络，淫羊藿、巴戟天扶阳，我通通都治过，怎么都没有效果？老师顿了顿说，你有一样没试过，就是把病不当一回事。

他愣了愣，好像想明白了一些。老师说，治病就像打仗一样，要怎么打赢这场仗呢？病人要有勇，医生要有谋。病人要不怕死，才好治；医生要进与病谋，退与心谋，就像下棋一样，两方面都不可偏废。比如我用药要打通你督脉、肝经，已经用足了药量，你就是不敢往前冲，这就不好治了。

确实，太执着于自己身体的小病小恙，反而不利于治疗。疾病是需要引起重视，但是做人又不能太过娇脆。掉根头发，牙疼一下，就惊慌失措，这也不是治病应有的态度。《内经》教人面对疾病要有勇气，不能怯懦，"勇者气行则已，怯者则着而为病。"病人勇气足不足，也是决定疾病疗效的关键。

王蒋近来因为药房事情多，天气渐热，人也有些烦躁，偶尔难免也会发发脾气。但他发完脾气后，立马就会反思。他说，心眼小了，小事也会变成大事；心胸大了，大事也会化为小事。我们就用王蒋这句反省之语拿来劝病人，很多病人都受益。

这个病人比较瘦，想长胖，问老师可以吃些什么？老师说，把三餐吃好，最好多吃素。他疑惑地说，吃素不是减肥吗？我现在已经没肉可减了。

老师说，吃素照样可以长胖。长胖不是靠你吃多少，看的是你的内耗。心胸宽广，内耗少了，吃五谷杂粮，你也会长得肥肥满满。饮食养身不养神，平时不在于你吃什么，而在于你心神能不能静下来。常言道：肥和尚，瘦书生。和尚吃素心宽，一样长得胖乎乎；书生吃肉，劳心过度，一样长得干瘦。

老师说，止学是一门很高深的学问，现在很多人所谓的疾病，都不同程度地跟他的心静不下来有关。什么事情最终都要落实到心来解决。一个人越能把问题回归到自己心上来调，他就越接近真理。如果把疾病、压力、责任都推到外面去，把身体好不好都归于饮食营养丰不丰富上去，他就离真理越来越远了。

老师近来常用话疗术，越来越重视于调这个本性（心）了。

病人虽然有所触动，但还是思虑过度。又问老师说，大夫，我这究竟是什么病，该怎么治？老师就耐下心来，再跟他说，什么病，你就别操心太多了，你也不要再给自己随便试药。半桶水的医生，都不能救人。你只了解一些医药常识，更不能随便在自己身上乱试。就像不怎么懂电脑的，去拆电脑，一不小心就把零件搞坏了。人体的精密度远胜于电脑。

老师帮他摸完脉后，又说，这个时代的人，病在任、督二脉的太多了，你这病也是督脉不升，任脉不降。能够把任、督二脉这条前后升降的大路线调好，很多病都可以治好。我们发现，病人绝大部分都是左路督脉升不上去，右路任脉降不下来。如果能找出治疗升降任督的方法，治起病来，又是一番天地。那些练功的人，始终都抓住任、督二脉不放松，因为这里面就有治病延年的道理。

这病人还是很想知道病因，于是问老师说，为什么会任督反转呢？

老师说，有五大原因。第一个就是脾气太刚，不服人，不服领导，不服医生，凡事都是昂头硬刚，这样任脉就往上冲，降不下来。所以做人治病，都是一个道理，要谦虚，要顺从。《内经》说："气从以顺，各从其欲，皆得所愿。"

第二个就是思虑过度。这世上的事，十件之中有九件都是不应该由你去操心的。智者，不是学会怎么把问题解决，而是学会怎么把问题看淡。想太多，耗元气，盗性命。气机结在那里，堵住了，任督转不过来。

第三个就是欲望太多。人需要的不多，想要的太多。一个人绝大部分能量气血都消耗在杂乱纷飞的欲望上，他的心神被欲望牵着走。"夫人神好清而心扰之，人心好静而欲牵之。"心神静不了，气脉就是混乱亏虚的。

第四个是辛辣、冰冻、鸡蛋、牛奶吃多了。辛辣的伤肺，上焦血脉贲张，任脉降不下来。冰冻水果直接伤伐命门之火，下焦督脉升不起来。鸡蛋、牛奶为滋腻之物，碍堵中焦，运化不开，伤及胆道。凡十一脏皆取决于胆，胆经不通畅，五脏六腑、奇经八脉、十二经络就升降失调、气机逆乱。

第五个是长期熬夜。昼为阳，夜为阴，人体昼宜动，夜宜静；昼应醒，夜应眠。长期熬夜，也彻底把身体的任督给反转了。

这几天有好几个结膜充血的病人，治疗效果都不错。今天这个病人很高兴地过来说，吃完2付药，白睛出血彻底好了，眼睛也不浑浊了，还有流鼻涕、咽喉痒也彻底好了。一看老师的方，是重用桑叶 50 克，生麻黄 5 克。

老师说，肝虽然开窍于目，但按照五轮学说来看，白睛出血属于肺火太重。这时除了考虑到清热凉血，还要用到清肝降肺，而桑叶正好归肝、肺二经，既有清肝降肺的功效，又能够凉血止血。加上少量的麻黄，是宗《内经》"火郁发之"的道理。碰到这种病，一般都是 2 付治好，这是专病专药。

如果摸到病人两边寸脉上越，你可加入枇杷叶、竹茹，降右路肺胃上越之脉势；栀子、淡豆豉降左路心肝上越之脉势。咽喉痒，虚火上亢，加入龙骨、牡蛎、川牛膝，引火下行。就这几味药，特别管用。这几天治疗眼病，白睛溢血，老师主要用这些药来加减变化，效果特明显。

第108天　腰背冰凉要强心温肾

6 月 16 日

第 15 个病人，男，44 岁，腰以下常冰凉半年多，腰背酸胀加重一周。

老师问他，两条腿走得动吗？他说，走起来挺辛苦的，气不太够。平时怕风怕冷，背凉，晚上夜尿频。再看他舌象，舌底静脉曲张明显，有瘀血。舌体胖大，有齿痕，是脾虚肝郁。舌根白腻，是脾肾阳虚。

老师摸脉后说，心阳布气于背，左边寸脉不足，心力不够，所以背部凉。肾主腰脚，右边尺脉沉，肾阳不足，所以走路沉重。像这样的病人，你让他左右气血交通对流一圈，疾病很快就好转了。如果病人背部凉，反映的是心阳虚。上半身的凉要注意强心，用桂枝汤加红参；而下半身的凉就要注意温肾，可以考虑用附子。

治法：温通心阳，补肾纳气。方药为：桂枝 15 克，白芍 20 克，生姜 15 克，大枣 5 枚，炙甘草 10 克，红景天 15 克，银杏叶 15 克，当归 15 克，红参 15 克，附子 15 克，龙骨 25 克，牡蛎 20 克，枳壳 15 克，桔梗 15 克，川牛膝 15 克，墨旱莲 15 克。2 付。病人吃完药后，呼吸有力，腿脚也轻松多了，居然可以去爬武当山。

老师说，中医就是调这股气，这股气只要能流通顺畅，再弱的人他也能够活得很长。如果流通不利索，再强壮的汉子也会生病的。

我们医生治病，首先就要从这个气的角度，帮他理顺五脏，气顺则阴阳调和，再通过运动锻炼，身体就恢复得很快。

第109天　风药治疗腹痛泄泻

6月17日

今天，第18个病人，从广东开车过来的。一家三口，有偏胖的，有偏瘦的。胖的想瘦瘦身，让身体轻快轻快；瘦的想壮壮身，让身体看起来别那么薄弱。

老师说，胖人一般痰湿偏重，精子活力不够。你要想精子能够动，你自己就需要锻炼运动。只有你灵活善动，它才能善动灵活。

瘦人一般是阴虚火旺，虚火上亢，性格比较焦躁。瘦人要养壮，不是靠饮食，而是靠心态。心宽体胖，心脉舒畅一点，身体就圆润一点。

小孩面黄肌瘦，又是为什么？大部分是父母喂养不当，生活习惯教育不好所致。许多父母本身也不知道什么东西该给小孩吃，什么东西不该给小孩吃。

老师说，养小孩最简单的就是把三餐饭吃饱就行了，其他的零食补品不但无益，反而有害。我们医生帮病人调身体，用药是一时的，教会他们顺道而行，才是长久。

小孩妈妈身材比较瘦小，刚来任之堂的时候，脸色发青，腹痛难耐。她说经常拉肚子，稍微吃点凉受点寒，肚子就不舒服，大便就稀溏。甚至严重时，碰一下冷水，肚子都有感觉。晚上洗完头，如果不把头发擦干，很容易就感冒了。

老师给她把了脉，两边尺部沉且滑，关部也郁缓，中下焦一派湿象。再看她舌头，舌体水滑，舌根白腻。老师说，像这种湿停在中下焦，腹痛便溏的病人，看她舌苔又水滑，这时正好用风药。治法：祛风除湿，健运脾胃。荆防败毒散加减。荆芥8克，防风8克，羌活5克，独活5克，柴胡8克，川芎8克，枳壳10克，桔梗10克，红参10克，茯苓15克，陈皮10克，炙甘草8克。2付。

老师还交代她戴个帽子出去晒太阳，她这个长期大便不成形、腹痛是因为湿气郁在中下焦，升不上来，可以借助大自然的阳气，把清阳之气升上来。《内经》里说："清气在下，则生飧泄。"人体清阳之气长期郁在下焦，肚子就会经常不舒服，脸色也难看，大便也不成形。

这个用风药治疗腹痛泄泻的思路，还是从升清降浊中来。《内经》说："升降相因。"人体的升降是互为因果的，身体的清气能上升，浊邪就能够下降。身体的浊邪能够下降，清气也就能够上升。升清降浊是一体的，它们是一而不是二。

这个病人千里来求医，不单吃了药，戴帽子晒太阳，还听老师的话去爬山，特别听从医生的劝告，不吃凉果，不喝凉水。结果第二次来复诊，她就说肚子不痛了，大便也成形了。我们看她的脸色也没有刚来时那样泛青了。

第 110 天　治脂肪瘤消痰还要强心

6月18日

◎夏三月养生要"无厌于日"

天气已经热起来了，进入夏月，湿病日渐增多。湿在筋骨，则筋骨酸痛。湿在胃肠，则上吐下泻。

今天第 8 个病人，一伸出舌头来，整条舌头都是白腻偏暗，很明显既有湿，又有寒，还有瘀。老师说，你肯定吃水果了，而且还吃了不少，还喜欢吹空调吧？

他说，这天气不吹空调怎么受得了，水果吃了降火啊！

老师说，水果如果能降火，你吃了就不会上吐下泻了。既然身体都给你信号了，不要吃那玩意，你就别吃了。你看我们药房，以前装了空调，但都没开。我们都不吹空调，人该热的时候就要热一热。这上天安排夏天，就是给我们散散寒，把寒气散掉，一年都健康。贪凉饮冷就会留下隐患。那些风湿病的病人，还特别需要这夏天的最好时机来治。回去买盒藿香正气口服液喝吧。

病人说，就这么简单？我这么虚，要不要补补？老师说，现在生活水平又不差，怎么会虚呢？凉东西碰多了，吃了不该吃的东西，身体要消耗大量的能量，把它们排出体外。如果排不出去，你就心慌少气，大便不成形，拉肚子。你不找出原因，看多少中医都没有用。"阳光大道"你不走，专捡那些"阴寒小路"。就像汽车一样，柏油大道你不开，专挑那些坑坑洼洼的山道走，不多久轮胎就破了。要破一个轮胎，那还不简单，可要修补那可就费劲了。

老师说的"阳光大道"是指夏天少吹空调，多晒太阳，让身体寒气散散，喝水也多喝温水，少喝凉水，出点汗，身体反而通透。不要排斥阳光，不要怕出汗。《内经》讲夏三月养生要"无厌于日"，不要怕晒太阳，更不要怕晒黑了。很多小孩子不能充分接触太阳，到秋冬天就很容易感冒，春天就很容易拉肚子。"阴寒小道"是指贪凉饮冷，喜欢吹空调，喝冰饮，洗凉水，吃下火的药，以及凉茶、水果。

除了建议病人用藿香正气口服液化湿外，老师还喜欢加入藿香这味药。老师说，现在暑湿多起来了，藿香这味药能上能下，对于湿邪弥漫三焦，它都有办法。

◎白芥子消皮里膜外之痰

第26个病人，男，32岁，是从四川成都过来的。他周身上下都有大小不一的包块，小的黄豆大，大的鸡蛋大，医院诊断为多发性脂肪瘤。跑过很多地方治疗，都没什么效果。看了老师《医间道》里有治疗脂肪瘤的案例，就到十堰找老师。

老师摸脉后说，中焦关部滑郁，寸部迟，周身气机不畅，痰湿瘀阻，小肠不通。

病人说，大夫，我这可以治疗吗？老师说，这个病可以治，不过就是时间长了点。比你还重的，都有治好的，你不要焦虑。治疗前，你要先给我记住，有几样东西，你是连碰都不要碰的。病人立即振奋起来，细心聆听。

老师说，脂肪瘤在中医看来无非是痰湿阻络，气血流动不畅。所以那些黏糊糊的东西要少吃。特别是鱼，鱼生痰，肉生火，肉也要少吃，最好能吃素。鸡蛋、水果、牛奶也不要吃了。说完老师就念方，治法：通肠化积，温补心气，燥湿化痰。

处方：火麻仁20克，猪蹄甲15克，艾叶5克，苦参5克，红藤20克，鸡矢藤30克，扣子七15克，红参15克，银杏叶15克，红景天15克，羌活5克，独活5克，海藻15克，昆布15克，白芥子30克，鳖甲20克，天南星15克。7付。

老师说，这里重用白芥子，是消皮里膜外之痰，凡痰根比较深，比较广泛，阻滞在经络内外的，用白芥子奇效。白芥子性较锐利，对于黏腻不化的痰来说，它可以搜剔刮除。痰停胸膈脏腑，容易得哮喘、慢性支气管炎，常见于老人，故三子养亲汤里就用到白芥子。痰在筋骨形成风湿结节的，也可用白芥子。痰在肌肉形成脂肪瘤的，白芥子也少不了。

我们发现老师这个方子里真正用来化痰、消肿散结的就那五六味药，其他大部分都是调心脉与小肠的。老师说，这就是治疗脂肪瘤的方法，一个是要通他的小肠，另外一个就是强他的心脉。通小肠邪气就有个去路，强心脉正气才足，身体所有血脉、经络的瘀滞，最终都可以归到心的动力不足上去。只要让心脏的动力强大起来，体内很多垃圾、痰湿瘀血都会化开。所以用强心三药，红参、红景天、银杏叶。如果单用燥湿化痰、消肿散结的药物，病人很难消受，因为本来病人长脂肪瘤，他就有气虚，脾运化不够，心推动不够。所以这里用红参、红景天、银杏叶，直接给心一个能量动力，助心行血脉。

老师说，你服药后大便会拉得偏多，会很黏滞，冲刷很困难，但拉得会很顺畅，这样坚持一段时间，身体就会慢慢好转。你那么多脂肪瘤，不必盯着每一个看，服药期间，只要看其中一个，如果它下去了，就证明治疗思路对了。

第 111 天　通经下血川牛膝

6月19日

今天第 25 个病人来复诊，女，35 岁，原来是两个多月没来月经。吃了老师 2 付药后，月经来了。老师说，治疗月经推迟或闭经，首先要分清虚实。虚证，一般虚在脾肾，脾肾亏虚，生化乏源，所以月经量少推迟，乃至闭经。实证，一般是脉道不通，病人出现典型的郁脉，或有瘀血，或有气滞，或有寒凝，当下不下，阻滞不通。怎么辨其虚实呢？在脉象上，叫作有力无力辨虚实。

这病人刚来时，脉象涩滞不通，舌下静脉曲张明显，舌尖红，心火上亢，气血不能下行，所以月经想来却不能来。郁久后身体就有瘀血。所以老师第一次给她开方，治法：活血通经，引血下行。处方用桃红四物汤加味。桃红四物汤是治疗瘀血阻滞、经脉不通的良方。老师加入郁金、香附、三棱、莪术、五灵脂、蒲黄、川牛膝、穿破石、生甘草这些通经下瘀血的药。这样整个经血就通开了。

月经来后，病人反倒觉得没劲。老师说，这是把瘀堵通开后，虚象显露了，这时就要以培补气血、以资化源为主。病人如果元气不够，就没法把瘀血彻底推动排出。所以适当吃些补益的药，气血足了，就能够冲开郁结瘀血。气为血之帅，气行则血行。老师摸她脉说，关尺部不足，不足则补之。用补肾益气，稍佐点化瘀血的药，于是开了五子衍宗丸加当归补血汤。

张锡纯在《医学衷中参西录》中对牛膝这味药盛赞有加，他在辽宁曾经治过一个女老师，月经整年未来，就单用川牛膝一两，服 3 付药后，月经虽然还没有来，但以前脑中经常疼痛的毛病消除。

张锡纯认为，之前月经没来，加上脑中疼痛，是因为血往上走，现在用了牛膝，脑中不胀痛了，这时气血已随牛膝引而下行了。于是张锡纯便在牛膝的基础上，加土鳖虫 5 个，连服数付，月经遂通。可见川牛膝这味药对通经下血有奇效，是治疗妇人瘀血或气血上逆不可多得的一味良药。

五子衍宗丸平和补肾，当归补血汤养养气血。五子衍宗丸是从下焦腰肾精血补起，当归补血汤是把中焦脾胃气血补足。

方药为：菟丝子 15 克，覆盆子 15 克，枸杞子 15 克，车前子 10 克，五味子 5 克，杜仲 20 克，桑寄生 29 克，川续断 20 克，黄芪 30 克，当归 15 克，香附 15 克，川牛膝 15 克，穿破石 30 克，鸡矢藤 30 克，生甘草 8 克。2 付。

前后两个方，一个以通为主，一个以补为主。侧重点不同，先把瘀血通开，后续就把补药跟上。补药里面也加入流通的药物，补中带通，符合妇人生理特点，这也是老师用药的特点。

妇人月经不能按时而下，老师往往都会加入川牛膝，这味药贯通于前后两个方中。川牛膝不单可以引血下行，还能够引气火痰湿往下走。

《病因赋》里说，女人经水不调皆是气逆。但凡气逆，又兼有瘀血，都少不了川牛膝，因为川牛膝既可以顺逆气，也可以化瘀血。

第 112 天　风药之妙——解表治泻止痛

6月20日

近来老师讲到解表药，解表药里面就有风药。老师把风药广用，用于解表只是风药的最基本功效，风药的真正作用绝不仅止于治疗一般的风寒湿感冒。

有个民间郎中，看病很有一手，找他看病的人挺多的。他给人看病，先不管用什么药，一般第一次就让病人先喝上 3 付祛风寒湿解表的药，喝完后再来调脏腑。他的理论是解表不局限于治疗感冒，有很多人是隐性感冒，也就是感冒症状不明显，正气不能发出来抗邪，故没有剧烈的正邪斗争，平时就总觉得身体有哪方面不舒服，说又说不出来。这时就需要解表，用的也是风药。

老师用风药来升阳祛湿，治疗肠道泄泻，如荆防败毒散。不管是大便不成形，还是泄泻，这风药上去，都会让疾病有所好转。喻嘉言称为"逆流挽舟"。

风能走表，所以用风药治疗感冒皮毛受邪。风能上达巅顶，高巅之上惟风可到，所以用风药治疗头身疼痛。风能胜湿，所以用风药治疗泄泻、白带过多、尿频。风善行数变，所以用风药治疗各种风湿痹痛，皮肤瘙痒，时发时止。

今天老师又把风药用到治疗顽固的骨节病变，强直性脊柱炎。这类疾病，中医、西医都没有较好的治疗方法。第 13 个病人，男，28 岁，强直性脊柱炎 3 年。

这个病人脊柱病变严重，骶髂关节成虫蚀样病变。老师以前也治疗过这种病，堪称旷日持久，非常难治。老师说，以前用补督法、清热解毒法，有些有效，有些没效，没有统一的治法。病人指甲瘀红，是寒邪瘀在里面化热，这种热不是清热解毒能清的，这种瘀也不是活血化瘀能化的，这种壅堵不通更不是补肾壮督法能补的。

我们要像赵绍琴老先生治疗慢性肾炎一样，需要把这督脉里面不通的地方打通，把骨头里面阳气郁久化生的热毒透出来。选药我们考虑用风药，像荆芥、防风之类，把血分郁热往外宣发，引邪外透。

老师摸他脉说，脉沉细，关部郁，寸脉不足。脉越沉，邪气越深；关部郁，病邪被关在里面；寸脉不足，邪气透发不出去，肌肤卫外功能减弱。再看他舌头，舌苔白腻。老师说，你来找我治疗，我努力帮你治，但这类病很难治，有几样你必须严格听从，生冷凉瓜，你不要再吃了，冷水更不要碰。

病人问，能不能游泳？老师说，你身体周身的骨节都让寒邪给冰伏住了，你这病有一部分原因就是汗出又碰到水引起的，不要说游泳，连冷水都不要轻易去碰。

病人又问，那不凉的水可以吗？老师说，少碰，水不管是凉热，它始终是水，你再大的火，扔到水里都会灭掉。不管是温水、寒水、热水、凉水，都能够灭火。水克火，是天经地义的事。你身体的火就剩下这么一点，如果再不知道保护，以后下半身就动不了了。所以，游泳就别游了，凉水也别碰，冷饮更不要沾口。

随后老师就念治法方药。治法：透邪外出，活血通脉。用药为：羌活 5 克，独活 5 克，荆芥 6 克，防风 6 克，柴胡 8 克，黄芩 10 克，葛根 30 克，生甘草 10 克，金毛狗脊 15 克，土鳖虫 15 克，穿山甲 15 克。5 付。

老师说，给你用上最厉害的穿山甲了，这几付药下去，有好转你就回来，如果没什么效果，你就要另找高人了。

◎情绪发泄也是一种透邪外出的方法

病人说，大夫，我听别人说你就是高人，所以拜托你。

老师说，治疗这类病，医生只能尽一部分力。从心理学上来说，你要去反省自己以前的过错。有个病人得了严重的肝癌，他反省自己过失，痛哭流涕，结果大哭一场后，病灶居然神奇地缩小了。情绪发泄也是一种透邪外出的方法。你这脉那么沉，就是邪气长期关在那里，出不来，我们要给邪一个出路，而不是赶尽杀绝。你也是这样，脾气不要太刚，太刚了，对疾病、对人、对事都不会好。

这个方子里，老师用到金毛狗脊，这是引药入督脉；用到葛根，用它走膀胱经；羌活、独活、荆芥、防风能把骨髓深伏的寒邪、血脉里的郁热，层层由深往外透发出来；土鳖虫、穿山甲两味动物药，直入病所，去腰部死血，凡周身上下难通之处，皆可通之。

病人吃完药后，又回来复诊，对老师说，吃药后身体很轻松，没有以前那种沉重感了，腰背也没那么痛了，打算在任之堂吃一段时间中药。

老师就继续给他守方用药，采用这种思路治疗，看到了一些效果。看来风药不仅能够治疗表证，治疗大便溏泻，还可以用来治疗痛症。风药能流通气机，气机不通则痛，通则不痛。后来老师把风药运用到肿瘤病人的疼痛，居然也有效果。

第113天　进与病谋，退与心谋

6月21日

◎轻度食积鸡矢藤，重度食积扣子七

岳美中老中医说过这样一句话，"治心何日能忘我，操术随时可误人。"老先生一生读书、写作、临床、教学，最终总结出两个字，"治心"而已！正如韩国拍的《医道》里面，主角在最低沉的时候，想要放弃医道。一位游医点化他说，医生是通过治好病人来治好自己的。这就是治心。度人者，自度！救人者，自救！

学问知识，那是每天都可以接受用到的，可调心治心却不是每个人每天都会反求诸己的。温病四大家之一的吴鞠通，集温病学大成，著《温病条辨》，创拟了银翘散、桑菊饮这些名方，确立了温病的三焦传变。古医家治温病的方子，经他手中再化裁，更加完善灵验。别人称赞他发前人所未发，他谦虚地说，众医家就像木工钻孔，已经钻了九分，我只是在这基础上穿透了那后面一分而已。别人问他如何学医，吴鞠通这样形容学医之人，"进与病谋，退与心谋。"

我们是这样理解这句话的，每天读书抄方进与病谋，要每日必有一得，同时每天也在总结反省，故每日必反省一过失。这样坚持下去，就像《道德经》里说的，为学日增，为道日损。学问要日日增进，心性要日日清静。

今天问阿发牙痛这段时间学习还跟得上吗？阿发懒洋洋地说，懒惰了。我们知道他所说的懒惰，就是每天起码也能背四五章《道德经》，他自从来任之堂后，就没有停过背书。贤者，不以自己的进步为喜，而以自己的懈怠为励。这就是治心。

今天第4个病人，他妈妈带她从瑞士来到中国，为的只是找老师看病。之前我们以为，来自海南、黑龙江、新疆，找老师看病的已经算远的，没想到还有更远的，国外也有一些深信老师的病人。是人皆有病，是病皆须医。

老师说，中医是不分国界、种族的。这个瑞士小男孩，得了慢性胃肠炎、肛周炎，老好不了，经常吃东西没胃口，大便也不是很顺畅。

老师把完脉后说，这小家伙肠道有积，肚子鼓鼓的，用白术、鸡矢藤、木香，升降脾胃，理中气。肺气亢，不能下降大肠，所以大肠推动无力，用苏梗、杏仁、枇杷叶、竹茹，肃降肺气，从上面肺给下面肠道一股动力。

这孩子久病，神志虽然还能定住，就是呆了点。老师说，病久多虚，肠道积久也耗气，还用过一些降气、消积的药，也往往容易耗散元气。

这时就要照顾到病人的元气，乃用巴戟天、淫羊藿、肉苁蓉这些平补阴阳之品。最后再加入桂枝加龙骨牡蛎汤。这方子在《伤寒论》里可治疗漏汗漏精，失治误治后体虚元气收不住。

他妈妈问，这孩子是不是天生体质弱？老师说，这孩子够结实的。如果是天生体弱，那从他出生开始，就会陆续有病，那才叫天生体弱。这小孩不过是肠道有积，后天喂养不当，长期吃了不该吃的东西。

他妈妈又问，该给小孩吃什么好？老师说，高营养的食物，人体未必接受，吃进去反而是负担。而便宜的五谷杂粮，身体容易消化，才是真正的精华。

老师说，治疗食积，你可以摸他的脉，若是较轻的郁脉，用鸡矢藤就管用，如果脉上出现很多疙瘩，这时就要用到扣子七了，也即轻度食积鸡矢藤，重度食积扣子七。

◎黄芪防风汤治脱肛

第11个病人，是位来自黑龙江的小孩，只有5岁，得了脱肛，大便完后，肛门会脱出三四厘米。他家长说，小孩有个习惯，走几步路就突然蹲下来，腿很难使得上劲。这蹲下来不正是气虚下陷吗！

老师给这小孩用的是王清任的黄芪防风汤。出自《医林改错》的黄芪防风汤，专治气虚下陷脱肛，就黄芪、防风两味药，不论脱肛十年八年均有效果。黄芪是把气升举上来，气足后，肛门就能内收。防风治风，肠中的风气不除，病很难痊愈，用防风一方面散大肠之风，无后顾之忧，另一方面，辅助黄芪流通气机，使补而不壅。老师还加上巴戟天、醋柴胡。治法为：补精气，升清阳。方药为：黄芪30克，防风6克，巴戟天20克，醋柴胡5克。2付。

当病人来复诊时，老师问他怎么样了？家长说，脱肛好了一大半，基本缩进去了，还有轻微的一点。我们笑着对老师说，看来古书上记载的都是有效验的啊！老师说，《医林改错》称此方治十年八年脱肛皆有效，何况是小孩脱肛不久。

家长问，这小孩回去后要注意些什么？老师说，不要做温室的花朵，要做大自然的绿树。小孩要顺其自然，不要娇生惯养。你看山里的大树，有谁管它，它顺其自然，长得参天而起，直插云霄。真可谓：

雨后山中蔓草荣，沿溪漫谷可怜生。

寻常岂藉栽培力，自得天机自长成。

◎下乳不在通，而在助睡眠

又有一个产妇，苦于生完小孩后，没有奶水。她说，是不是营养不够，吃了好多补药了。老师说，这时代营养不够的少见！

她又问，是不是乳房不通？我家里买了好多穿山甲，吃了都不管用。

老师把完脉后说，不是乳房不通。医谚云，穿山甲，王不留，妇人服了乳常流。如果你那是乳房不通的话，这穿山甲下去，当下见效。

病人疑惑了，既不是营养不够，又不是不通，那是什么？我们也想了，凡病都离不开虚实，虚则补之，实则泻之。而老师却说，你这身体越补越堵，越泻越虚。

病人更疑惑了，问该怎么办？老师说，人有三宝，精气神。你这病不是站在精、气的角度上调，而是要站在神的层面上来调。你两手寸脉这么亢盛，根本没有睡过一个好觉。左手关尺部弦细，弦主肝，细为血少。你头脑静不下来，睡觉不好，晚上睡觉是养阴的，奶水属于阴性物质，得不到滋养，怎么能充足呢？

她惊讶地点头说，是啊！自从小孩出生后，就没有睡过一个好觉。

老师说，你要想办法睡好觉，而不是想办法吃药通乳。乳汁是阴性物质，要靠晚上睡觉时阳气入阴来化生。你阳气不能入阴，就不能很好地化生乳汁，这是第一点。第二点，你不能吃花椒、辣椒这些上火浮亢之物，它们会加重你烦躁，盗用你肾水。如果要吃药，也要吃一些养神助睡眠的。她点了点头。

老师就开始念方。治法为：疏肝解郁，安神助眠。方药用加强版逍遥散，加上合欢皮、首乌藤、酸枣仁、巴戟天、王不留行这些安神定志、流通气血的药。

再次复诊时，病人就反映睡觉好多了，乳汁也多了。于是，我们针对这个病人总结了一句话：通乳不在利，下乳不在通，而在安睡眠。

第114天 黄连温胆汤治胆汁反流性胃炎

6月22日

◎看似无情却有情

老师经常跟我们说，跟病人交流谈吐，态度绝对不能太刚，但也不意味着对病人事事都客气。病人生活细节上出错，有时你轻声细语跟他说，他还听不进去，这时还真需要医生以狮子吼镇之。看似无情的斥责，却是有情的关怀。

比如，有病人得了比较重的强直性脊柱炎，老师至意深心，详察形候，为他处方用药。他却跟老师说，第二天想去爬武当山。老师震怒地说，去了就不要再回来了，你把旅游看得比生命更重要，还来找我治疗有何用？病人浮躁的心，立马像被浇了一盆凉水，连忙跟老师说全心在这里治疗，不再做游玩之想。

老师说，像这些病人，有是劣习，方有是劣病；有是心性，方有是疾病。他如果对自己身体有足够重视，也绝对不会病到今天这个地步。我们医生用药治疗，千辛万苦为他辨证，他却对自己身体不重视，这样医生的心血就白搭了。所以治病，医生首先应该想办法让病人对自己的疾病有个清醒的认识。

扁鹊六不治中有一条叫作"轻身重财者不治"，太轻视他人的生命，以及轻视自己的生命，这两种病人都是很难治的。

今天第 30 个病人，男，38 岁，西医院诊断是胆汁反流性胃炎，吃了西药，效果反反复复。老师把脉后说，你这个是胆火扰心，不仅反酸、嗳气，而且还失眠、睡不沉，上焦火气这么重，你这从咽喉到胃这条消化道上都有问题。

他说，口苦，喉咙里老觉得有痰。老师说，这是胆胃不降。

他说他有慢性胃炎。老师说，你胆囊壁还毛糙，特容易烦躁，一生气，头就晕，你整个脉势，都是上越的。他点了点头。老师就开始念方了。

治法为：降气和胃，解郁除烦。用黄连温胆汤加味。方药为：黄连 5 克，黄芩 10 克，枳实 10 克，竹茹 20 克，陈皮 10 克，法半夏 15 克，茯苓 20 克，炙甘草 8 克，栀子 10 克，淡豆豉 20 克，浮小麦 20 克，大枣 5 枚，淫羊藿 20 克。3 付。

为何后面要加一味淫羊藿呢？老师说，这也是用药的技巧。凡是纯寒纯热药，就会用到甘草来缓和药性。凡是用泻火降气的药，都需要有一味温药守住下面的肾阳，不然病人吃下去，很有可能就会拉肚子。

病人来复诊说，喝药后未再反酸、嗳气，睡觉好多了。

黄连温胆汤，果然是治疗胆火扰心，脉象上越，烦躁失眠的良方啊！

◎端午节前采艾叶

我们已有很久没去爬山了，老师近来可是经常去。下午，天气很好，就跟老师一起去爬牛头山。

明天是端午节，老师说，端午节采艾叶，是最佳的采药时间。古人说，艾治百病。艾叶用好，可以内调脏腑，外灸肌肉筋骨，散寒除湿，治疗百病。但上等

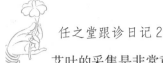

艾叶的采集是非常重视时间和地点的，时间以端午前后为最佳。

艾叶最道地的应该算是蕲艾了。我们药房经常用艾叶、苦参相配，治疗肠道寒湿化热。这两味药单纯用来煎水外洗，治疗各类湿疹，也有奇效。李时珍说，蕲艾服之则走三阴而逐一切寒湿，转肃杀之气为融和；灸之则透诸经而治百种病邪，起沉疴之人为寿康，其功亦大矣！

采药贵时节，根薯应入冬。茎叶宜盛夏，花在含苞中。果实熟未老，核熟方有功……艾叶最适合端午节前采，盛夏的艾叶包含阳气最足，芳香最烈。而采根薯最好是在冬天，比如挖葛根、采何首乌，因为冬天所有的精华都收藏到根薯下面去了。

而采集花朵，比如上次跟老师去采金银花，还有老师去太白山采枇杷花，花在含苞未放的时候，功效是最足的。果实熟未老，比如八月札。老师说，八月札要到 8 月才能成熟，很好吃，像香蕉一样，如果熟过了头，就会色香味俱失。

后记　你的定位到哪里，将来就朝哪里去

不知不觉，第二部跟诊日记已经写完。老师说，还是做个阶段性总结吧！好为下一步的学习做出调整。这两个月来，我们学习到了什么呢？最重要的还是在跟老师临床与自己读书中，把升降的思想融会贯通了。

老师在游武汉长春观时，瞻仰了老子像，这尊老子像，左手向上指，右手向下指，大家都说老子的手是指天指地。而老师却说，老子指的是天地，但又不全是天地。自古圣人面南而坐，观天鉴地，日月星辰，自左升起，从右而降，老子所指的是"左升右降"，是"升降上下"。

明白升降的道理，治起病来就容易得到要领。我们对老师这句话体会日渐加深，不论是大病小病，疑难病普通病，老年病小孩病，男子病女人病，这些看似错综复杂、疑惑重重的疾病，都可以用升降思想去把它们理顺。

《内经》说："智者察同，愚者察异。"这就是说那些智者总是能看到事物的共性，利用共性来治病养生。而那些不明白的人，老容易纠结于各类事物与疾病的差异上，而被迷惑。所以《内经》又说："知其要者，一言而终，不知其要，流散无穷。"这个要领就是升降，就是"智者察同"的东西。

老师讲学治病，不单用升降来论脉，还用升降来论病、论药。把脉时把的是脉势升降，讲病时讲的是病势升降，用药时用的是药势升降。气机升降不可须臾离也，可离的就不是医道。

老师说，用升降来学医治病，是站在道的层面上。升降的思想，是在那些高年级本科生、研究生专题讲座中出现的。你们从一入医门，就要牢牢地把升降思想运用到方方面面中去。它总能够在你困惑的时候，突然给你意外的惊喜。

周学海《读医随笔》中说得很精彩："寒热燥湿，其体性也。升降敛散，其功用也。升柴参芪，气之直升者也。硝黄枳朴，气之直降者也。五味山萸金樱覆盆，气之内敛者也。麻黄桂枝荆芥防风，气之外散者也。此其体也，而用之在人。此其常也，而善用之，则变化可应于不穷。不善用之，则变患每生于不测。"

这升降用好后，它能够达到以不变应万变的效果。比如，治疗尿频的病人，老师摸他脉，寸脉弱，只开了 2 付药，用的是升麻、柴胡、黄芪，让他的气往上升，并没有用补肾、收涩、固精的药，反而把很长时间的尿频给治好了。

又有背部发凉、头晕短气、惊慌心悸的病人，左手寸关脉不足。老师给他用红参、黄芪、柴胡加桂枝汤，把中气往上一提，也没有用背部的引药，他服用后，背部就不凉了，头晕也好多了。又有脱肛的小孩，老师摸他关尺部脉弱，就用黄芪防风汤加味，小孩服用后，很快就好转了。王清任《医林改错》中说黄芪、防风两味药，治疗脱肛，不论十年八年，神效！

同样的气滞，滞在胸和滞在腹，都是用升降的思路，但用药就要有所差别。老师说，胸满用枳实，腹满用厚朴。枳实和厚朴都是降气，但它们降气作用点不同。比如，胆囊壁毛糙的病人，胸中烦满，口苦，脉象寸关之间郁，这是郁在上中焦。老师就用枳实配竹茹，降上中焦胆胃之气，令其下行。一般温胆汤一用上，病人烦满和失眠很快就减轻了。

又有妇人每因生气时小腹就会胀满，这是肝经之气上逆，不能下行，其脉象非常典型，关尺部脉郁，这是胀在中下焦。老师就把厚朴、小茴香、艾叶顺降下焦之气的药加入四物汤中，养血顺气，胀满即愈。……

老师的任之堂大药房走到今天，已经经历过八年的奋斗与拼搏，刚开始谁也没有想到药房会有这种气势，不仅在十堰市，甚至整个湖北、全国来说，像老师这样把传统中医的实质融到药房中去，又能经营成功的少之又少。

老师说，每一个品牌背后都有一个定位。刚开始老师、郑姐，还有郑姐的父母，都常坐在一起商量，怎么定位这药房。这药房是要做成生意上的买卖，还是要把各地的病人吸引过来看病。

老师就说，这药房开在十堰，但不能局限在十堰。参与药房谋划的人就说，难道你把药房开在桥下的小树边，你还能让武汉的人过来到你这里买药吗？

老师说，有这一天也说不定。后来，不仅武汉的人过来看病，全国各地都有人过来看病，甚至更远的国外也有人慕名而来。

老师说行医的秘诀，不在书中，而在心中。你的定位到哪里，将来就朝哪里去。

你们的人生就像坐在一条船上，这条船从小溪开始，刚开始只是一条简陋的小木筏，还要到大江大河里去，还要到大海，甚至环游世界去。

刚开始我开药房时，我却想周游世界。刚开始任之堂只是个小木筏，山溪水浅，开了三年，磕磕碰碰，经历了很多。到了今天，就像开出山里，到达小河一样，水是深了点，河道是宽了些，现在就要开始打造大船了。因为你的目标更远，必须舍掉小木筏，换成大船，才能承载得起。

《庄子·逍遥游》曰："适莽苍者，三餐而返，腹犹果然；适百里者，宿春粮；适千里者，三月聚粮。"这是说到郊野游玩，带上三餐就可往返，而且肚子还饱饱的。如果要到百里以外去，就要用一天的时间准备干粮。如果要到更远的千里以外，就要用三个月的时间来准备。

老师说，当你定位走多远时，你就会准备相应的东西。你想要医行天下，心中就要装得下天下。你如果把这株树苗种在花盆里，再怎么长也是一根烧火棍，而当你把这株树苗扎根到旷野中去，它就有长成参天大树的可能。我们学医的要看是把自己放在花盆里，还是放在旷野中。如果把自己放在花盆里，充其量也就花盆那么大，再想做大都不可能。如果放到天地中去，就要想办法与道结合。我们现在都慢慢地趋向于走道医这条路，像葛洪、孙思邈他们都是最为出色的道医。

你们学习中医，刚开始就一定要找一个最高的山来作为靠山，比如《道德经》《清静经》，这样便能攻能守，可进可退，把道的精华作为人生的行动指南。然后，再至意深心，把《大医精诚》、《伤寒论》原序，从头到尾，彻底读熟研透，看看药王、医圣他们是怎么发心立愿，他们的德是怎么建立起来的。

有了道，也有了德，然后再来论医。这样不管你是从四大经典开始研读，还是从各家学说开始溯流而上，怎么走你都不会走偏。

所以，要来我们任之堂学习的学生，我们都会做一个小考察，就是背诵这几篇文章，背会了再过来，我们都很欢迎！

道篇：《道德经》《清静经》。

德篇：《大医精诚》、《伤寒论》原序。

医篇：《药性赋》《病因赋》。

《任之堂跟诊日记2》完，敬请期待下一部《任之堂跟诊日记3》。